utb 6481

Eine Arbeitsgemeinschaft der Verlage

Brill | Schöningh – Fink · Paderborn
Brill | Vandenhoeck & Ruprecht · Göttingen – Böhlau · Wien · Köln
Verlag Barbara Budrich · Opladen · Toronto
facultas · Wien
Haupt Verlag · Bern
Verlag Julius Klinkhardt · Bad Heilbrunn
Mohr Siebeck · Tübingen
Narr Francke Attempto Verlag – expert verlag · Tübingen
Psychiatrie Verlag · Köln
Psychosozial-Verlag · Gießen
Ernst Reinhardt Verlag · München
transcript Verlag · Bielefeld
Verlag Eugen Ulmer · Stuttgart
UVK Verlag · München
Waxmann · Münster · New York
wbv Publikation · Bielefeld
Wochenschau Verlag · Frankfurt am Main

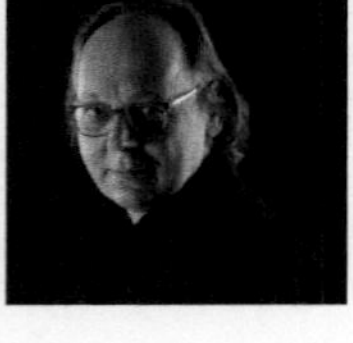

Prof. Dr. Thomas Stockhausen ist Mediziner. Er lehrt im Fachbereich Gesundheitsökonomie an der Business School Wiesbaden – Hochschule Rhein Main und ist Chefarzt der Orthopädie am Klinikzentrum Lindenallee in Bad Schwalbach.

Thomas Stockhausen

Grundwissen Chronisches Schmerzsyndrom

Sozialmedizinische Perspektive

UVK

Umschlagabbildung: © Jian Fan · iStock
Autorenfoto: © privat

Bibliografische Information der Deutschen Nationalbibliothek
Die Deutsche Nationalbibliothek verzeichnet diese Publikation in der Deutschen Nationalbibliografie; detaillierte bibliografische Daten sind im Internet über http://dnb.dnb.de abrufbar.

Haftungsausschluss:
Die hier dargestellten Inhalte dienen ausschließlich der neutralen Information und allgemeinen Weiterbildung. Sie stellen keine Empfehlung oder Bewerbung der beschriebenen oder erwähnten diagnostischen Methoden, Behandlungen oder Arzneimittel dar. Der Text erhebt weder einen Anspruch auf Vollständigkeit noch kann die Aktualität, Richtigkeit und Ausgewogenheit der dargebotenen Information garantiert werden. Der Text ersetzt keinesfalls die fachliche Beratung durch die Ärztin bzw. den Arzt und er darf nicht als Grundlage zur eigenständigen Diagnose und Beginn, Änderung oder Beendigung einer Behandlung von Krankheiten verwendet werden. Konsultieren Sie bei gesundheitlichen Fragen oder Beschwerden immer die Ärztin bzw. den Arzt Ihres Vertrauens.

DOI: https://doi.org/10.36198/9783838564814

Internet: www.narr.de
eMail: info@narr.de

Einbandgestaltung: siegel konzeption | gestaltung
Druck: Elanders Waiblingen GmbH

utb-Nr. 6481
ISBN 978-3-8252-6481-9 (Print)
ISBN 978-3-8385-6481-4 (ePDF)
ISBN 978-3-8463-6481-9 (ePub)

FSC
www.fsc.org
MIX
Papier | Fördert gute Waldnutzung
FSC® C016368

Inhalt

Wichtige Abkürzungen

ABMR	Arbeitsplatzbezogene Muskuloskelettale Rehabilitation
AHB	Anschlussrehabilitation
AU	Arbeitsunfähigkeit
AWMF	Arbeitsgemeinschaft der Wissenschaftlichen Medizinischen Fachgesellschaften
BBPL	besondere berufliche Problemlagen
BEM	Betriebliches Eingliederungsmanagement
BGSW	Berufsgenossenschaftliche Stationäre Weiterbehandlung
BPD	Borderline-Persönlichkeitsstörung
BTM	Betäubungsmittelgesetz
DRV	Deutsche Rentenversicherung
FAC	Facetteninfiltration
G-BA	Gemeinsamer Bundesausschuss
ICD	Internationale Klassifikation der Krankheiten
ICF	Internationale Klassifikation der Funktionsfähigkeit, Behinderung und Gesundheit
IMBA	Integration von Menschen mit Behinderungen in die Arbeitswelt
KBV	Kassenärztliche Bundesvereinigung
KVT-I	Kognitive Verhaltenstherapie-Intensiv
LTA	Leistungen zur Teilhabe am Arbeitsleben
MBI	Maslach Burnout Inventory
MBOR	Medizinisch-beruflich orientierte Rehabilitation
MELBA	Merkmalprofil zur Eingliederung Leistungsgeminderter und Behinderter in der Arbeit
MET	Metabolisches Äquivalent
NAS	Numerische Analogskala

NSAR	Nonsteroidale Antirheumatika
PRT	Periradikuläre Therapie
PSPS	Persistent Spinal Pain Syndrome
SCS	Spinal Cord Stimulation (epidurale Rückenmarkstimulation)
SES	Sozioökonomischer Status
SGB	Sozialgesetzbuch
TENS	transkutane elektrische Nervenstimulation
VAS	Visuelle Analogskala
WHO	Weltgesundheitsorganisation

Prolog

Man kann es kaum glauben. Etwa ein Fünftel, bis ein Viertel der Bevölkerung leidet unter langanhaltenden oder chronischen Schmerzen. Schmerzen können im Alltag zermürben. Schmerzen können einsam machen, wer oder was hilft in solch einer Situation? Schmerz lass nach ... Leben mit dem Leiden, das ist unser Thema in diesem Buch.

Fall | Alexander S. (43) hat seit der Leistenbruchoperation vor 3 Jahren Schmerzen im Unterbauch, die es ihm nicht mehr möglich machen, seinem Beruf als Hausmeister einer Grundschule nachzugehen. Er habe viele Ärzte konsultiert und glaubt inzwischen, dass er nicht mehr ernst genommen werde. Bei Erika P. (63) schlug das Schicksal bitter zu. Bei einem Fahrradausflug in Holland mit den Enkelkindern wurde sie von einem Auto erfasst und zu Boden geschleudert. Sie erlitt mehrere Knochenbrüche am linken Arm und am linken Bein. Es traten Komplikationen auf und sie musste mehrmals operiert werden. Sie leidet weiterhin unter ihren höllischen Schmerzen. Sven K. (45) hat einen chronischen Rückenschmerz im unteren Rücken, ausgehend von einem Wirbelkörpergleiten und Verschleißerscheinungen der Wirbelgelenke. Seiner Arbeit als Lagerist kann er nicht mehr nachgehen.

Schmerz ist von der Definition her ein unangenehmes Sinnes- und Gefühlserleben. Also nichts, was sich fassen lässt, wie ein Blutdruck- oder einen Blutzuckerwert. Auch die internationale Schmerzgesellschaft sagt: Schmerz ist subjektiv. Diese Abhandlung soll ein Verständnis dafür geben, wie *Chronischer Schmerz* zu verstehen, einzusortieren und zu verorten ist. Schmerzen sind häufig komplex.

Chronischer Schmerz unterscheidet sich vom akuten Schmerz. Rückenschmerz zählt hinsichtlich Arbeitsunfähigkeit zu den Rekordhaltern. Die orthopädische Rehabilitation orientiert sich am biopsychosozialen Modell (→ S. 30 und → S. 57) und arbeitet multimodal. Schmerz hat Einfluss auf Arbeits- und Leistungsfähigkeit. Erschöpfung und Schlaflosigkeit stellen relevante Begleitfaktoren dar. Rehabilitation ist ein Modul, um bei chronischem Schmerz eine Verbesserung zu erfahren.

Aufbau des Buches | In drei großen Abschnitten widmen wir uns diesem komplexen Thema. Zunächst wird auf das Chronische Schmerzsyndrom und dessen Entstehung eingegangen (→Teil I). Des Weiteren sind das individuelle Erleben, das damit verbundene Krankheitsleiden und die entsprechende Krankheitslast sozialmedizinisch kritisch zu reflektieren. Chronischer Schmerz hat Folgen zur Teilhabe am Leben und an der Arbeitswelt (→Teil II). Zuletzt stellt die medizinische Rehabilitation in diesem Kontext ein wichtiges Element dar, um eine Verbesserung im individuellen Krankheitserleben zu erzielen und gleichzeitig eine möglichst realistische Bewertung und Einschätzung abgeben zu können (→Teil III). Die entsprechenden Quellenangaben dienen zur intensivierten Auseinandersetzung und zur Vertiefung zum angesprochenen Thema.

Das Buch richtet sich an alle, die sich mit Fragen um den *Chronischen Schmerz* beschäftigen. Es dient dazu, ein Verständnis für die Patientinnen und Patienten zu erlangen und zugleich im sozialmedizinischen und im sozialrechtlichen Kontext den damit verbundenen Aspekten kompetent begegnen zu können. Betroffene und Angehörige können mehr Verständnis für dieses komplexe Krankheitsleiden erlangen. In diesem narrativen Review wird ein Grundwissen über den *Chronischen Schmerz* aus orthopädischer Sicht vermittelt, ohne vollständig sein zu können. Chronischer Schmerz stellt eine individuelle aber auch eine gesamtgesellschaftliche Herausforderung dar.

Idstein, im März 2025
Prof. Dr. med. Thomas Stockhausen

Wissenswertes zum Chronischen Schmerzsyndrom

Der Schmerz ist der große Lehrer der Menschen.
Unter seinem Hauche entfalten sich die Seelen.
Marie von Ebner-Eschenbach (1830–1916)

Wenn die Schmerzen wiederkehrend sind oder dauerhaft anhalten, sprechen wir vom chronischen Schmerz. Schmerz ist dabei eine mehrdimensionale Erfahrung, die sensorische, affektive, motorische und vegetative Aspekte beinhaltet und neben den physiologischen Variablen auch durch psychologische, soziale und kulturelle Aspekte beeinflusst wird. Patientinnen und Patienten möchten das Gefühl haben, in ihrer Schmerzwahrnehmung verstanden zu werden.

Alle Lebensbereiche betroffen

Schmerz ist ein individuelles Erleben und zugleich findet sich chronischer Schmerz im gesellschaftlichen Kontext. Chronischer Schmerz hat eine gesamtgesellschaftliche Relevanz. Er hat Einfluss auf die Teilhabe am Leben und die Teilhabe an der Arbeitswelt. Vielfach fühlen sich Menschen mit *Chronischem Schmerz* ausgegrenzt und unverstanden. Um helfen zu können, ist es wichtig, den anderen zu verstehen.

Das multimodale Therapiekonzept nach dem biopsychosozialen Modell (→ S. 30 und → S. 57) stellt gegenwärtig die geeignetste Methode dar, Menschen mit chronischen Schmerzen und ihrer existenziellen Verzweiflung am Schmerz wirkungsvoll zu begegnen. Chronischer Schmerz ist in diesem Kontext als eine eigenständige Krankheit zu verstehen, wie dies auch in dem aktuellen internationalen Klassifikationssystem (ICD-11) hinterlegt ist.

Wissen | Die Abkürzung **ICD** steht für *International Statistical Classification of Diseases and Related Health Problems.* Es handelt sich dabei um eine internationale statistische Klassifikation der Krankheiten und verwandter Gesundheitsprobleme der Weltgesundheitsorganisation (WHO). Sie hilft dabei Krankheiten und Gesundheitsprobleme weltweit systematisch zu klassifizieren bzw. zuzuodnen. Die Zahl 11 verweist auf die 11. Version der Klassifikation.

Angestrebt ist ein größtmögliches Verständnis des chronischen Schmerzes. Studien belegen, dass dieses Verständnis, um das elementare Dasein zu ergänzen ist. Der existenzielle Charakter verdeutlicht sich dadurch, dass alle Bereiche des Lebens betroffen sind.

Chronischer Schmerz durchdringt das gesamte Leben und ist allgegenwärtig. Es kann beschrieben werden als „ultima cura vitae", als die letzte Sorge des Lebens, zu denen Isolation, Freiheit, Sinnlosigkeit und nahender Tod gehören. Menschen mit chronischen Schmerzen sind deswegen auch von Einsamkeit und Autonomieverlust betroffen.

Der Umgang mit Schmerz wird zur lebenslangen Aufgabe. Prägende Merkmale sind Verzweiflung und die Frage der Sinnhaftigkeit des Seins. Diesem existenziellen Leiden der Menschen mit chronischem Schmerz vermag man als Behandelnder kaum etwas entgegenzusetzen.

Existenzieller Charakter

Schmerz ist ein individuelles Erleben mit existenziellem Charakter. Existenzielle Lebenserfahrungen betreffen den inneren Kern eines Menschen. Es ist das Klagelied des Leidens, was es zu respektieren gilt, ohne in psychiatrische Diagnosen zu pathologisieren. Das Leid wird weder erklärt noch bewertet. Das Leid ist der Schmerz. Es gibt ein Recht zur Klage und zur Verzweiflung. Aus dieser Offenlegung der Klage vermag sich ein Impuls der Neuausrichtung ergeben.

Die multimodale Schmerztherapie erlaubt es, den individuellen Bedürfnissen und Beeinträchtigungen von Menschen mit chronischen Schmerzen effektiv und in einem ganzheitlichen Aspekt zu begegnen. Das biopsychosoziale Konzept ist ein etablierter Weg, der Komplexität des Chronischen Schmerzsyndroms zu begegnen. Angesichts institutioneller Vorgaben und Erwartungen an objektiv darstellbare und möglichst schnelle Behandlungserfolge mag es jedoch schwerfallen, auch der Verzweiflung Zeit und Raum zu geben.[1]

---

1 Kieselbach, K.; Koesling, D.; Wabel, T. Frede, U.; Bozzaro, C.: Chronischer Schmerz als existenzielle Herausforderung. In: Schmerz 2023 (37): S. 116 – 122

Annahme und Akzeptanz

Leben mit Schmerz bedeutet Annahme und Akzeptanz der damit verbundenen Einschränkungen. Es ergeben sich Konsequenzen zur Teilhabe am Leben und an der Arbeitswelt. Es ist ein multidimensionales Geschehen, dem ganzheitlich zu begegnen ist. Menschen mit chronischen Schmerzen bedürfen der Unterstützung in ihrer Verzweiflung. Das individuelle Erleben findet sich im gesamtgesellschaftlichen Kontext und will gewürdigt sein. Die an diesem Prozess beteiligten Akteure stehen vor einer besonderen Herausforderung.

Chronischer Schmerz ist ein ganzheitliches Geschehen.

Teil I | Chronische Schmerzen verstehen

1 Schmerz

Schmerz ist ein individuelles Erleben. Schmerz ist immer eine persönliche Erfahrung, die in unterschiedlichem Maße von biologischen, psychologischen und sozialen Faktoren beeinflusst ist. Berichte von Schmerz sind zu respektieren. Sie stellen im Leben des Individuums eine absolute Realität dar und sind nicht relativierbar. Schmerzintensität und die damit verbundene Schmerzbeeinträchtigung sind für die Betroffenen tatsächlich. Das damit verbundene emotionale Erleben ist bestehend und wahrhaftig gefühlt.

Die *International Association for the Study of Pain* hat ihre ursprünglich 1979 aufgestellte Definition 2020 revidiert und definiert Schmerz als eine „unangenehme sensorische und emotionale Erfahrung, die mit einer tatsächlichen oder potenziellen Gewebeschädigung in Zusammenhang steht oder einer solchen ähnelt".[2,3] Schmerzen können mitunter nicht nur durch die Aktivierung von Nerven abgeleitet werden, Lebenserfahrungen tragen zum Erleben bei. Erfahrungen von Schmerz können dabei verbal kommuniziert werden. Die Unfähigkeit, sich zu äußern, schließt ein Schmerzerleben nicht aus.

1.1 Akuter Schmerz

Fall | Eine kleine Familie wandert durch den Wald und findet eine Lichtung. Dort lässt es sich gut rasten und die Decke zum Picknick ist bereits ausgelegt. Rohkost und Dips, Äpfel, Birnen und Trauben liegen bereit. Wein, Käse und etwas Schinken sind ausgebreitet. Das Baguette riecht noch frisch und wird sorgfältig gebrochen. Die Kinder spielen im Wiesengrund. Alles ist hell und freundlich. Es ist Spätsommer und plötzlich kommt es zum Aufschrei. Eine Wespe sticht zu. Schreiend kommt die kleine Eva P. (5) gerannt. Sie ist in den Fuß gestochen worden.

---

2 Westphal, S.; Schäfer, S.; Steinmetz A.: Zurück ins Leben trotz Schmerzen – Rehabilitation. In: Manuelle Medizin 2022 (60): S. 136–142

3 IASP Revises Its Definition of Pain for the First Time Since 1979, IASP® (2020): https://www.iasp-pain.org/wp-content/uploads/2022/04/revised-definition-flysheet_R2-1-1-1.pdf

Glücklicherweise sind Cool-packs und Salbe eingepackt. Die Tränen fließen, bald ist der Schmerz vergessen.

Fall | Sedar S. (38) geht es anders. Er betreibt ein Café in der Burgstraße. Die Wespen in der Theke ist er an diesem Spätsommerabend gewöhnt. Er hat vielerlei Leckereien in seinem Sortiment. Allerlei Blätterteig mit Honig und Pistazien. Seine kleine Bäckerei befindet sich an der Ecke eines Stadtviertels. Schräg gegenüber befindet sich ein Park. Als er die Polster für den Außenbereich auslegen wollte, wird er von einer Hornisse an seinem Fuß gestochen. Der Schmerz ist heftig. Schnell holt er sich Coolpacks und versucht mit Salbe die Reaktion zu mildern. Es geht aber weiter ... er fühlt sich erschöpft. Es entwickeln sich Ängste, der Blutdruck steigt, die Atmung wird heftiger ... er bekommt Panik.

Fall | Christoph A. (21) arbeitet als Schweißer und stellt tonnenschwere Druckbehälter her. Für ihn ist Schweißen Meditation. Wenn man den Lichtbogen sieht, dann ist alles für ihn Beruhigung. Bei der Pandemie ging er ins Impfzentrum. Er war da ganz pragmatisch: „Hauen Sie mir das Ding rein. Muss doch sein." sagte er anlässlich der COVID-19 Impfung.

Fall | Janine K. (46) ging es da anders und erinnert sich genau, wie schrecklich das für sie war. Sie fühlte sich gedungen von ihrem Umfeld und wollte nicht wirklich geimpft werden. Sie ist sich auch heute nicht sicher, ob es ihr guttut und weiß auch nicht einzuschätzen, was die Impfung mit ihr macht. Ihr Mann und die Kinder wünschen sich so sehr, dass sie sich impfen lässt. Zugleich hat sie immer noch so viele Ängste darüber, was es mit ihr machen wird.

Die Schmerzsignalgebung ist mit Empfindungen verknüpft, denen vor der jeweiligen individuellen Biografie im jeweiligen kulturellen Kontext ein Wert zugeordnet wird. Affekt und Bedeutung bilden das emotionale

Erleben.[4] Jede und jeder empfindet Schmerz individuell und weist diesem eine jeweilig unterschiedliche Bedeutung zu. Es zeigen sich unterschiedliche Fähigkeiten im Erkennen und Ausdrücken von Emotionen sowie zu einem angemessenen Umgang mit Gefühlen. Der Aufbau einer emotionalen Kompetenz scheint eines der zentralen Entwicklungsaufgaben im Kindesalter zu sein und ein Mangel an emotionaler Kompetenz scheint ein Prädiktor für schwerwiegende Folgen im Entwicklungsverlauf zu sein.[5] Diese Erkenntnisse bedingen aber nicht, dass fehlende erlernte Kompetenz Prädiktor für ein verstärktes Schmerzerleben darstellt. Bio-psychosoziale Aspekte treten hinzu und können zu Veränderungen bis zum hohen adulten Alter führen.

Bei den oben aufgeführten Verletzungsmustern – dem Wespenstich und der Injektionsnadel – sind die Gewebeschädigungen vergleichbar. Es ist ein kleiner Stich, der unterschiedlich erlebt wird, dessen Folgen unterschiedlich zum Ausdruck gebracht werden. Findet sich das Kind wohlbehütet bei den Eltern geschützt, vermag der Schlosser einen hohen Grad an Resilienz aufzuweisen. Dies ist aber im Laufe des Lebens veränderbar und kann sich unterschiedlich ausgestalten. Zu unterscheiden sind hier aber die Stimmung, die diffuse, aber längerfristige Gemütszustände beschreiben oder die biologische Reaktion, wie die des allergischen Schocks mit vegetativen und affektiven Reaktionen. Es kommt zu einer Rötung an Gesicht und Oberkörper. Schwellungen und Sympathikusaktivierung kommen hinzu. Die Schleimhäute schwellen an und es kommt zu Luftnot.

Fall | Eine Stunde später findet sich Sedar S. in der Notaufnahme einer Klinik. Er bekommt Kortison und Antihistaminika. Es zeigt sich eine schwere allergische Reaktion. Über das Schmerzerleben hinaus entwickelt sich eine eigenständige lebensbedrohende Erkrankung.

Schmerz kann unterschiedlich erlebt und erfahren werden. Das Kind findet schnell Trost und Schutz bei den Eltern. In einer Bäckerei gehört es zum Berufsbild, von Wespen gestochen zu werden. Viele Menschen kommen

---

4 Körnet, A.J.; Sabatowski, R.; Kaiser U.: Emotionen bei chronifiziertem Schmerz. In: Schmerz 2023: https://doi.org/10.1007/s00482-023-00748-z

5 Hövel, D.C., González, L.F.: Emotionale Kompetenz Fragebogen (EKF). Psychometrische Eigenschaften, Konstruktvalidität und Faktorstruktur in der Altersgruppe der 5/6 Klässlern 2016 Vortrag: https://www.researchgate.net/publication/320616327

mit Injektionsnadeln gut zurecht und andere empfinden höchste Angst und reagieren mit Kaltschweiß.

Schmerz ist ein individuelles Sinnes- und Gefühlserlebnis und stellt sich für die Betroffenen als Realität dar. Dies gilt es zu akzeptieren und zu würdigen. Schmerz ist vielfältig in seiner Entstehung und Ausprägung. Die zugrunde liegenden Mechanismen sind komplex und die Behandlung stellt die Beteiligten vor Herausforderungen. Vieles ist noch nicht verstanden und dennoch braucht es Verständnis um die Betroffenen.

1.2 Nozizeptiver Schmerz

Fall | Alex S. (24) hat es heute wieder eilig. Schnell rennt sie von der Küche ins Bad und prompt ist es geschehen. Mit der kleinen Zehe stößt sie an die Kante der Türzarge. Plötzlich schießt ein heller Schmerz durch ihren ganzen Körper. Sie reibt über die Stelle und pustet, dass es weniger weh tut.

So wie Sehen oder Hören ist Schmerz eine eigene Sinneswahrnehmung. Sind es im Auge die Sehzellen oder im Ohr die Hörzellen, so hat der Schmerz ein eigenes System der Wahrnehmung, das sog. nozizeptive System. Schmerz ist immer ein lebenswichtiges Warnsignal. Wenn Schmerz erfahren wird, sagt der Körper, dass etwas nicht in Ordnung ist und es sich lohnt, sich darum zu kümmern. Schmerz ist immer subjektiv. Wenn sich zwei Personen jeweils das Bein gebrochen haben, dann werden beide wahrscheinlich den Schmerz unterschiedlich intensiv für sich erleben und erfahren. Schmerz entsteht im Kopf und ist somit nicht objektiv messbar. „Bei der Schmerzbeurteilung sind wir auf die Aussagen der Probanden angewiesen“ berichten Schmerzmediziner. Eine Messung wie etwa die der Körpertemperatur steht nicht zur Verfügung. Schmerz ist auch immer multidimensional. Der Schmerz wird sensorisch erfahren und in das Bewusstsein weitergeleitet. Er geht mit einer vegetativen oder autonomen Begleitreaktion einher, wie ein tiefer Seufzer, eine beschleunigte Atmung oder Erhöhung der Herzschlagfolge. Kognitiv wird nach der Ursache des Schmerzes gefragt, während die emotionale Komponente, dies in Kategorien wie Wut, Trauer, Scham, Angst und andere Gefühle verortet.

Wissen | *René Descartes (1596–1650)* gilt als Begründer des frühzeitlichen Rationalismus. Vor dem Hintergrund des dualistischen Menschenbildes entwickelte sich ein stark naturwissenschaftlich orientiertes Verständnis von Schmerz, das bis heute noch anhält. Die Sichtweise, dass Schmerz als Ganzes, als körperlich-psychische Einheit zu verstehen ist, entwickelte sich im 20. Jahrhundert und hat zum Verständnis der Schmerzerfahrung beigetragen.[6]

Morphologisch werden durch einen Stich, Schlag oder Stoß an der Zehe Schmerzrezeptoren angeregt, die zum Rückenmark gelangen und von dort weiter an das Gehirn geleitet werden. Es beginnt also bei den Schmerzrezeptoren, den sog. Nozizeptoren. Das sind Nervenzellen, die in oder unter der Haut sitzen und auf ganz unterschiedliche Reize wie Druck oder Verletzung, Kälte oder Hitze als auch chemische Reizung und Entzündung reagieren. Schmerzrezeptoren gibt es nicht nur an der Haut, sondern auch in Muskeln, Gelenken und Eingeweide. Dabei spielt die Dichte der Schmerzrezeptoren in der Verortung des Schmerzes eine wichtige Rolle.

Bei einer Schnittverletzung etwa kommt es zu einem hellen, spitzen Schmerz, der dann von einem brennenden, eher stumpfen Schmerz abgelöst wird. Einerseits gibt es die schnellen A-Delta-Fasern, die die Signale schnell weiterleiten. Sie vermitteln die Botschaft der akuten Gefahr, aus der man sich etwaig zu entfernen habe. Die langsameren C-Fasern, die eher einen dumpfen Charakter vermitteln, teilen mit, dass eine Verletzung entstanden ist, um die man sich zu kümmern habe. Von der Zehe ausgehend wird im Rückenmark der Schmerz weitergeleitet. Hier kann bereits der Schmerz verstärkt oder auch vermindert weitergeleitet werden, es ist das erste Filterorgan für das Schmerzerleben. Einerseits wird der elektrische Impuls des Nervs über Synapsen über eine chemische Reaktion weitergeleitet. Hierbei muss ein Schwellenwert überschritten werden, um als Schmerzreiz fortgeleitet zu werden. Andererseits steuern Interneurone die Schmerzweitergabe an das Zentrale Nervensystem. Reiben, Drücken oder auch kaltes Wasser können Interneurone beeinflussen und der Schmerz schlägt dann nicht mehr so durch.

6 Kieselbach, K.; Wirtz S.; Schenk, M. (Hrsg.): Multimodale Schmerztherapie. In: Verlag Kohlhammer, Stuttgart 2022: S. 31

Wird der Schmerzreiz über das Rückenmark zum Gehirn weitergeleitet, kommt es zu einer komplexen Verarbeitung innerhalb des Gehirns. Der Schmerz kommt ins Bewusstsein, wird spürbar. Im sog. somatosensorischen Cortex, einer Hirnwindung des Großhirns wird der Schmerz lokalisiert. Zugleich kommt es zur Rückschaltungen, die Gefühle und Emotionen, Schmerzintensität und Schmerzbeeinträchtigung hervorrufen bzw. steuern. Schmerzerfahrungen und auch Zukunftserwartungen verknüpfen sich und tragen zum individuellen Erlebnis von Schmerz bei. Es werden dann vegetative Begleitreaktionen, wie Übelkeit, veränderter Herzschlag, intensivierte Atemtätigkeit über das vegetative Nervensystem in den Körper zurückgegeben, was wiederum Veränderungen hervorruft. Dieses Schmerzerleben kann dann auch mit Gefühlen wie Angst, Trauer, Verzweiflung, Depression und Einsamkeit oder auch Freude, Hoffnung, Genuss, Schlaf, sogar Verständnis konnotiert werden.

Neben den aufsteigenden Bahnen zum Gehirn gibt es absteigende Bahnen, die zur Gegenregulation dienen. So können Endorphine – körpereigene Schmerzmittel – ausgeschüttet werden, die dem Schmerz begegnen und ihn lindern. Psychologische Co-Faktoren wie Ablenkung, Stimmung, Erwartung, Aufmerksamkeit, wahrgenommene Gefahr sowie Umwelteinflüsse modulieren den Schmerz sowohl in die Schmerzlinderung als auch in die andere Richtung, der Schmerzverstärkung.

Diese bewusst einfach gehaltene Darstellung der biologischen Vorgänge des Schmerzerlebens verdeutlicht, wie komplex sich die Schmerzverarbeitung gestaltet, wie das Sinnesorgan der Schmerzempfindung und -verarbeitung funktioniert.

Zum **nozizeptivem Schmerz** gehört auch das Schmerzerleben bei einer Entzündungsreaktion. Hier bei wird Gewebe geschädigt und es folgt eine Entzündungsreaktion. Diese Entzündungsreaktion kann bakteriell bedingt sein oder auch ohne Bakterien entstehen. Eine Verbrennung stellt in der Regel eine nicht bakterielle Entzündung dar. Die mildeste Verbrennung ist der Sonnenbrand. Da ist es normal, dass es zu Schmerzen kommt, die andauern. Später kommt es zur Heilung und der Schmerz verschwindet. Bei einer akuten Blinddarmentzündung zeigt sich ein akuter Schmerz, der auch anhält, weil es auch zu einer Begleitreaktion des Bauchfells kommt. Unbehandelt schreitet die Erkrankung fort. Nach einer Behandlung, die auch eine operative Entfernung des Wurmfortsatzes beinhalten kann, kommt es zu einer Aufhebung der Gewebeschädigung und der Schmerzausbildung.

Eine Aufhebung eines sog. inflammatorischen Schmerzes ist in der Regel mit einer Heilung verbunden.

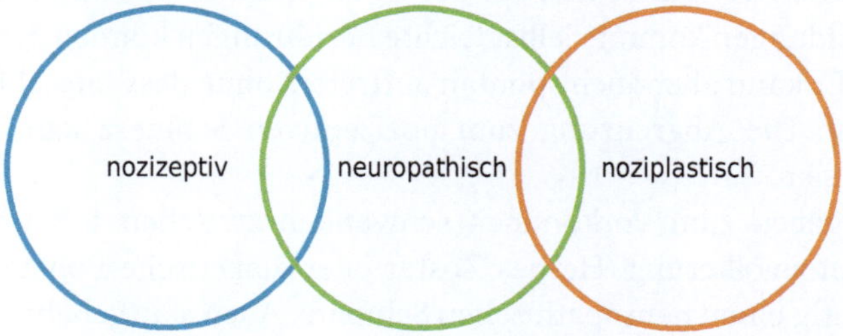

Abb. 1: Formen des Schmerzerlebens vom nozizeptiven Schmerz zum noziplastischen Schmerz. Die Übergänge sind überlappend und teils schwer zu trennen (eigene Darstellung).

1.3 Neuropathischer Schmerz

Beim **neuropathischen Schmerz** findet sich eine Schädigung (Läsion) oder Erkrankung des somatosensorischen Nervensystems.[7] In der Summe kommt es zu einer Schädigung der Nervenbahnen selbst, bei denen es zu Schmerzsensationen des nozizeptiven Schmerzes kommt, das Schmerzerleben von dem des akuten Schmerzes sich jedoch unterscheidet. Dieser Schmerz hat typischerweise eher einen grellen, brennenden, stechenden und zumeist vom Anlass unabhängigen, einschießenden Charakter. Oft ist der Schmerz symmetrisch lokalisiert, wie etwa an beiden Händen. Er kann aber auch das Versorgungsgebiet eines Nervs betreffen. Die Schädigung kann sich traumatisch oder entzündlich entwickeln. Ein klassischer neuropathischer Schmerz ist die Gürtelrose als Folge einer Nervenschädigung durch Varizella-Zoster-Viren.

Schmerzen entstehen etwa durch einen Bruch eines Knochens. Im Verlauf der Knochenbrucherkrankung können sich infolge der nozizeptiven Stimulation funktionelle Veränderungen des Nervensystems entwickeln, ohne dass strukturelle Veränderungen der Nervenleitsysteme vorliegen. Es zeigen sich viele Symptome, wie Brennen, Nadelstiche, Taubheit, ein einschießen-

---

7 Grossrau, G.; Sabatowski, R.: Diagnostik und Therapie neuropathischer Schmerzen. In: Anaesthesist 2021 (70): S. 993–1002

der Schmerz oder Ameisenlaufen und anderes mehr. Man kann sich das so vorstellen, als dass die Nervenscheide, die komplex aufgebaut ist, sich in ihrer Funktion verändert hat, bei der es zu plötzlichen und unerwarteten Schmerzbildungen kommt. Selbst leichte Berührungen können den Schmerz auslösen. Er kann aber auch spontan auftreten, ohne dass tatsächlich etwas passiert ist. Die Abgrenzung zum nozizeptiven Schmerz kann mitunter schwierig sein.

Die Angaben zum Vorkommen schwanken zwischen 1 % und 8 % in der Gesamtbevölkerung. Herpes Zoster oder diabetische Polyneuropathie zeigen häufig einen neuropathischen Schmerz. Auch stattgehabte Operationen oder Verletzungen können einen neuropathischen Schmerz verursachen und sind auch ziemlich häufig. Der neuropathische Schmerz hat einen signifikanten negativen Einfluss auf die Lebensqualität.

Neuropathischer Schmerz ist Folge von komplexen Prozessen in der Verarbeitung der peripheren und zentralnervösen Signalverarbeitung. Evidenzbasiert stehen verschiedene Arzneimittel zur Verfügung. Bestimmte Antidepressiva, Antiepileptika und auch Opioide bis hin zu Cannabinoide können gezielt eingesetzt werden. Neben einer systemischen und/oder lokalen medikamentösen Therapie stehen auch nichtmedikamentöse Ansätze wie z. B. eine sensorisch-perzeptive oder motorisch-funktionelle Therapie, Entspannungstechniken, Achtsamkeitsübungen, die transkutane elektrische Nervenstimulation (TENS) und supportiv eine kognitive Verhaltenstherapie zur Verfügung. Es bedarf einer langfristigen Begleitung und Ausdauer, dem neuropathischen Schmerz erfolgreich zu begegnen.

1.4 Noziplastischer Schmerz

Der **noziplastische Schmerz** ergänzt die mechanistischen Schmerzkategorien nozizeptiv und neuropathisch. Der noziplastische Schmerz entsteht aus einer veränderten Nozizeption, einem sich anders herleitendem Schmerzempfindens, obwohl keine eindeutigen Hinweise auf die tatsächliche oder drohende Gewebeschädigung vorliegen. Dieser Schmerz beruht eben nicht auf einer Aktivierung peripherer Nozizeptoren *(nozizeptiv)* oder einer Erkrankung oder Läsion des somatosensorischen Systems *(neurpathisch)*. Klinische und psychologische Befunde weisen auf eine veränderte Schmerzverarbeitung hin. Kennzeichen ist ein chronischer Schmerz in einer oder mehreren anatomischen Regionen, die durch erheblichen emotionalen

Stress oder funktionelle Behinderung begleitet sind. Funktionelle und strukturelle Plastizitätsprozesse treten maladaptiv ein, die zu einer zentralen Sensibilisierung führen und sich klinisch in einer **Hyperalgesie** (gesteigerte Schmerzempfindlichkeit) oder einer **Allodynie** (Schmerz durch nicht schmerzhafte Reize) darstellen. Die Sensibilisierung steht im Vordergrund des pathophysiologischen Konzepts noziplastischer Schmerzen.[8]

Merkmal	Nozizeptiver Schmerz	Neuropathischer Schmerz	Noziplastischer Schmerz
Ursprung	Schädigung oder Reizung von Gewebe wie Haut, Muskel, Knochen, Gelenke oder Organe	Schädigung oder Fehlfunktion des Nervensystems	Veränderungen im zentralen Nervensystem ohne direkte Schädigung oder Reizung von Gewebe
Art des Schmerzes	typischerweise als akuter, scharfer oder heller Schmerz empfunden, aber auch dumpf und drückend	Kann sich als brennender, stechender, elektrisierender oder tauber Schmerz darstellen.	vielfältige und oft schwer zu beschreibende Schmerzempfindungen, die nicht immer mit einer spezifischen Gewebeschädigung korrelieren
Mechanismus	Nozizeptoren im Gewebe reagieren auf schädliche Reize und senden Signale an das Gehirn.	Störungen des Nervensystems führen zu Abnormen Schmerzspiralen, die oft ohne klaren Auslöser auftreten.	Veränderungen im Gehirn und im Nervensystem führen zu einer gesteigerten Schmerzempfindlichkeit und -verarbeitung.
Beispiele	Schnittwunde, Verbrennung, Verstauchung, Zerrung, Arthritis	diabetische Neuropathie, Trigeminusneuralgie, Gürtelrose, Phantomschmerz	primärer und sekundärer chronischer Schmerz, komplexe regionale Schmerzsyndrome, Schmerzen nach Traumatisierung oder Operation

8 Schmidt, H.; Blechschmidt, V.: Noziplastischer Schmerz in Forschung und Praxis. In: Der Schmerz 2023 (37): S. 242–249

Merkmal	Nozizeptiver Schmerz	Neuropathischer Schmerz	Noziplastischer Schmerz
Behandlung	Behandlung der zugrunde liegenden Ursache und Schmerzlinderung durch Medikamente wie NSAR und Opioide	Behandlung der neuropathischen Grunderkrankung, Schmerzmittel sowie ergänzende Medikamente wie Antidepressiva, Antikonvulsiva oder Lokalanästhetika	die Behandlung konzentriert sich auf die Reduzierung der Schmerzverarbeitung im Gehirn durch eine multimodale Schmerztherapie (biopsychosoziales Modell) sowie Resilienzförderung

Tab. 1: Übersicht der unterschiedlichen Schmerzformen (eigene Darstellung)

1.5 Chronischer Schmerz

Fall | Rudolph H. (62) war sich früher für nichts zu schade. Geackert wie blöd, auch schwarzgearbeitet, Fußball gespielt und auch richtig reingegangen. Ihm war nichts zu schwer und niemals zu lang. Gut Kohle habe er dabei verdient. Manchmal war's zu viel und es hat auch echt weh getan. „Mit einer Ibu ging das immer ganz gut." Hätte man ihm damals gesagt, dass der Schmerz immer da sein wird und auch nicht mit Schmerzmitteln weg ginge … er hätte es damals nicht geglaubt. Seit dem Bandscheibenvorfall vor zwei Jahren, den folgenden Operationen hat er dauerhaft Schmerzen. Trotz aller Versuche ist es nicht besser geworden.

Wenn der Schmerz über Monate oder Jahre nicht mehr weggeht, spricht man von einem chronischen Schmerz. Die Warnfunktion, wie wir sie vom akuten Schmerz kennen, geht gänzlich verloren. Der Schmerz ist lang andauernd oder auch wiederkehrend. Die Ursachen sind unbekannt bzw. vielschichtig oder sie sind bekannt, aber nicht therapierbar. Etwa jede fünfte Person der Bevölkerung beklagt einen chronischen Rückenschmerz. Sind es in den jungen Jahren nur wenige, so steigt der Anteil im Laufe der Lebensjahrzehnte auf knapp 30 % an.[9]

Bei **chronischen Schmerzen** unterscheidet man primär chronische Schmerzen und sekundär chronische Schmerzen. Das Gehirn ist nicht nur ein Sinnesorgan, dass sich auf Reizreaktion beschränkt. Es generiert Vorhersagungen und Hypothesen von Sensationen. Alle Erfahrungen und Einflussfaktoren, individuelle Prägungen und die persönlichen Lebensgeschichten werden neurobiologisch integriert. Erwarteter Reiz und realer Stimulus müssen hier neu verhandelt werden und es kommt zum Kompromiss mit der Schaffung einer eigenen, subjektiven Wirklichkeit innerhalb des Irrtumsbereiches. Die Adaptation an Herausforderung durch physiologische und psychologische Verhaltensänderungen erscheint auch energetisch für das Gehirn deutlich ökonomischer. Kontrollierbarer Stress führt zu einer Stabilisierung, unkontrollierbarer Stress zur Überlastung. Aufgrund solcher oder anderer kontextueller Verknüpfungen wird Schmerz zentral generiert, was als noziplastischer Schmerz bezeichnet wird.[10] Primär chronischer Schmerz wird als Schmerz in einer oder mehreren anatomischen Regionen bezeichnet, der durch erheblichen emotionalen Stress oder funktionelle Behinderung gekennzeichnet ist.[11] Chronischer Schmerz ist eine eigenständige Erkrankung. Der Schmerz stellt das Hauptproblem dar.

Sekundär chronischer Schmerz kann Folge einer anderen Erkrankung sein, wie Tumorerkrankung, Diabetes mellitus oder Post-Covid-Syndrom. Der viszerale Schmerz, also der Schmerz des Bauchraumes nach Operationen oder Erkrankungen als sekundär chronisches Schmerzsyndrom, stellt eine besondere Herausforderung dar.[12] Es gibt viele andere Erkrankungen, die einen sekundären chronischen Schmerz verursachen können. Dem **zentralen Schmerz** liegt eine Erkrankung des Gehirns selbst vor, wie Gefäßerkrankungen, Multiple Sklerose, Parkinsonsyndrom, Tumore des Gehirns oder Schädel-Hirn-Traumata und ist zu unterscheiden.

---

9 Robert Koch-Institut, Berlin; Abteilung für Epidemiologie und Gesundheitsforschung. Prävalenz von Rücken- und Nackenschmerzen in Deutschland. Ergebnisse der Krankheitslast-Studie BURDEN 2020. In: Journal of Health Monitoring 2021 (6): S. 3: DOI 10.25646/7854

10 Klinger, D.; Naundorf K.; Egle, T.: Paradigmenwechsel bei chronischen Schmerzzuständen. In: Hessisches Ärzteblatt 2023 (6): S. 351–353

11 Schmidt, H.; Blechschmidt, V.: Noziplastischer Schmerz in Forschung und Praxis. In: Schmerz 2023 (37): S. 242–249

12 Aulenkamp, J.; Steinmüller K.; Icenhour, A.; Elsenbruch S.: Vom Bauchgefühl zum viszeralen Schmerz. In: Schmerz 2022 (36): S. 182–188

Bei chronischem Schmerz kommen biologische, psychologische und soziale Faktoren so zusammen, dass sie den Schmerz untereinander unterhalten. Für diese Interpretation wird das **biopsychosoziale Modell** verwendet, um den komplexen Zusammenhängen zu begegnen. Das biopsychosoziale Modell geht davon aus, dass Schmerz nicht nur durch eine Dimension beeinflusst wird, sondern durch ganz viele unterschiedliche Faktoren. Auf der biologischen Ebene findet man bei Menschen, die chronische Schmerzen haben, strukturelle Veränderungen im Gehirn. Die Reize werden anders verarbeitet, man findet aber auch Besonderheiten im psychologischen Bereich, Schmerzen werden intensiver wahrgenommen, besonders in Phasen hoch ausgeprägter Traurigkeit oder Ängstlichkeit. Der soziale Input ist bei chronischen Schmerzen dadurch gegeben, als dass die Umgebung massiven Einfluss darauf haben kann. In welcher Rolle befindet sich der Mensch, der Schmerzen hat? Wie wird es von der Umgebung wahrgenommen? Findet Unterstützung statt oder ist der Mensch in seinem sozialen Kontext mit seinen Problemen allein?

Bei **primär chronischen Schmerzen** ist es oft so, dass die Patientinnen und Patienten die Rückmeldung durch die Ärzte bekommen, dass man keinen erklärlichen Befund für die beklagten Beschwerden habe. Es ist keine schlimme Erkrankung, kein Tumor. Das ist zunächst eine gute Nachricht und trotzdem stehen Patientinnen und Patienten mit ihren Schmerzen immer noch da und wissen nicht, woher diese kommen. Kriterien für einen chronischen Schmerz sind zum einen die lange Dauer von drei oder sechs Monaten oder sogar mehr. Die Schmerzen stellen zum anderen eine emotionale Belastung dar, wie Frustration, depressive Verstimmung oder Angst und führen zu einer erheblichen Einschränkung des Alltags. Ein wichtiges Kriterium stellt dar, dass der Schmerz nicht durch eine andere Diagnose zu erklären ist.

Formen des Chronischen Schmerzsyndroms sind ein Ganzkörperschmerz, ein komplexes regionales Schmerzsyndrom, chronische Kopfschmerzen aber auch der viszerale Schmerz auch ohne Voroperation oder der chronisch muskuloskelettale Schmerz.

Chronischer Schmerz geht mit unterschiedlich erheblichen Belastungen im Alltag einher. Es zeigt sich in Ruhe oder auch unter Belastung ein Ganzkörperschmerz. Physikalische Reize, wie Kälte oder Wärme, können Schmerzen auslösen. Es zeigt sich eine Überempfindlichkeit gegenüber Berührung, Druck oder Bewegung oder gegenüber Licht, Lärm oder Gerüchen. Es kommt zu einer verfrühten Erschöpfung sowie zu signifikanten

Schlafproblemen. Außerdem zeigen sich kognitive Einschränkungen bei Konzentration und Gedächtnisleistung.

Da der Wirkmechanismus bei chronischen Schmerzen ein anderer ist als bei akuten Schmerzen, helfen Schmerzmittel nur bedingt. Anders als bei akuten Schmerzen, die häufig mit Schmerzmitteln behandelt werden, werden chronische Schmerzen mithilfe einer multimodalen Schmerztherapie therapiert. Da biologische, soziale und psychologische Faktoren bei chronischen Schmerzen eine Rolle spielen, werden die verschiedenen Bereiche bei der Behandlung angesprochen. In diesen Feldern liegen die entsprechenden Ressourcen, dem Schmerzerleben zu begegnen. Ein ganzes Team aus Psychologie, Physiotherapie, Ergotherapie, Sozialpädagogik, Medizin, Ethik und vielen anderen Disziplinen arbeiten eng zusammen. In der Psychotherapie lernen Betroffene zum Beispiel so, den Fokus von den Schmerzen wegzuschieben. Außerdem lernen sie, die Gefühle, die mit den Schmerzen einhergehen, ein bisschen besser in den Griff zu bekommen. Das primäre Ziel der Therapie ist nicht, dass Betroffene komplett schmerzfrei werden, sondern dass sie wieder aktiv ihren Alltag leben können, also zum Beispiel ganz normal aufstehen, zur Schule, zur Uni, zur Arbeit gehen und dann abends mit Freundinnen und Freunden unterwegs sein können. Je mehr man wieder in den Alltag integriert ist und sich so verhält, wie man sich auch ohne Schmerzen verhalten würde, desto besser ist man auch von den Schmerzen abgelenkt.

Dabei ist es aber auch wichtig, sich nicht zu überlasten. Patientenverbände beschreiben es so, dass Bewegung und Entspannung ausgeglichen zu halten sind. Bewegung heißt da nicht Leistungssport und Entspannung meint auch nicht das Rumliegen auf der Couch. Es geht nicht um das intensive Ausdauertraining, sondern um die Bewegung und Beweglichkeit, die Erlangung von Kraft, Ausdauer und Kondition. Andererseits ist es auch wichtig zur Ruhe zu kommen und sich von den Schmerzgedanken und den Belastungen des Alltags lösen zu können. Aber auch das will geübt sein. Patientinnen und Patienten haben eine für sie selbst passende individuelle Dosis zu finden.

Dem sozialen Umfeld kommt für die Bewältigung der schweren Erkrankung des chronischen Schmerzes eine wichtige Aufgabe zu. Es ist wichtig, keinen Erwartungsdruck an die betroffene Person auszuüben. Viele Erkrankte ziehen sich ob des Erwartungsdruckes zurück, auch aus Angst davor, dass andere ihre Schmerzen nicht ernst nehmen. Eine Ablenkung zu gemeinsamen Unternehmungen stellt eine gute und wichtige Unterstützung dar. Wenn es nicht angenommen werden kann, ist es nicht persönlich zu nehmen. Hat man selbst Schmerzen ist man auch nicht so gut drauf. Wichtig ist es, Verständnis zu zeigen und auch zu fühlen. Eine besondere Herausforderung stellt die Arbeitswelt dar.

1.6 Sensibilisierung

Bei chronischen Schmerzen gibt es Phänomene der **Sensibilisierung**. Schmerzsensoren werden erregt und geben ihren Reiz an das Rückenmark. Neben der Schmerzaktivierung kann eine begleitende Kaskade mit anderen Botenstoffen entstehen, die wiederum Veränderungen des Gewebes, wie Entzündungsreaktionen, hervorrufen oder Einfluss auf die Gefäße ausüben. Bei chronifiziertem Schmerz kann bei den Schmerzsensoren, den Nozizeptoren, die Erregbarkeit verstärkt sein. Sensorproteine sind leichter aktivierbar und das elektrische Signal wird schneller erzeugt und weitergeleitet.

Ähnliche Sensibilisierungsvorgänge finden sich auch im zentralen Nervensystem, also im Rückenmark und Gehirn. Wir sehen dies an der Umschaltstelle des nozizeptiven Nervs im Rückenmark, bevor der Reiz an das Gehirn weitergeleitet wird, den Synapsen. Hierbei wird der elektrische Impuls der Nervenzelle über einen chemischen Prozess in der Synapse durch Botenstoffe weitergeleitet. Zur Schmerzübertragung ist ein gewisses Potential zu erreichen, bevor das Signal weitergeleitet wird. Beim Chronischen Schmerzsyndrom kommt es zur Hochregulation von Botenstoffen, zu einer Aktivierung bisher stiller Rezeptoren und es kommt zu einer genetischen und metabolischen Veränderung der Neurone, die eine Ausweitung und eine generalisierte Überempfindlichkeit auslösen.

In diesem Prozess können neue Synapsen entstehen und bisher nicht beteiligte Nervenzellen können nun miterregt werden. So weiten sich schmerzhafte Areale aus und auch nicht schmerzhafte Reize wie Druck, Hitze oder Kälte, sogar Lärm und grelles Licht werden nun schmerzhaft oder lassen Schmerz stärker werden. Das hat weitreichende Folgen. Bei einem Schmerzreiz werden mehrere Nervenzellen aktiviert und es werden mehrere Nervenzellen im Gehirn aktiviert. Das Netzwerk der Kommunikation der Nervenzellen weitet sich infolge der Sensibilisierung aus und erfasst auch im Gehirn weitere Areale, die gefühlsassoziiert sind oder sein können. Gefühle von Angst, Frust Trauer, Wut oder Einsamkeit werden in dieses Netzwerk mit aufgenommen und auch schmerzassoziiert aktiviert. Unsere gedanklichen Prozesse können in diese Sensibilisierungsvorgänge mit aufgenommen werden.

> **Experiment** | Stellen Sie sich vor, Sie würden sich eine Wäscheklammer an Ihr Ohrläppchen stecken und sie für 10 Sekunden dort belassen. Nunmehr haben Sie die Schmerzintensität zwischen 0 bis 10 entsprechend der nummerischen Analogskala einzuschätzen. Menschen, die keine Schmerzen haben, schätzen in einer überwiegenden Anzahl diesen Wert mit 0–2 von 10 entsprechend der nummerischen Analogskala ein, während eine größere Anzahl von Menschen mit chronischen Schmerzen eine Einschätzung von 3–5 und eine geringere Anzahl sogar von 6–8 treffen.[13]

Chronischer Schmerz führt mit der Zeit zu einer Überempfindlichkeit. Zugleich gibt es aber auch körpereigene, schmerzhemmende Systeme, wie körpereigene Endorphine oder Noradrenalin. Eine der Hypothesen bei chronischen Schmerzen weist darauf hin, dass diese Mechanismen nicht funktionieren. Zusammengefasst ergibt sich ein sensibles Gleichgewicht schmerzfördernder Faktoren auf der einen Seite und auf der anderen Seite schmerzhemmende Faktoren, die bei chronifiziertem Schmerz außer Kontrolle geraten.

1.7 Schmerzspiralen

Ein Impuls führt zu einem Schmerz. Die Schmerzen führen zur Schonhaltung, mit einer Verspannung der Muskulatur und Erniedrigung des Aktivierungsgrades. Die Muskulatur bildet sich zurück, Muskelfaszien verlieren an ihrer Gleitfähigkeit, die Muskulatur baut sich ab und das wiederum verstärkt die Schonhaltung und daraus entstehende Verspannungen. Das ist das, was auf der muskulären Ebene passiert. Der Schmerz führt über die Gefühlsebene aus unseren Erfahrungen heraus zu Ängsten, Sorgen und Befürchtungen. Die damit verbundene Vermeidung von Bewegung unterstützt die Schonhaltung, die zugleich den bereits beschriebenen dysfunktionalen muskulären Kreislauf verstärkt. In einer dritten Stufe kommt es möglicherweise zu

13 Schliessbach J.: Vom Symptom zur Krankheit – aktuelle Auffassungen zur Entstehung chronischer Schmerzen. Forum: Wenn der Schmerz den Alltag bestimmt, Universitätsspital Zürich: https://www.youtube.com/watch?v=1QI6VRt62yo

einer depressiven Entwicklung mit einer begleitenden Fokussierung auf den Schmerz. Hinzutretender Ärger und Frustration verstärken eine depressive Verstimmung und Schmerzerleben wird weiter unterstützt. Ärztinnen und Ärzte können einerseits diesen Teufelskreis durchbrechen, andererseits können frustrane Behandlungsregime zur Intensivierung von Ängsten, Sorgen und Befürchtungen führen, die das Schmerzempfinden intensivieren. Medizin befindet sich hier in einem ambivalenten Spannungsfeld. Schlussendlich spielt die Familie bzw. der soziale Kontext eine Rolle. Sie können Einfluss darauf nehmen, wie Patientinnen und Patienten gegenüber ihren Schmerzen eingestellt sind und wie mit der depressiven Akzentuierung umzugehen ist. Letztendlich stellt der berufliche Kontext einen wichtigen Parameter dar, der Einfluss auf die individuelle Schmerzintensität und Schmerzbeeinträchtigung hat. Auch hier findet sich eine Ambivalenz von Verständnis und Abwertung. Arbeitslosigkeit aufgrund von Schmerzen hat Einfluss auf die familiäre Versorgungssituation und auch auf die Einschätzung der eigenen Kompetenz, was Frusterleben oder Depression weiter fördert. Stressfaktoren unterstützen diese Kreisläufe. Der Organismus ist permanent auf Gefahr geschaltet, Stresshormone verstärken das Schmerzerleben.

➲ Take-Home-Message

Akuter und chronischer Schmerz sind zu unterscheiden. Chronischer Schmerz ist eine eigenständige Erkrankung. Bio-psychosoziale Faktoren tragen zu der Schmerzentwicklung bei und können zugleich Lösungsstrategie sein. Nozizeptiver, neuropathischer und noziplastischer Schmerz sind zu unterscheiden. Sensibilisierungsvorgänge verstärken das Schmerzerleben. Daraus entstehende Schmerzspiralen sind multifaktoriell ausgestaltet.

2 Rückenschmerz

Fall | Bei Christina L. (57) haben die Schmerzen vor 8 Jahren begonnen, zunächst im unteren Rücken, später dann auch im unteren Nacken, wobei hier die Schmerzen auch in die Schulter und Arme ausstrahlen. Seit einer COVID-19-Erkrankung leide sie auch unter einer verfrühten Erschöpfung und kann sich auch nicht mehr konzentrieren. Sie habe einen Dauerschmerz, den sie mit 7 von 10 entsprechend der nummerischen Analogskala beschreibt. Die Schmerzattacken seien extrem heftig und würden weit über die 10 hinausgehen. In der MRT-Untersuchung der Lendenwirbelsäule sind eine Osteochondrosis der unteren Lendenwirbelkörper und Bandscheibenprotrusionen beschrieben. Sie ist seit Jahren in Teilzeit als Radiologisch-Technische-Assistentin in einer Praxis für Strahlentherapie beschäftigt. Dort übernimmt sie alle Arbeiten, die es zu erledigen gibt, beginnend mit der Patientenaufnahme, Lagerung der Patientinnen und Patienten, Einstellung des Strahlenprotokolls bis hin zur Entsorgung von strahlungsbelasteten Abfällen. Die Arbeit macht ihr Spaß und sie verträgt sich gut mit ihren Kolleginnen und Kollegen.

2.1 Wirbelsäule

Die **Wirbelsäule** ist eine bewegliche Gliederkette von einzelnen Wirbelkörpern, die ineinandergreifen und eine erstaunliche Gesamtbeweglichkeit aufzeigen. Ein Geflecht von Bändern, Sehnen und Muskeln wirken wie eine Takelage. Die menschliche Wirbelsäule zeigt eine typische Krümmung. Die sieben Halswirbel haben eine Krümmung nach vorne *(Halslordose).* Es folgen die zwölf Brustwirbelkörper, die eine Krümmung nach hinten zeigen *(Brustkyphose).* Den Wirbelkörpern sind die Rippenbögen angeschlossen, die zum Brustbein nach vorne führen. Es folgen dann fünf Lendenwirbel mit einer Krümmung nach vorne *(Lendenlordose)*, dem sich dann das Kreuzbein und das Steißbein mit einer Krümmung nach hinten anschließen *(Sakralkyphose).*

Die einzelnen Wirbelkörper unterscheiden sich in Größe und Form, sind aber im Wesentlichen gleich aufgebaut. Der Wirbelkörper bildet den tragenden Teil. Ihm schließen sich seitlich die Wirbelbögen an. Über zwei Querfortsätze und einem Dornfortsatz sind die einzelnen Wirbelkörper mit Sehnen, Bändern und Muskeln verbunden. Zwei obere und zwei untere Gelenkfortsätze schaffen eine gelenkige Verbindung. Der Hohlraum zwischen Wirbelkörper und Wirbelbogen bildet das Wirbelloch. Alle übereinanderliegenden Wirbellöcher bilden den Wirbelsäulenkanal, in dem sich das Rückenmark befindet.

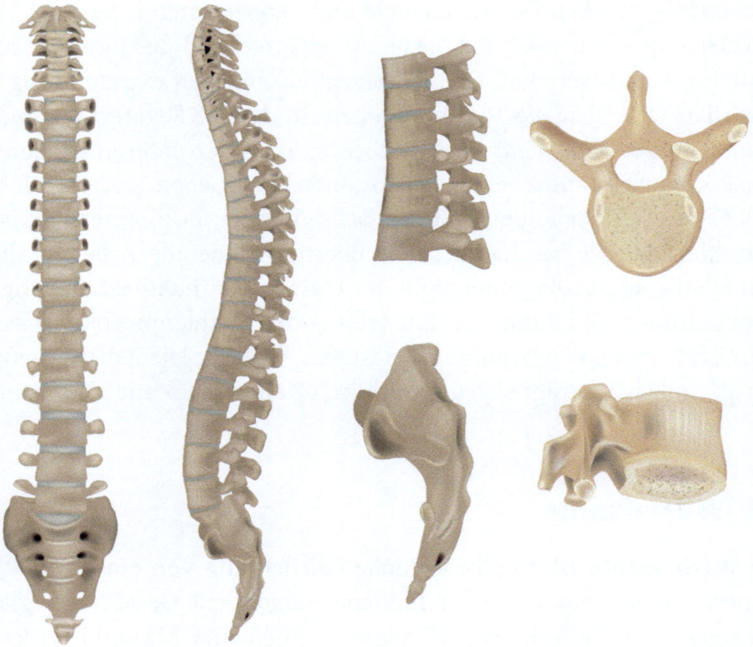

Abb. 2: Abb. 2: Aufbau der Wirbelsäule. Die Wirbelsäule ist aus 7 Halswirbelkörpern mit einer leichten Schwingung nach vorne, aus 12 Brustwirbelkörpern mit einer leichten Schwingung nach hinten, aus 5 Lendenwirbelkörpern mit einer leichten Schwingung nach vorne und abschließend dem Kreuz- und Steißbein aufgebaut. Vom Wirbelkörper reichen Wirbelbögen nach hinten, die sich dort vereinigen und den Wirbelkanal bilden, in dem sich das Rückenmark befindet. Zwischen den Wirbelkörpern befinden sich die Bandscheiben. Seitlich der Wirbelbögen entstehen Fensterungen, aus denen die motorischen und sensiblen Fasern austreten.

Die kleinste bewegliche Einheit der Wirbelsäule bilden zwei **Wirbelkörper** mit einer dazwischen liegenden Bandscheibe. Das Bewegungsausmaß innerhalb dieses Segmentes ist zwar gering, in der Summe ergeben sich jedoch erhebliche Bewegungsmuster. Der Wirbelkörper ist der tragende Anteil. Über die Wirbelgelenke (Facettengelenke) und der Bandscheibe erfolgt die Bewegung. Zwei übereinanderliegende Wirbelbögen bilden seitlich je ein Zwischenwirbelloch *(Foramen)*, durch die Spinalnerven aus dem Rückenmark austreten.

Halswirbelsäule und Lendenwirbelsäule haben eine höhere Flexibilität, so dass größere Bewegungsmuster ausgeübt werden können. Die Wirbelkörper der Brustwirbelsäule sind weitestgehend durch die seitlich abgehenden Rippen, die zum Brustbein führen, fixiert. Problemzonen mit vermehrtem Verschleiß treten an den Übergängen von einem starren Gebilde zu einem flexiblen Anteil der Wirbelsäule auf. Das sind die Übergänge der ersten beiden Wirbelkörper zum Kopf, der unteren Halswirbelsäule zur Brustwirbelsäule, der oberen Lendenwirbelsäule zur Brustwirbelsäule und schließlich der unteren Lendenwirbelsäule zum Kreuzbein und Becken.

Abnutzungserscheinungen gehen auch mit einer baulichen Veränderung der Wirbelkörper einher. Hier bilden sich an den Kanten wulstförmige, knöcherne Anbauten *(Osteochondrose)*, die Gelenke verlieren an Knorpel (Facettengelenksarthrose) und es kommt zu knöchernen Einengungen der Zwischenwirbelöffnungen *(Foraminastenose)*. Bandscheiben sitzen zwischen den Wirbelkörpern und tragen zur Beweglichkeit der Wirbelsäule bei. Sie bestehen aus einem elastischen Ring festen, faserigen Bindegewebes (Faserring) und einem weichen Kern aus gelartiger Struktur (Gallertkern). Mit dieser Konstruktion kommt es zur gleichmäßigen Verteilung der entstehenden Druckbelastungen. Die Bandscheiben haben keine eigene Blutversorgung und ernähren sich über Diffusion aus dem umliegenden Gewebe. Bei Entlastung nehmen sie Nährstoffe auf und geben unter Belastung verbrauchte Nährstoffe wieder ab. Der Stoffwechsel funktioniert über Bewegung. Überbeanspruchungen und Alterungsprozesse lassen den Faserring spröde werden. Er dünnt langsam aus und die Lamellen verschieben sich wie die Schalen einer Zwiebel. Der gallertartige Kern der Bandscheibe wölbt sich unter der Druckbelastung langsam vor und es kommt zu einer **Bandscheibenvorwölbung** *(Protrusion)*. Zerreißt der Faserring, quillt die gallertartige Masse heraus und es bildet sich ein **Bandscheibenvorfall** *(Prolaps)*.

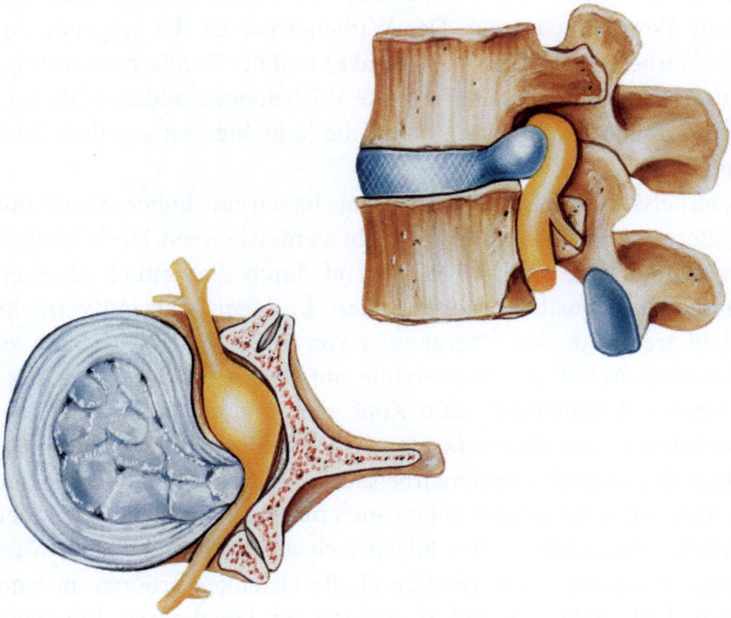

Abb. 3: Schematische Darstellung eines Bandscheibenvorfalls (Prolaps) mit Einengung der Nervenwurzel. Sensible und motorische Ausfälle können entstehen, sind aber nicht zwingend.

2.2 Rückenleiden

Rückenschmerzen sind in Deutschland und in vergleichbaren Industrieländern ein weit verbreitetes Phänomen. Etwa 85 % der Bevölkerung sind mindestens einmal in ihrem Leben von Rückenschmerz betroffen, 76 % innerhalb eines Jahres. Schmerzintensität und die damit verbundene Schmerzbeeinträchtigung mindern die Lebensqualität und führen zu weiteren, teils schweren Begleiterkrankungen und psychischen Störungen. Rückenschmerz ist einer der Spitzenreiter für Krankschreibung und Frühberentung. Der soziökonomische Status wie bspw. Bildung, Berufsstatus und Einkommen haben Einfluss auf die Entwicklung eines chronischen

Rückenschmerzes. Die verschiedenen Dimensionen sozialer Ungleichheit sind mit dem Auftreten chronischer Rückenschmerzen assoziiert.[14]

Es ist wohl eine evolutionäre Entscheidung gewesen, als Mensch auf zwei Beinen unterwegs zu sein. Das mag wohl einer der wesentlichen Gründe dafür sein, dass Menschen Rückenschmerzen erleiden. Die Prävalenz des chronischen Rückenleidens beträgt je nach Studienlage etwa 15–18 %, somit ist etwa jede sechste Person betroffen. Ca. 12–15 Millionen Menschen in Deutschland leiden an dauerhaften Rückenschmerzen, Tendenz steigend. Es hat sich als praktikabel erwiesen, spezifische Rückenschmerzen von unspezifischen Rückenschmerzen zu unterscheiden.

Der Wassergehalt der Bandscheibe sowie die Menge an Proteoglykanen, wichtige Bestandteile der extrazellulären Matrix, verändern sich mit zunehmendem Lebensalter. Damit verliert die Bandscheibe an Höhe und Elastizität. Das hat keinen Krankheitswert, sondern stellt einen physiologischen Prozess dar. Neben den Bandscheibenveränderungen kommt es zu Veränderungen der angrenzenden ossären Strukturen. Mutmaßlich treten beide Veränderungen parallel auf. Wissenschaftlich ist dies noch unklar. Schmerzen treten insbesondere bei einem verengten Spinalkanal auf. Zusätzlich kommt es durch die Degeneration der Wirbelkörper und des Bandscheibenfaches zu einer unphysiologischen Belastung der Gelenkflächen und eine sich entwickelnde Arthrose. Auch hier kommt es zu knöchernen Anbauten (spondylophytären Randkantenausziehungen). Diese Veränderungen führen dann zur Einengung der Ausführungswege der austretenden Spinalnerven mit begleitenden nicht-bakteriellen Entzündungsreaktionen. Es treten Schmerzen, aber auch möglicherweise Lähmungen und Sensibilitätsstörungen auf.[15]

Der unspezifische **Rückenschmerz** ist gegenüber dem spezifischen Rückenschmerz abzugrenzen. Wirbelkörper-Frakturen nach Verkehrs- oder Sportunfall aber auch bei einem Bagatelltrauma bei Osteoporose sowie nach langjähriger Steroidbehandlung können ursächlich auch für einen länger andauernden Rückenschmerz sein. Bakterielle Infektionen der Wirbelkörper *(Spondylodiszitis / Spondylitis)* sind oft mit Allgemeinsymptomen wie Fieber oder Schüttelfrost als auch Appetitlosigkeit oder rascher Ermüdung vergesellschaftet ... müssen es aber nicht. Hinweise für eine solche

---

14 Kuntz, B.; Hoebel, J.; Fuchs J.; Neuhauser H.; Lampert T.: Soziale Ungleichheit und chronische Schmerzen bei Erwachsenen in Deutschland. In: Bundesgesundheitsbl. 2017 (60): S. 783–791

15 Reith, W.; Nabhan, A.; Kelm, J.; Naumann, N.; Ahlhelm, F.: Differentialdiagnose des Rückenschmerzes. In.: Radiologie 2006 (46): S. 443–453

Erkrankung sind eine durchgemachte Infektion, intravenöser Drogenmissbrauch, Immunsuppression oder Erkrankungen, die mit einer verschlechterten Immunantwort einhergehen als auch Infiltrationsbehandlungen an der Wirbelsäule. Ein verstärkter nächtlicher Schmerz gilt als mögliches Hinweiszeichen. Höheres Alter, ein Tumorleiden in der Vorgeschichte und allgemeine Symptome wie ungewollter Gewichtsverlust, können Hinweis für eine maligne Erkrankung oder Metastasen sein.[16]

Neben diesen Ursachen sind Variationen und Fehlbildungen, wie ein angeborenes oder erworbenes Wirbelgleiten differentialdiagnostisch mit aufzunehmen. Eine ganze Anzahl an Erkrankungen des rheumatischen Formenkreises sind ursächlich für ein chronisches Rückenleiden. Extravertebrale, also außerhalb der Wirbelsäule gelegene Ursachen, können in Erkrankungen der Niere und des harnableitenden Systems, des gynäkologischen Apparates, des Magen-Darm-Traktes, des Gefäßsystems u. v. a. m. sein.

2.3 Schmerzskalen

Zur Einschätzung des Schmerzes stehen unterschiedliche **Schmerzskalen** zur Verfügung. Bei der Visuellen Analogskala (VAS) wird auf einer 10 cm messenden Linie eine Markierung an die Stelle gesetzt, wie sich der Schmerz anfühlt, wobei links kein Schmerz und rechts stärkster Schmerz aufgezeichnet ist. Die nummerische Analogskala (NAS) sortiert in einer Zahlenfolge zwischen 0 und 10, wobei 0 kein Schmerz abbildet und 10 den stärksten vorstellbaren Schmerz beschreibt. Es stehen auch Schmerzskalierungen mit verbalen Antwortmöglichkeiten oder auch Smiley-assoziierte Skalierungen zur Verfügung. Besondere Systeme sind für demenzkranke Personen oder für Kleinkinder und Säuglinge entwickelt worden. Für Menschen mit kognitiven Beeinträchtigungen liegen Fragebögen in einfacher Sprache vor.[17]

In einer portugiesischen Studie wurden 172 Studierende gebeten, ihren Unterarm für 20 Sekunden in Wasser unterschiedlicher Temperaturen (1°C, 3°C, 5°C, 7°C) zu halten und den damit empfundenen Schmerz mit den vorangestellten Skalierungen zu beschreiben. Gesellschaftliche Einhellig-

16 Stromer, W.; Rückenschmerz: von der Diagnose zur Therapie. In Schmerz Nachr 2022 (22): S. 244–253

17 Schlichting, H.: In Leichter Sprache den Schmerz bestimmen. In: Schmerzmedizin 2018 (34) 6: S. 34–37

keit besteht darüber, dass mehr Schmerzen empfunden werden, je kälter das Wasser ist. Es zeigte sich, dass alle Skalierungen Schmerzintensität beschreiben und eine lineare Beziehung besteht, wobei es nicht möglich ist, einen doppelten Schmerz zu beschreiben. Es zeigte sich aber auch eine breite Varianz (Streubreite) in der Angabe der Schmerzintensität.[18] Es scheint also Unterschiede zu geben, wie intensiv Schmerz empfunden wird.

In einer Studie aus Lübeck wurden 162 allgemeinchirurgische Patienten gebeten, ihre Schmerzempfindlichkeit mittels eines Schmerzempfindlichkeitsfragebogens *(Pain Sensitivity Questionaire)* selbst zu beurteilen. Entsprechend ihrer Selbsteinschätzung wurden die Patienten drei Gruppen zugeordnet (geringe, mittlere und hohe Schmerzempfindlichkeit). Die Patienten unterlagen den in der Allgemeinchirurgie gängigen operativen Eingriffen des Magen-Darmtraktes, an Gallenblase und Gallenwege, der Schilddrüse und der Hernienchirurgie. Zeigten sich auch unter den Kovariablen Angst, Stressverarbeitung und Depression keine Unterschiede hinsichtlich Bewegung im Bett und Aufstehen; bei der Berücksichtigung „Ruheschmerz im Bett" und „Schmerzen bei Bewegung im Bett" ergaben sich jedoch relevante Haupteffekte. Der Belastungsfaktor „Bewegung im Bett" zeigte eine deutlichere Änderung der Schmerzintensität: Patienten, die eine hohe Schmerzempfindlichkeit schon in Ruhe aufwiesen, zeigten einen deutlicheren Anstieg in ihrem Schmerzerleben als jene die, eine geringe Schmerzempfindlichkeit aufwiesen.[19]

2.4 Chronischer Rückenschmerz

Chronischer Schmerz des unteren Rückens (*Chronic Low Back Pain* (CLBP)) zählt zu den weltweit häufigsten Schmerzereignissen des Rückens. Etwa 80 % erleben diesen Schmerz an einer Stelle ihres Lebens. Etwa 50–80 % der Menschen erholen sich nach vier bis sechs Wochen, viele benötigen ein ganzes Jahr und bei 10–15 % der Bevölkerung kommt es trotz optimaler Behandlung zu einem chronischen, mehrjährigen Leiden. In 80–90 % der

18 Ferreira.Valente, M. A.; Pais-Ribeiro J.L.; Jensen M.P.: Validity of four pain intensity rating scales. In: Pain 2011 (152): S. 2399–2404

19 Duchow, J.; Schlöricke, E.; Hüppe, M.: Selbstbeurteilte Schmerzempfindlichkeit und postoperativer Schmerz. In: Schmerz 2013 (27): S. 371–379

Fälle ist die Ursache unspezifisch. In den Röntgenuntersuchungen zeigen sich in 65 % der Fälle altersentsprechende Befunde.[20]

Rückenschmerz ist einer der Hauptgründe für Arbeitsunfähigkeit. In einer Datenanalyse aus 2008 konnten Angaben von etwa 26,2 Millionen Berufstätigen aggregiert werden. Diese wurden mit der von den Arbeitgebern getroffenen beruflichen Tätigkeit in Bezug genommen. Die Prävalenz des Rückenschmerzes bei Männern machen 45 % aller Arbeitsunfähigkeitsereignisse aufgrund muskuloskelettaler Erkrankungen aus. Die Prävalenz steigt mit dem Alter kontinuierlich an. Ein hohes Risiko für das Auftreten einer Arbeitsunfähigkeit besteht für Männer mit niedrig qualifizierten Berufen in Produktion und Dienstleistung sowie Agrarberufe. Bei den Frauen sind in 42 % der Fälle Rückenleiden ursächlich für Arbeitsunfähigkeit. Auch hier steigt die Häufigkeit mit dem Alter an. Frauen in gering qualifizierten manuellen Berufen tragen ein erhöhtes Risiko. Die Studie berücksichtigt den Berufseffekt und das Alter in einer Querschnittsstudie. Störfaktor wie sozioökonomischer Status und andere Umweltfaktoren bleiben bei dieser Betrachtung unberücksichtigt. Individuelle Lebensaspekte sind sehr vielschichtig und tragen zum individuellen Leben bei. Gleichwohl ist die Repräsentativität der Studie als sehr hoch einzuschätzen. Diese Studie bestätigt weitere Studienlagen, die einen Zusammenhang sehen zwischen Alter, Beruf und Arbeitsunfähigkeit;[21] Aspekte, die mit Bildung und Einkommen in Beziehung zu setzen sind.

2.5 Schmerzmittel

Fall | Sandra O. (37) kommt mit heftigen Rückenschmerzen zum Orthopäden. Bei ihr ist vor 4 Monaten ein Bandscheibenvorfall im unteren Rücken erfolgreich konservativ behandelt worden. Dazu war sie für 10 Tage in der Wirbelsäulenklinik und erhielt Schmerzmittelinfusionen, CT-gesteuerte Infiltrationen und Physiotherapie. Seinerzeit war es ein

20 Medrano-Escalada, Y.; Plaza-Manzano, G.; Fernández-de-las-Peñas, C.; Valera-Calero, J.A. Structural, Functional and Neurochemical Cortical Brain Changes Associated with Chronic Low Back Pain. In: Tomography 2022 (8): S. 2153–2163.

21 Liebers, F.; Brendler, C.; Latza, U.: Alters und berufsgruppenabhängige Unterschiede in der Arbeitsunfähigkeit durch häufige Muskel-Skelett- Erkrankungen. In.: Bundesgesundheitsbl 2013 (56): S. 367–380

Verhebetrauma beim Wegräumen der Gymnastikmatten in der Turnhalle, als der Schmerz kam und der einschießende Schmerz sie zu Boden warf. In der MRT-Untersuchung zeigte sich eine Bandscheibenvorwölbung.
Sie ist als Altenpflegerin auf der Demenz-Station eines Altenpflegeheimes tätig und betreut etwa 30 Bewohnerinnen und Bewohner. Es besteht ein mittelschwerer Pflegeaufwand, viele sind noch selbstständig und benötigen lediglich Unterstützung. Technische Hilfen stehen prinzipiell zur Verfügung, werden aus Zeitmangel oft nicht genutzt. Es bestehe regelhaft Personalmangel, was neben der Konfliktsituation mit der Einrichtungsleitung die Unzufriedenheit am Arbeitsplatz verstärkt. In den vergangenen Monaten hatte sie oft eine Krankschreibung hauptsächlich wegen des Rückenleidens einfordern müssen.

„Man kann beim Thema Rückenschmerz über vieles diskutieren, eins jedoch ist nicht verhandelbar: Es sei zu akzeptieren, dass Schmerz ein subjektives Erlebnis ist und dementsprechend behandelt gehören“ war auf dem Orthopäden- und Unfallchirurgenkongress 2021 zu hören. Es gilt hinsichtlich einer Schmerztherapie der Grundsatz: So viel, wie nötig und so wenig, wie möglich.[22]

In einer orthopädischen Praxis ist der nozizeptive Schmerz des Rückens mit am häufigsten zu behandeln. Das kann ein gebrochener Wirbelkörper oder ein Wirbelbogen sein, von den Facettengelenken oder vom Kapselbandapparat herrühren. Entzündungsreaktion treten hinzu. In diesen Fällen stellen nonsteroidale Antirheumatika (NSAR) mit gleichzeitig analgetischer (schmerzlindernder) und antiphlogistischer (entzündungshemmender) Wirkung eine sinnvolle Behandlungsmöglichkeit dar. Die Auswahl des Präparates sollte vom individuellen Risiko abhängig gemacht werden. Bestehen Kontraindikationen für diese Arzneimittelgruppe, stehen auf dieser Ebene weitere Präparate mit einer schmerzlindernden Wirkung zur Verfügung, die an unterschiedlichen Stellen in die Schmerzentstehung eingreifen.

Nach dem WHO-Stufenschema können bei fehlendem Ansprechen der Nichtopioidanalgetika ergänzend schwache Opioide, sowohl bei akuten als auch bei chronischen Rückenleiden, angewendet werden. Wichtig ist es

22 Oberhofer, E.: Welche Medikamente wirken bei Rückenschmerz? In: Orthopädie & Rheuma 2022; 25 (1): S. 14–15

hierbei, den Therapieerfolg zu beobachten und zu dokumentieren. In der nächsten Stufe können dann starke Opioide eingesetzt werden. Diese stehen sowohl in Tablettenform als auch als Pflaster zur Verfügung und unterliegen dem Betäubungsmittelgesetz (BTM).

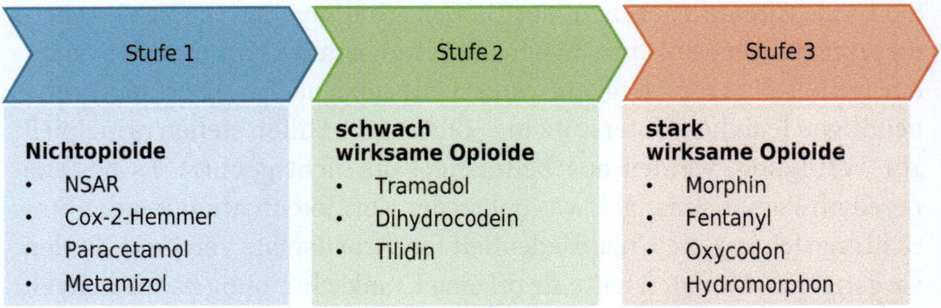

Abb. 4: Stufenschema der WHO zur medikamentösen Schmerzbehandlung. Zur Stufe 1 gehören Schmerzmittel, die zur Linderung leichter bis mäßiger Schmerzen geeignet sind. Reicht die Wirkung der Schmerzmittel der Stufe 1 nicht aus, können zusätzlich schwach wirksame Opioide der Stufe 2 zum Einsatz kommen. Wird keine ausreichende Schmerzlinderung erzielt, kann in der 3. Stufe ein stark wirksames Opioid verabreicht werden (eigene Darstellung).

Ergänzend stehen Muskelrelaxantien zur Verfügung, deren Wirkung als moderat eingestuft wird. Antidepressiva und Antikonvulsiva ergänzen das Portfolio. Auch hier sind die Auffassungen kontrovers. Unterschiedlich wird die Datenlage für den Einsatz von Kortikosteroiden interpretiert, insbesondere je komplexer das Schmerzerleben ist und ein neuropathisches oder ein noziplastisches Schmerzsyndrom vorliegt. Medikamente stellen nur einen Teil eines multimodalen Therapiekonzeptes dar.

2.6 Cannabis

Cannabisbasierte Medikationen werden mit in das Repertoire aufgenommen und stellen Einzelfallentscheidungen dar. Patientinnen und Patienten mit einer schwerwiegenden Erkrankung haben seit März 2017 unter bestimmten Voraussetzungen Anspruch auf Cannabis. Jeder Haus- und Facharzt darf getrocknete Cannabisblüten und -extrakte sowie Arzneimittel mit den Wirkstoffen Dronabinol und Nabilon verordnen. Die Krankenkassen übernehmen im Regelfall die Kosten für die Therapie. Vor der erstmaligen

Verordnung von medizinischem Cannabis muss der Patient die Genehmigung seiner Krankenkasse einholen. Der Antrag muss begründet sein und nachvollziehbar machen, dass die Voraussetzungen erfüllt sind. Die Krankenkasse darf den Antrag nur in begründeten Ausnahmefällen ablehnen.

Fall | Florian L. (41) kommt zur Reha-Maßnahme unter der Hauptdiagnose eines chronischen Schmerzsyndroms des unteren Rückens und des Nackens mit Ausstrahlung in die jeweiligen Extremitäten mit begleitendem Kribbeln und Dysaesthesien. In den MRT-Untersuchungen sind mäßiggradige Osteochondrosen beschreiben, jedoch mit teils signifikanter Einengung der Foraminaeingänge mit Potential zur Wurzelreizung. Das Schmerzerleben schwankt im Laufe des Tages je nach Belastung von 3 bis 8 von 10 entsprechend der nummerischen Analogskala. Er ist als Werkzeugmechaniker beschäftigt gewesen. Mit Dreh-, Fräs-, Schleif- und Bohrmaschinen fertigte er Spritzgswerkzeuge an. Er mochte seine Arbeit sehr, weil es auf Präzision ankomme, habe die Arbeit aber verloren. Seit drei Jahren bekomme er Cannabis, womit es ihm besser ginge und er eine bessere Lebensqualität erfahre. Zu einer Wiederaufnahme der Arbeit ist es bisher nicht gekommen.

Problemlage bei der Cannabisverordnung ist, dass die Präparate als Arzneimittel keinen Zulassungsprozess durchlaufen haben und die Wirksamkeit in den meisten Anwendungsgebieten bisher nicht evidenzbasiert hinterlegt sind. Die Behandlung mit Cannabis ist vorgesehen für schwerwiegende Erkrankungen, wobei es keine einheitliche Definition für schwerwiegende Erkrankung vorliegt. Es erscheint erforderlich, dass bei chronischen Erkrankungen die Lebensqualität auf Dauer nachhaltig beeinträchtigt sein muss. Die Situation wird dahingehend verschärft, als dass mehrere Erkrankungen und auch Polymedikation vorliegen, die es bei Einzelfallentscheidungen schwierig machen, eine medizinische Einschätzung exakt genug vornehmen zu können. Zugleich ist zu beobachten, dass Patienten möglicherweise eine zu hohe Erwartung an eine Therapie mit Cannabis stellen, oft vergesellschaftet mit einer Unterschätzung potenzieller Risiken. Es besteht bei vielen Patienten der Wunsch, durch ein „natürliches" und daher potenziell nebenwirkungsfreies Mittel einen nachhaltigen Behandlungserfolg zu erzielen und an Lebensqualität zu gewinnen. Behandlerseitig stellt die Verordnung insofern eine Herausforderung dar, als dass die Indikation, Dosierung,

Intervalle und Applikationsform sehr detailliert zu beschreiben sind und es sich stets um eine Einzelfallentscheidung handelt, die ausführlich zu begründen ist. Es findet sich auch in den Anträgen der Eindruck, dass verordnende Ärzte nicht immer hinter diesen Verordnungen stehen und diese eher auf Drängen der betreffenden Patienten beruhen.

Viele Patienten betrachten Cannabisblüten möglicherweise als „grünes" oder „pflanzliches" Produkt. Dies ist jedoch auch überaus kritisch zu hinterfragen. Cannabisblüten enthalten eine Vielzahl an Substanzen darunter auch das wirksame Cannabiol. Befürworter von Cannabisblüten verweisen auf das Zusammenspiel aller Inhaltsstoffe hin (Entourage-Effekt). Dieser Effekt ist jedoch nicht hinreichend belegt und es erscheint durch die Vielzahl der Inhaltsstoffe schwer vorstellbar, diesen Nachweis zu führen. Aus pharmakologischer Sicht sind Fertigarzneimittel oder standardisierte Rezepturen zu bevorzugen.[23]

Ärztinnen und Ärzte sind bei der Verschreibung von Cannabisarzneimittel zulasten der gesetzlichen Krankenversicherung verpflichtet, an einer Begleiterhebung zur Anwendung teilzunehmen. Schmerz war mit 73 % die häufigste Indikation zur Verordnung, gefolgt von Spastik (10 %) und Anorexie/Wasting (6 %), so die Datenlage aus mehr als 10.000 Datensätzen, ermittelt in den Jahren 2017 bis 2020. Hauptsächlich sind es die Fachgebiete Anästhesie und Allgemeinmedizin, die Cannabispräparate verordnen. 95 % der verordnenden Ärztinnen und Ärzte verfügen über die Zusatzbezeichnung spezielle Schmerztherapie oder Palliativmedizin. Allgemeinmediziner präferieren die Verwendung von Cannabisblüten, während in der Anästhesie in 95 % der Fälle arzneiliche Cannabis- oder Cannabinoid-Zubereitungen verwendet werden. Therapieabbrüche fanden sich zumeist bei den älteren Patienten. Hauptsächliche Gründe für den Abbruch waren keine ausreichende Wirkung oder das Eintreten von Nebenwirkungen. Der Therapieerfolg bei Schmerzen ist bei 34 % als deutlich gebessert, 36 % als moderat verbessert und 28 % als unverändert zu beschreiben.[24]

Kritiker der Begleitstudie beklagen ein Under- oder Selective-Reporting. Im Versorgungsalltag ergeben sich Unsicherheiten hinsichtlich „Nutzen bringen" und „Schaden vermeiden". „So wurde über alle Formen der verfüg-

---

23 Heidbreder, M.; van Treek, B.; Cannabispräparate für die Therapie chronischer Schmerzen. In: Schmerz 2019 (33): S. 437–442

24 Schmidt-Wolf, G.; Cremer-Scheffer, P.; 3 Jahre Cannabis als Medizin – Zwischenergebnisse der Cannabisbegleiterhebung. In: Bundesgesundheitsbl 2021 (64): S. 368–377

baren Cannabisevidenz unisono nachgewiesen, dass unter Cannabinoiden die Therapie mit zuvor verordneten Opioidanalgetika – bei verbesserter Wirkung – signifikant reduziert oder nicht selten sogar vollständig beendet werden konnte." berichtet *Michael Überall*, Präsident der Deutschen Schmerzliga in seinem Editorial.[25] Ferner resümiert er: „Cannabis (in welcher Form auch immer) ist in der Schmerz- und Palliativmedizin also immer dann sinnvoll, wenn sich a) unter Opioiden und einer unzureichenden analgetischen Wirkung die Frage stellt, ob eine weitere Dosiserhöhung sinnvoll ist und/oder b) die medizinische Sinnhaftigkeit einer (längerfristigen) Behandlung mit höher dosierten Opioiden grundsätzlich hinterfragt werden muss." Das wäre eine evidente Rationale voller „scientific evidence"– sozusagen „best of both worlds".

2.7 Injektionstherapie

Die minimal-invasive **Injektionsbehandlung** stellt ein semikonservatives Verfahren zur Schmerzreduktion eines chronifizierten Schmerzsyndroms der Wirbelsäule dar. Beim Zervical- und Lumbalsyndrom kommen Injektionen dann zur Anwendung, wenn morphologische Veränderungen zu adressieren sind, die verantwortlich sind für die Beschwerden. Beispiele dafür sind die geschädigten Facettengelenke, degenerative Veränderungen, wie die Bandscheibenvorwölbung oder auch der Bandscheibenvorfall, Foraminastenosen sowie Spinalkanalstenosen oder Gefügelockerungen. Die Therapie ist fokussiert auf therapieresistente Beschwerden unter konservativer Therapie, fortgeleitete Symptome mit vorzugsweiser radikulärer Symptomatik und eine entsprechende Schmerzintensität, die mit mehr als 5 von 10 entsprechend der nummerischen Analogskala angegeben werden. Ziel der Behandlung ist eine Reduktion der Schmerzintensität um etwa 2 Punktwerte. Die Infiltrationsfrequenz einer zervikalen oder lumbalen Spinalnervenanalgesie ist abhängig vom Setting einer stationären oder ambulanten Behandlung. Mit der Injektionsbehandlung wird das Ziel verfolgt, den schmerzinduzierten Teufelskreis nozizeptiver Schmerzentstehung, resultierende Tonusierung der Muskulatur und die daraus resultierende Sympathikusaktivierung zu unterbrechen. Der Effekt wird in einer

25 Überall, M. A.; Zweite Runde im Cannabis-Wettstreit. In: Schmerzmedizin 2023 (39/S1): S. 3

in der Lokalanästhesie begründeten Schmerzaufhebung oder -reduktion als auch in der Repolarisation der Nervenfaser gesehen. Dieser Effekt wird jedoch erst nach intermittierender und engmaschiger Gabe über mehrere Tage gesehen. Die zusätzliche Verwendung von Glukokortikoiden wird kritisch gesehen, kontrovers diskutiert und ist wegen fehlender Zulassung nur im „off-Label-Verfahren" umsetzbar.[26]

Sowohl die CT-gesteuerte periradikuläre Therapie (PRT) als auch die CT-gesteuerte Facetteninfiltration (FAC) zeigen nach Studienlage eine gute Reduktion, wobei Ersterem eine signifikant höhere Schmerzreduktion zugeschrieben wird. Im Mittel war in dieser vergleichsweisen kleinen Kohorte eine Schmerzreduktion von 2–3 entsprechend der nummerischen Analogskala gegeben.[27,28]

Die Injektionstherapie stellt in ihrer Art ein umstrittenes Verfahren der Behandlung des Rückenleidens dar. *Theodoros Theodoridis* aus der Viktoria Klinik Bochum hat die Aspekte in seiner Publikation wie folgt passend zusammengefasst: „Die lokale Injektionstherapie hat einen hohen Stellenwert im Grenzbereich zwischen konservativer und operativer Behandlung von Nervenwurzelkompressionssyndromen bei Bandscheibenvorfall und Spinalkanalstenose. Mit einer Serie periradikulärer Injektionen gelingt es, die im Spontanverlauf degenerativer Wirbelsäulenerkrankungen auftretenden Schmerzspitzen so weit abzubauen, dass geplante Operationen nicht mehr erforderlich sind. Bei den seltenen gravierenden Lähmungen muss nach wie vor sofort operiert werden. Die anhaltende Besserung erreicht man mit Physio- und Verhaltenstherapie sowie mit der Rückenschule."[29]

2.8 Rückenmarkstimulation

Nach Versagen einer konservativen Therapie stellen Stimulationsverfahren einen Ansatz dar, eine bemerkenswerte Schmerzlinderung zu erzielen und eine deutliche Besserung der Lebensqualität zu erreichen. Die **Neurosti-**

26 Grifka, J.; Götz, J.; Fenk-Mayer, A.; Benditz, A.; Injektionstherapie bei Zervikal- und Lumbalsyndromen: Grundlagen, Indikation und allgemeine Durchführung. In: Orthopädie 2023 (52): S. 1017–1024

27 Stueckle, C.A.; Talarczyk, S.; Stueckle, K.F.; Haage, P.: CT-gesteuerte Schmerztherapie des spezifischen Rückenschmerzes. In: Radiologe 2021 (61): S. 758–766

28 Mack, M.G.; Regier, M.; Herzog, C.; Facetteninfiltration und periradikuläre Therapie. In: Radiologe 2020 (60): S. 132–137

29 Theodoridis, T.: Stellenwert der Injektionstherapie. In: Orthopäde 2012 (41): S. 94–99

mulation wurde erstmals 1967 von *Shealy* et al. in Cleveland, Ohio an Katzen durchgeführt. Durch Gleichstromstimulation konnten im Tierpräparat schmerzhafte Reize unterdrückt werden.[30] Neurostimulation beschreibt einen Begriff, bei dem neuronale Aktivitäten verändert werden können, ohne irreversible Gewebeschäden zu verursachen. Epidural platzierte Elektroden senden intermittierende oder kontinuierlich elektrische Ströme auf Teile des peripheren oder zentralen Nervensystems. Die Rückenmarkstimulation stellt eine Therapieoption dar, wenn konservative analgetische Maßnahmen entsprechend des WHO-Stufenmodells zur Schmerzbehandlung ausgeschöpft sind und keinen ausreichenden Erfolg aufzeigen und neurochirurgisch-orthopädische Behandlungsoptionen nicht gegeben sind. Zur Abgrenzung psychomentaler Anteile eines chronifizierten Schmerzsyndroms sind psychologische Testverfahren und verhaltenstherapeutische Maßnahmen aufzunehmen. Die genauen Wirkmechanismen sind bis heute nicht geklärt. Durch elektrische Reizung wird eine überproportionale Steigerung der sensorischen Information spezifischer Interneurone verhindert. Dies ist auf verschiedenen Ebenen des peripheren und auch des zentralen Nervensystems umsetzbar. Unter den unterschiedlichen Verfahren ist die epidurale Rückenmarkstimulation (SCS) die am häufigsten angewandte Methode. „Mit diesen Verfahren gewinnen Patientinnen und Patienten an Lebensqualität, d. h. Medikamentenreduktion, verbesserte Beweglichkeit und Schlaf, Schmerzreduktion und Resozialisierung." resümiert *Sabine Sator* aus der Medizinischen Universität Wien.[31]

2.9 Wirbelsäulenchirurgie

Degenerative Veränderungen der knöchernen Strukturen und der Bandscheibe durch Vorwölbung oder Vorfall können zu einer Einengung des Spinalkanals führen. Eine Einengung *(Stenose)* kann sowohl bandscheibenbedingt oder knöchern verursacht sein. Ein Wirbelgleiten kann infolge der begleitenden Instabilität zu solchen Veränderungen führen und eine Spinalkanalstenose herbeiführen. Ein Wirbelgleiten führt zu einer vorzeiti-

30 Shealy CN, Taslitz N, Mortimer JT et al. Electrical inhibition of pain: experimental evaluation. Anesth Analg. 1967 (46): S. 299–305

31 Sator, S.M.; Indikationen minimal-invasiver Verfahren in der Schmerz- therapie am Beispiel der Rückenmarkstimulation. In: Schmerz Nachrichten 2022: https://doi.org/10.1007/s44180-022-00068-1

gen Degeneration der Bandscheibe als auch der Facettengelenke. Operative Therapie der Wahl ist die Dekompression in der jeweilig symptomatisch zu verantwortenden Höhe, die mittel- bis langfristig einen anhaltenden schmerzlindernden Effekt gegenüber der konservativen Therapie aufweist. Zuweilen ergibt sich die Notwendigkeit einer knöchernen Fusion des betroffenen Bewegungssegmentes bei Instabilität. Die Datenlage ist komplex, es können wohl grundsätzliche Aspekte betrachtet werden. Bei Spinalkanalstenosen ohne Instabilitätskriterien genügt die Dekompression, während bei Erfüllung von Instabilitätskriterien eine zusätzliche Fusion als erforderlich erscheint. Stabilisierungsoperationen sind bei Patienten mit chronischen unspezifischen Rückenschmerzen sehr kritisch zu sehen und werden nicht zwingend empfohlen.[32] Minimal-invasive Dekompressionsverfahren der Spinalkanalstenose stellen eine sinnvolle Alternative dar. Sie reduzieren die Zugangsmorbidität. Insbesondere lassen sich neurologische Defizite aufheben und die Gehstrecke verlängern.[33]

Der Bandscheibenvorfall stellt eine Sondersituation dar. Teile des gallertartigen Kernes *(Nucleus pulposus)* treten durch den Faserring hindurch. Die Beschwerden richten sich nach der Position des aufgetretenen Bandscheibenmaterials. Harn- und Stuhl-Inkontinenz gelten als eine absolute Operationsindikation. Gleiches gilt für das sog. Reithosenphänomen. Hierbei können das Genitale bzw. der Analbereich nicht mehr richtig gespürt werden – entsprechend der Ausdehnung eines typischen Reithosenbesatzes. In diesen Fällen sollte in 24–48 h die Operation erfolgen. Statistisch ist hiermit die höchste Chance auf Wiederherstellung der Blasen-Mastdarm-Funktion gegeben. In letzter Zeit werden in manchen Publikationen auch motorische Läsionen mit Kraftgrad unter 3 als absolute Operationsindikation angeführt. Wenn in diesen Fällen mehr als 48 h vergangen sind, sollte man bei gleichbleibender oder sich vielleicht sogar verbessernder Symptomatik eher von einer relativen Operationsindikation sprechen. Der Schmerz stellt eine relative Indikation dar. Auch Lähmungen, positive Nervendehnungstest und Einschränkungen des täglichen Lebens stellen eine relative Indikation dar, sollten jedoch durch einen in der Wirbelsäulenchirurgie erfahrenen Arzt beurteilt werden. Auch intraforaminelle Vorfälle stellen eine mögliche

---

32 Sommer, B.; Stemmer, B.; Bonk, M; Heidecke V.; Shiban, E.: Chirurgische Behandlung der Spinalkanalstenose und Spondylolisthese. In: Orthopädie & Rheuma 2020; 23 (3): S. 41–44

33 Korge, A.; Mehren S.; Ruetten, S.: Minimal-invasive Dekompressionsverfahren der Spinalkanalstenose. In: Orthopädie 2019 (48): S. 824–830

Indikation dar. Es gilt einerseits, nicht zu früh zu operieren, andererseits aber auch, die Probleme nicht unnötig hinauszuzögern und dadurch die Gesamtsituation zu verschlimmern.[34]

Die Durchführung von Rückenoperationen wird auch kritisch gesehen. 2018 gab es in Deutschland mehr als 800.000 Rückenoperationen. Im Mittel sind hierzu für die Kostenträger knapp 9.000 Euro je Fall aufzubringen. Es gibt Hinweise, dass Rückenoperationen teils keinen Nutzen generieren und teils aufgrund wirtschaftlicher Anreize durchgeführt werden. Eingriffe an der Wirbelsäule sind 2021 in das **Zweitmeinungsverfahren** mit aufgenommen worden. In einem Matched-Pairs-Verfahren konnte in einer Studie einer gesetzlichen Krankenversicherung der Verlauf von Patientinnen und Patienten evaluiert werden. Die Autoren konkludieren, dass durch das Zweitmeinungsverfahren, was auch die Möglichkeit einer multimodalen Schmerztherapie beinhaltete, sich 42 % weniger für eine Rückenoperation als Vergleichspatienten im Folgejahr entschieden haben.[35]

In einer weiteren Studie konnte nachgewiesen werden, dass Operationen durch ein Zweitmeinungsverfahren nachhaltig vermieden werden konnten. Es zeigte sich aber auch, dass verhältnismäßig wenige Patienten eine Zweitmeinung vor einer Rückenoperation aufsuchten. Patienten, die vor einer anstehenden Rückenoperation eine Zweitmeinung angenommen haben, konnte ein interdisziplinär-multimodales Assessment aus einem Team von ärztlicher, physiotherapeutischer und psychotherapeutischer Kompetenz fundierte Empfehlungen geben. Psychosoziale Risikofaktoren konnten so erfasst und berücksichtigt werden. Interdisziplinäre Therapieangebote verstärken den Effekt der OP-Vermeidung noch gegenüber der verfügbaren Regelversorgung. Den meisten Patienten ging es besser, wenn sie eine begründete alternative Therapieempfehlung, am besten ein Therapieprogramm, bekommen und absolviert hatten. Patienten mit Operation ging es im zwei-Jahres-Folgezeitraum nach Einholen der Zweitmeinung tendenziell schlechter als Patienten ohne Operation.[36]

---

34 Ivanic, G.M.: Relative und absolute Operationsindikation eines Bandscheibenvorfalls. In Schmerz Nachr 2023 (23): S. 109–111

35 Wagner, C.J.; Lindena, G. et al. Weniger Operationen und Kosten wegen Rückenschmerzen in einem Versorgungsprogramm mit interdisziplinärem Zweitmeinungsverfahren. In: Schmerz 2023 (37): S. 123–133

36 Lindena, G.; Nienek, K.; Marnitz, U.; von Pickard, B.: Zweitmeinung vor Operation an der Wirbelsäule. In: Schmerz 2023 (37): S. 175–184

Für den andauernden Schmerz – insbesondere in Gefolge von operativen Behandlungen der Wirbelsäule – tauchte in den 1970er Jahren der Begriff des **Post Laminectomy Syndromes** auf, mit dem andauernde oder wiederkehrende Schmerzen nach Rückenoperationen bezeichnet worden sind. Da der Begriff zwar nur ein spezifisches persistierendes Schmerzsyndrom eines bestimmten Operationsverfahrens bezeichnet, wurde die Bezeichnung **Failed Back Surgery Syndrome** eingeführt. Die Begrifflichkeiten implizieren indirekt ein Versagen einer Chirurgischen Maßnahme und stellt die Therapie als Ursache der weiter zu beklagenden Beschwerden dar. Zugleich erlaubt die Terminologie keine Differenzierung der Schmerzintensität und die damit verbundene Beeinträchtigung vor oder nach der Operation. Indes werden konservative oder semikonservative Verfahren gänzlich außer Acht gelassen, obgleich sie ähnliche Folgezustände hervorrufen können. Schätzungen zufolge erfahren 10–40 % der Betroffenen nach einer lumbalen Operation keine signifikante Schmerzlinderung. Daher führte die Expertenkommission 2020 den Begriff des **Persistent Spinal Pain Syndrome** (PSPS) ein, der mit persistierendem Schmerz-Syndrom der Wirbelsäule übersetzt werden kann. Sodann werden Unterscheidungen zwischen stattgehabter durchgeführter Operation (Typ 2) und ohne relevante Operation (Typ 1) getroffen.

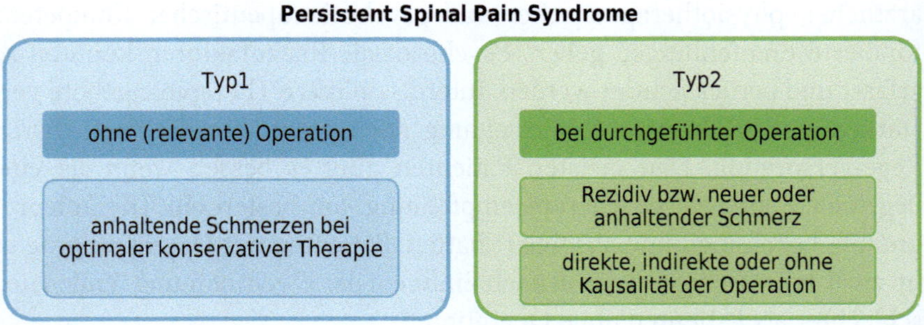

Abb. 5: Einteilung des „Persistent Spinal Pain Syndromes" (modifiziert nach Neuhoff [2023]). Mit dem Begriff wird keine direkte Kausalität zum angewendeten Verfahren herbeigeführt und er bezeichnet ein eigenständiges Krankheitsbild, welches einer eigenständigen Diagnostik mit anschließender Therapie bedarf (modifiziert nach Neuhoff et al. (2023).

Ein persistierendes Schmerzsyndrom der Wirbelsäule erfordert eine eingehende Anamnese- und Befunderhebung mit weiterführender bildgebender und elektrophysiologischer Diagnostik. Es handelt sich um eine komplexe und multifaktorielle Erkrankung, die neben einer präzisen Diagnostik eine individuell angepasste Therapie erfordert, die sowohl konservative als auch operative Maßnahmen beinhaltet. Psychosoziale Kontextfaktoren sind in die Gesamtbewertung aufzunehmen. Um eine Gesamtbewertung abzugeben und die bestmögliche Versorgung zu gewährleisten ist ein interdisziplinärer Austausch unerlässlich.[37]

➲ Take-Home-Message

Unspezifische Schmerzen im unteren Rückenbereich sind weltweit zu einem großen Problem der öffentlichen Gesundheit geworden. Berichten zufolge liegt die Lebenszeitprävalenz von Schmerzen im unteren Rücken bei bis zu 80 %, die Prävalenz chronischer Schmerzen im unteren Rücken liegt bei etwa 23 %, wobei 11–12 % der Bevölkerung durch Schmerzen im unteren Rücken behindert sind. Mechanische Faktoren wie Heben und Tragen spielen wahrscheinlich keine große pathogene Rolle, die genetische Konstitution ist jedoch wichtig. Anamnese und klinische Untersuchung sind in den meisten diagnostischen Leitlinien enthalten, der Einsatz klinischer Bildgebung zur Diagnose sollte jedoch eingeschränkt werden. Der Wirkungsmechanismus vieler Behandlungen ist unklar und die Wirkungsstärke der meisten Behandlungen ist gering bis mäßig. In nicht unerheblicher Zahl zeigen sich jedoch nachhaltige Erfolge. Auch der Behandlungserfolg scheint multimodal zu sein. Bei der Schmerzbehandlung sollten sowohl die Präferenzen des Patienten als auch die klinische Evidenz berücksichtigt werden. Im Allgemeinen wird jedoch eine Selbstbehandlung mit angemessener Unterstützung empfohlen und Operationen und Überbehandlungen sollten vermieden werden.[38]

---

37 Neuhoff, J.; Bellosevich, S. et al.: Persistent Spinal Pain Syndrome: aktuelle Nomenklatur und Therapie. In: Orthopädie & Rheuma 2023 (26) 6: S. 30–35

38 Balagué, F; Mannion, A.F.; Pellisé F; Gedraschi C.: Non specific low back pain. In Lancet 2012 (379): S. 482–491

Teil II | Die sozialmedizinische Dimension erkennen

3 Biopsychosoziales Krankheitsmodell

Im Lebensalltag ist davon auszugehen, dass der Körper es ermöglicht, alltägliche Aufgaben zu erledigen und zu weiten Teilen gelingt dies auch. Es ist der Kellner, der ein Frühstücksbuffet aufbaut und knapp über dem Mindestlohn arbeitet, wohlwissend dass das Trinkgeld die Tageseinnahmen aufbessert. Es ist die Küchenhilfe, die das Frühstück für fünf Kindergartengruppen und am Mittag das Mittagessen eines Caterers zusammenstellt. Solange alles funktioniert, ist alles gut. Wenn es aber nicht mehr gelingt, dann scheint etwas kaputt zu sein. Ob man sich gesund oder krank fühlt, entscheidet jedoch nicht allein der Körper. Es kommt auf das Zusammenwirken von Körper, Seele, Geist und soziales Umfeld an. Insbesondere in der Rehabilitationsmedizin spricht man vom bio-psychosozialen Modell.

3.1 Internationale Klassifikation der Funktionsfähigkeit

Zur biologischen Ebene gehört der Körper mit all seinen Organstrukturen und der damit verbundenen Physiologie. Biologische Einflüsse sind demnach Krankheitserreger, die zu einer Infektion führen mit teils erheblichen Auswirkungen, die nur durch eine intensivmedizinische Behandlung zu beherrschen sind. Es können aber auch Unfälle und degenerative Veränderungen sein, die umfangreiche Rekonstruktion des Skelettsystems einfordern oder auch zu einem endoprothetischen Gelenkersatz oder einer Wirbelsäulenoperation führen.

Auf psychischer Ebene ist die seelische Komponente mit einzubringen: Trauer, Wut, Scham, Angst, aber auch seelische Erkrankungen oder Verhaltensstörungen sind in diesem Kontext mit aufzunehmen und bedingen das individuelle Leid und den damit verbundenen Schmerz.

Diese Entitäten, die definierten Erkrankungen und Symptome, sind in den internationalen Klassifikationen der Erkrankungen (ICD-10/-11) oder im diagnostischen und statischen Leitfaden psychischer Störungen (DSM-5) hinterlegt.

Zur sozialen Ebene zählen das Lebensumfeld und die Lebensbedingungen. Belastungen können hier zum Beispiel eine schwierige familiäre Situation oder schlechte Arbeitsbedingungen aber auch Arbeitsplatzkonflikte sein.

Man geht davon aus, dass die Ebenen sich gegenseitig beeinflussen. Dadurch kann der Ausgangspunkt für mögliche Gesundheitsprobleme überall liegen. In diesen Bereichen liegen entsprechend des biopsychosozialen Modells auch die Ressourcen, dem Chronischem Schmerz zu begegnen.

Fall | Martina M. (51) arbeitet als Industriekauffrau im Logistikzentrum eines großen Spediteurs. Der Termine sind eng gesetzt und vor allem stressig, da sie viele Trucks, wenige Fahrer und nervige Kunden hat, die verlässlich zu bestimmten Zeiten bedient sein wollen. Immer muss sie alles im Blick haben, viel telefonieren. Der Stress hat ihr immer gut gefallen. Seit zwei Jahren ist sie geschieden und versorgt die beiden Kinder allein. Die Scheidung hat ihr massiv zugesetzt. Ihr Ex-Mann hilft zwar, wenn er kann, immer zuverlässig ist er nicht. Immer wieder muss sie spontan umdisponieren. In der schlimmsten Zeit der Trennung und kurz vor der Scheidung hatte sie auch noch einen Bandscheibenvorfall, der operiert werden musste. Die Schmerzen waren zwar besser gewesen, sind aber aktuell wieder echt schlimm geworden und kaum auszuhalten. Unternehmungen mit Freunden oder der Familie sind seltener geworden. Immer ist sie in Anspannung und zugleich völlig erschöpft.

Krankheitsauswirkungen auf das Leben betroffener Menschen können unterschiedlich erfahren werden. Ein Herzinfarkt kann zügig behandelt und der Verschluss des betroffenen Herzkranzgefäßes schnell aufgehoben werden. Nach wenigen Tagen wird die Arbeit wieder aufgenommen. Bei anderen entwickeln sich schwer zu behandelnde Herzrhythmusstörungen oder eine erhebliche Herzinsuffizienz, die zu einer bedeutsamen Leistungsminderung führt, so dass eine Wiedereingliederung in die Arbeitswelt unrealistisch erscheint. Weitere entwickeln eine Depression und bedürfen einer umfassenden zunächst stationären und sodann ambulanten Behandlung und Psychotherapie. Ein hüftgelenksnaher Bruch kann gut überstanden werden und es gelingt die Wiedereingliederung in das Berufsleben. Bei anderen kommt es zu einer erheblichen Einschränkung in den Aktivitäten des täglichen Lebens und Pflegebedürftigkeit, möglicherweise die Notwendigkeit in einem Pflegeheim untergebracht zu werden.

Krankheitsauswirkungen lassen sich mithilfe der Klassifikationssysteme von Krankheiten wie der ICD-10 ganz überwiegend nicht beschreiben. Für die systematische Erfassung von Krankheitsauswirkungen existiert die

Internationale Klassifikation der Funktionsfähigkeit, Behinderung und Gesundheit (International Classification of Functioning, Disability and Health (ICF)). Es betrachtet die Funktionsfähigkeit bezogen auf den Körper hinsichtlich Physiologie und Anatomie sowie die Partizipiation, also Aspekte der Leistungsfähigkeit aus individueller und gesellschaftlicher Perspektive. Beschrieben werden Befähigung und Einschränkung zur Verrichtung einer Aufgabe oder Handlung als auch das Eingebundensein in die Lebenssituation. Hinzu treten Umweltbedingungen oder Lebensumstände sowie personbezogene Faktoren, also Einflüsse auf Funktionsfähigkeit und Behinderung, die in der Person selbst begründet sind. Fragen nach der Wohnsituation, der sozialen Integration, zur familiären Situation, des beruflichen Kontextes, bestehender Bewältigungsstrategien oder nach eigenen Ressourcen werden in diesem Kontext relevant.

Ein ganzheitlicher Ansatz berücksichtigt alle Auswirkungen, und zwar auf der biologischen, psychischen und sozialen Ebene. Diese ganzheitliche bio-psychosoziale Sichtweise auf ein Gesundheitsproblem bildet die Grundlage des Krankheitsmodells nach ICF.

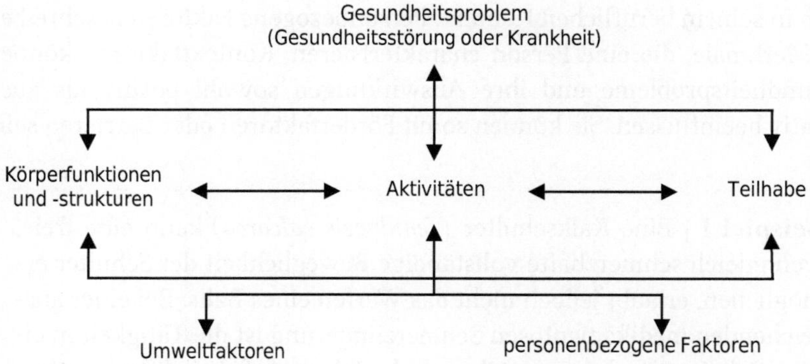

Abb. 6: Krankheitsauswirkungen nach dem ICF-Modell. Gesundheitsstörungen oder Krankheit führen zu einer Einschränkung von Körperfunktion oder -strukturen. Das hat Einfluss auf die Aktivitäten, die ausgeübt oder auch nicht ausgeübt werden können. Teilhabe am Leben und an der Arbeitswelt ist möglicherweise gefährdet. Umweltfaktoren und personbezogene Faktoren treten hinzu (mod. nach Gottfried [2021]).

Das Gesundheitsproblem ist ein Oberbegriff für die akute oder chronische Erkrankung, Gesundheitsstörung oder Verletzung und wird nach ICD-10 klassifiziert. **Körperfunktionen** sind die physiologischen Funktionen von

Körpersystemen, wie bspw. Insulinausschüttung der Bauchspeicheldrüse oder das Bewegungsausmaß von Gelenken einschließlich psychologischer Funktionen, wie bspw. Konzentration und Ausdauer. Körperstrukturen beziehen sich auf das jeweilige Körpersystem, wie Organe, anatomische Strukturen oder einzelne Bestandteile wie etwa das Blutsystem, Immunsystem oder Nervensystem. Die daraus sich ableitenden Strukturschäden sind Beeinträchtigungen, Normabweichungen, Veränderungen oder auch Verlust. Der Aspekt der **Aktivitäten** beschreibt die Durchführung einer Handlung durch einen Menschen. Die herauszuleitende Beeinträchtigung beschreibt die Schwierigkeiten, die ein Mensch haben kann, die Aktivität durchzuführen. Die Gelenkbeweglichkeit von Schulter und Ellenbogen ist von der daraus abzuleitenden Aktivität des Werfens eines Balles oder eines Speeres zu unterscheiden. Die **Teilhabe** beschreibt das Einbezogensein in eine Lebenssituation oder in das Arbeitsleben. Die Beeinträchtigung beschreibt die Problemstellung Einbezogenheit in Lebenssituationen zu erfahren, inwieweit Teilhabe verhindert oder eingeschränkt ist. Kontextfaktoren stellen den gesamten Lebenshintergrund einer Person dar. Sie beinhalten die **Umweltfaktoren**, in der ein Mensch lebt, sowohl in seinem privaten aber auch in seinem beruflichen Kontext. Personbezogene Faktoren beschreiben die Merkmale, die eine Person charakterisieren. Kontextfaktoren können Gesundheitsprobleme und ihre Auswirkungen sowohl positiv als auch negativ beeinflussen. Sie können somit Förderfaktoren oder Barrieren sein.

Beispiel I | Eine Kalkschulter *(Tenidnosis calcarea)* kann eine freie, wenngleich schmerzhafte vollständige Beweglichkeit der Schulter ermöglichen, erlaubt jedoch nicht das Werfen eines Balls. Bei einer ausreichenden medikamentösen Schmerzlinderung ist die Tätigkeit in einem Call-Center eher umsetzbar als der Dienst auf einer Pflegestation. Chorgesang ist eher umsetzbar als die Teilhabe am Tischtennistraining. Im familiären oder partnerschaftlichen Kontext lassen sich Defizite in der Häuslichkeit durch Übernahme der Handlung durch andere besser kompensieren als bei Alleinlebenden. Im höheren Alter lässt sich eine damit verbundene Einschränkung möglicherweise schlechter kompensieren als im jüngeren Alter. Möglicherweise sind Resilienzfaktoren bereits aufgebraucht und die Kalkschulter setzt einem noch drauf.

Beispiel II | Als rollstuhlpflichtige Person kann eine Treppe ein Hindernis sein und Teilhabe an der Gemeinschaft verhindern. Die bauliche Veränderung mit Schaffung einer Rampe kann Teilhabe an Gemeinschaft wieder erfahrbar machen. Behinderung ist ein Oberbegriff für Schädigungen sowie Beeinträchtigung der Aktivität und Teilhabe. Behinderung wird als das Ergebnis einer Wechselwirkung von individuellen Möglichkeiten einer Person und gesellschaftlichen Bedingungen und Erwartungen verstanden. Die Funktionsfähigkeit im Sinne der ICF ist dann gegeben, wenn sie trotz des bestehenden Gesundheitsproblems und den Auswirkungen auf Körperfunktion bzw. -strukturen in ihren Aktivitäten in ihrer Teilhabe keine Beeinträchtigung erfährt.

Zusammenfassend hilft die ICF in einer für alle verständlichen Sprache die Informationen zu einem Leistungsfall zu analysieren und zu systematisieren. Fragen nach der Schädigung der Körperfunktion und -struktur werden beantwortet, daraus folgende Beeinträchtigungen der Aktivitäten und Teilhabe können beschrieben werden und hemmende sowie fördernde Faktoren des individuellen Lebenshintergrundes können beschrieben werden.

Fall | Selma P. (46) leidet an einer Rheumatoiden Arthritis. Aktuell hat sich ein entzündlicher Erguss im Kniegelenk spontan entwickelt (strukturelle Schädigung). Die führt zu einer Beugehemmung des Gelenkes (funktionelle Schädigung) und zu einer schmerzhaften Gangstörung (funktionelle Schädigung). Es entwickelt sich eine Beeinträchtigung der beruflichen Tätigkeit im Sinne einer vorübergehenden Arbeitsunfähigkeit (Beeinträchtigung der Teilhabe).

Die ICF stellt eine gemeinsame Sprache für alle Beteiligten zur Verfügung. Die ICF-Terminologie ist aber keine medizinische Fachsprache, sie ergänzt diese lediglich auf allgemein verständliche Weise. Mit der ICF wird der innere rote Faden zwischen dem Gesundheitsproblem einer Person und der ärztlichen Entscheidung zu einer Intervention nachvollziehbar dargestellt. Mit der ICF erhöht sich somit die Transparenz von Kostenträger-Entscheidungen und damit auch deren Akzeptanz bei den Versicherten.

3.2 ICF-Konzept in der Endoprothetik

Der Anspruch der Menschen, wieder am sozialen Gefüge teilzunehmen und auch bis ins hohe Alter hinein mobil und sportlich zu sein, steigt. Dies gilt für alle chronischen Erkrankungen, die mit Einschränkung der Lebensqualität einhergehen; insbesondere für Patienten mit künstlichem Gelenkersatz. Es ist nicht mehr nur die Aufhebung von Schmerz. Ansprüche werden gestellt an die Endoprothese hinsichtlich Funktionalität, Bewegungsmuster und Dauerhaftigkeit.

Die Schmerzreduktion ist entscheidend und entlastend. Dennoch geht es nicht nur um die Vermeidung einer körperlichen Behinderung. Vielfach zielt sie ab, auf eine freie Mobilität und Teilhabe am gesellschaftlichen Leben. Die Implantationstechnik der Verankerung und der Paarung der einzelnen Prothesenkomponenten haben sich in den vergangenen Jahren entschieden verbessert. Hinzu treten die funktionalen Aspekte, die dem natürlichen Bewegungsmuster immer näherkommen und auch bereits dadurch die Standzeit einer Prothese verlängern können.

Zu den Hauptlokalisationen einer endoprothetischen Versorgung zählen derzeit das Hüftgelenk, das Kniegelenk und das Schultergelenk. Prothesen für das Ellenbogengelenk, das Sprunggelenk sowie für das Handgelenk sind entwickelt worden, werden verwendet und auch weiterentwickelt.

Die Zielsetzungen sind für die Behandelnden und auch für die Patienten anspruchsvoll. Angestrebt ist eine möglichst lange Standzeit der Prothese. Waren Lockerungen nach 10 bis 15 Jahren üblich, so hat sich dies in den vergangenen Jahren auf Standzeiten von über 20 Jahren erhöht. Die knochensparende Implantation erlaubt zum einen so viel natürlichen Anteil des Organismus zu belassen und zum anderen Reservekapazitäten bei Revisionseingriffen der weiteren Verankerung einer neuen Prothese zu haben.

Die Industrie hat entscheidende Beiträge in der Tribologie (Lehre von Reibung und Verschleiß gegeneinander bewegter Körper) geleistet. Der Verschleiß der einzelnen Komponenten konnte vermindert werden und ist weiterhin Gegenstand der Forschung. Für die Körperdynamik und das Erleben eines integrierten Implantates ist eine natürliche Gelenkbiomechanik entscheidend.

Operationsrisiken werden aus didaktischen Gründen als allgemeine Gefahren bezeichnet und unterscheiden sich von den eingriffsspezifischen Gefahren. Präoperative Checklisten erlauben die strukturierte Erfassung und Bewertung der relevanten Daten und sind auf Vollständigkeit vor dem Eingriff zu prüfen. Neben der Lagerung sind die Single-Shot-Antibiose vor dem Eingriff und auch die intraoperative Röntgenkontrolle der Probekomponenten entscheidende Faktoren. Somit lässt sich vor Einsetzen des Implantates eine Fehlpositionierung detektieren und intraoperativ adressieren. Der heterotopen Ossifikation, also die Verknöcherung der umliegenden Kapsel-Bindegewebsanteile lässt sich nach Studienlage durch die Gabe non-steroidaler Antiphlogistika reduzieren. Dies hat zusätzlich einen analgetischen Effekt und ist etabliert. In Einzelfällen ist eine präoperative Strahlentherapie erforderlich. Eine Thromboseembolieprophylaxe ist über den stationären Heilverlauf hinaus und auch unabhängig vom Grad der Mobilisation länger durchzuführen. Hüft- und Kniegelenkendoprothetik gehören zu high-risk-Entitäten und müssen höher dosiert werden.

Eine postoperative Gelenkinfektion nach endoprothetischem Gelenkersatz zählt zu den gefürchteten Komplikationen. Man unterscheidet die Frühinfektion (innerhalb von 90 Tagen) von einer Spätinfektion. Die Rate an endoprothesen-assoziierten Infektionen wird in der Literatur mit etwa 1–2 % angegeben. Sie ist abhängig von vorliegenden Begleiterkrankungen und operativem Trauma.[39]

Nach aktueller Kenntnis können Standzeiten der Hüftendoprothetik von 20 Jahren für ca. 90 % der Patientinnen und Patienten angegeben werden. Bei der Knieendoprothetik liegt diese Rate zwischen 80 und 85 %. Die Lockerungsproblematik und somit die verminderte Standzeit ist im Wesentlichen durch Abriebpartikel verursacht. Moderne Gleitpaarungen haben einen kaum messbaren Abrieb. Durch die verbesserte Standfestigkeit hat die Infektion im Management mehr Bedeutung gewonnen. Diese stellen etwa 20 % der Ursache für Wechseloperationen dar (damit ist die Infektionsrate nicht erhöht, durch den Rückgang der mechanischen Komplikation tritt die Infektion in den Vordergrund). Das höher werdende Lebensalter führt auch zur Traumaversorgung bei einliegender Endoprothese und stellt eine besondere Herausforderung dar.[40]

---

39 Citak. M.; Zahar, A.; Kendorff, D.: Frühinfekt in der Endoprothetik. In: OP-Journal (33) 2017: S. 136–140

40 Perka, C.; Janz, V.: Endoprothetik – Ein wahrer „Fortschritt“? In: klinikarzt (47) 2018: S. 308–314

Fall | Helene F. (51) hatte vor etwa 10 Jahren eine Achsenkorrektur (Umstellungsosteotomie) am Oberschenkel durchführen lassen. Mit den Jahren ist die Arthrose fortgeschritten und sie hat sich zur Implantation einer Knieprothese entschieden. Nach fünf Tagen Krankenhausaufenthalt wurde sie in die Anschlussrehabilitation entlassen. Bei Aufnahme ist das Kniegelenk noch geschwollen. Die Wunde ist reizlos und die Bewegung zeigt eine Beugefähigkeit von 80° bei jedoch vollständiger Streckung. Es zeigt sich noch ein in Abheilung befindliches Hämatom bei einem begleitendem Lymphödem.

In der Rehabilitation nach dem ICF-Modell ist die Bewegungstherapie mehrdimensional auszurichten und adressiert ergänzend pädagogische, psychologische und sozialtherapeutische Elemente mit dem Ziel überdauernde Gesundheitskompetenz zu erlangen. Die Bewegungstherapie ist ressourcenorientiert ausgerichtet. Einschränkungen von Körperfunktionen sollen durch ein systematisches Training reduziert bzw. kompensiert werden. Ziel ist die patientenorientierte Teilhabeverbesserung und das Erlangen funktionaler Gesundheit.

Initial zeigt sich eine krankheitsbedingte und operationsbedingte Gewebe- und Organschädigung. Einschränkungen der Körperfunktion sind initial durch Schmerz und eingeschränkte muskuloskelettale und bewegungsbezogene Funktionen gekennzeichnet. Weitere Systeme wie Herz-Kreislauf-Funktion, Lungenfunktion, Nieren- und Leberfunktion, Bewusstsein und metabolische Funktionen können in der perioperativen Phase Einschränkungen erfahren und müssen beachtet werden.

Fall | Bei Aufnahme zur Rehabilitation ist Helene F. auf die Verwendung zweier Unterarmgehstützen angewiesen, fühlt sich auf der flachen Ebene für kurze Strecken sicher und überwindet einige Treppenstufen. In der Selbstversorgung ist sie selbstständig. Die Schmerzmitteltherapie wird schrittweise angepasst.

Unter Beachtung der postoperativen Weichteilfunktion werden Bewegungsmuster im Hinblick auf physiologische Abläufe trainiert, verbunden mit dem Ziel, zunächst allgemeine und sodann spezielle Leistungs- und Belastungsfähigkeit zu steigern, die Selbstfürsorge zu fördern. Schrittweise steigert sich durch Gangschulung der Aktionsradius, das Ein- und Aussteigen eines PKWs kann einstudiert werden. Mit dem ergotherapeutischen Assessment lassen sich Einschränkungen erkennen und Zielvereinbarungen formulieren. In der Sozialberatung werden Aspekte der stufenweisen Wiedereingliederung und Fragen zum Behindertenrecht, möglicherweise zur Pflegeversicherung erörtert und erste Maßnahmen eingeleitet. Edukative Aspekte sowie psychologische Problemlagen können ergänzend adressiert werden. Ernährungsspezifische Aspekte dienen zusätzlich zur Prävention degenerativer Erkrankungen. Lebenspraktische Aspekte können in der Lehrküche – ergotherapeutisch unterstützt – einstudiert werden. Möglicherweise ergeben sich Notwendigkeiten, Umweltfaktoren anzupassen und eigene Ressourcen und Resilienzen zu fördern.

Fall | Zum Abschluss der Rehabilitation ist Helene F. hoch motiviert, ihre Aufgabe als Geschäftsführerin eines kleinen Berufsbildungswerkes wieder aufzunehmen, zumal es ihr möglich ist, im Home-Office zu arbeiten. Es besteht noch eine leicht eingeschränkte Alltagskompetenz. Mit einer Wiederaufnahme der Tätigkeit ist zeitnah zu rechnen. Eine stufenweise Wiedereingliederung ist vereinbart.

Die Rehabilitationsmaßnahme ist interdisziplinär ausgerichtet und geht über die reine Fixierung auf Körperfunktionen hinaus zu einer Therapie, die partizipations- und kontextorientiert arbeitet. Ein solches Vorgehen bedarf personeller und zeitlicher Ressourcen. Rehatherapiestandards setzen auf eine hohe Qualität, erlauben aber dennoch eine individuelle Ausrichtung entsprechend der eigenen Ressourcen.

3.3 Relevanz der Fähigkeiten

Aus sozialmedizinischer Sicht sind Krankheitsentitäten entsprechend der Diagnosekriterien und der Behandlungsmaßnahmen zu definieren und darzustellen, bedürfen jedoch der ergänzenden Betrachtung, welche Folgen sich aus biopsychosozialer Perspektive ergeben. Problematisch stellt sich hierbei dar, dass es um die Beschreibung von Mangel *(disability)* geht, um sich des Leistungskataloges des Sozialrechtes zu bedienen, währenddessen die Betrachtung sich auf die bestehenden Möglichkeiten und Fähigkeiten *(capacity)* ausrichten sollte. Die individuelle Arbeitsfähigkeit *(work capacity)* stellt sich hierbei als eine Gemengelage von physischen, mentalen und emotionalen Faktoren dar, die zur Aufnahme einer Tätigkeit befähigen.[41]

Fall | Johannes K. (31) ist Sachbearbeiter einer Logistikfirma und kommt wegen eines chronischen Rückenleidens und Schmerzen an den großen Gelenken zur Rehabilitation. Zudem besteht Kleinwüchsigkeit und Übergewicht.
Vor einigen Jahren bekam er einen Bandscheibenvorfall und eine knöcherne Spinalkanalstenose operiert. Die seinerzeitige damit verbundene Inkontinenz hat sich nur teilweise gebessert. Hieraus entwickelt sich eine Pflegebedürftigkeit in der Körperpflege. Im Rahmen der Rehabilitation zeigt sich eine Besserung von Kraft, Ausdauer, Kondition und Beweglichkeit, jedoch bedarf er beruflich und privat verbesserter Rahmenbedingungen, die nicht nur durch eine Gestaltung eines ergonomischen, auf seine Bedürfnisse als kleinwüchsiger Mitarbeiter ausgerichteten Arbeitsplatzes zu begrenzen sind. Es ergeben sich in der Analyse Notwendigkeiten personeller Unterstützung in der Haushaltsführung sowie bauliche Veränderungen an Arbeitsplatz und Wohnsituation.

Entsprechend der gegebenen physischen, mentalen und emotionalen Fähigkeiten gilt es, Rahmenbedingungen zu schaffen, die befähigen, soziale Rollen beruflich wie auch privat einzunehmen, auch bei verbliebenen Einschränkungen. Instrumente ermöglichen, die individuellen Befähigungen und auch die krankheitsbedingten Einschränkungen zu beschreiben und in eine interdisziplinäre Kommunikation zu treten. Hieraus entwickeln sich Ideen und Konzepte, die eine individuelle Förderung ermöglichen. Vorteil ist, dass mit dem ICF-Modell eine Systematik besteht, diese Aspekte zu adressieren. Das Social Medical Work Capacity Instrument der Niederlande sowie Activity Capacity Assessement aus Schweden stellen entsprechende Systeme in benachbarten Ländern dar.

---

41 Wind, A.de; Donker-Cools, B.; Jansen, L. et al. Development of the core of an ICF-based instrument for the assessment of work capacitiy and guidance in return to work of employees on sick leave: a multidisciplinary modified Delphi study. In Public Health 2022 (22): S. 2449–2459

Die Internationale Klassifikation der Funktionsfähigkeit, Behinderung und Gesundheit (ICF) ist in seiner Art mit 1.424 Items sehr umfangreich. Es ergibt sich die Frage, welche Kategorien entscheidend sind, um die individuelle Arbeitskapazität gegenüber der Wiederaufnahme einer Tätigkeit abzubilden. In einer niederländischen Studie wurde dieser Frage in einer modifizierten Delphi-Studie nachgegangen, an der unterschiedliche Professionen an Arbeitsmediziner, Arbeitsspezialisten und Versicherungsärzte teilgenommen haben.

Wissen | Die **Delphi-Methode** ist eine mehrstufige Expertenbefragung unter der Annahme, dass Expertenwissen dazu beiträgt, Aussagen zu treffen, die über bereits bekannte Sachverhalte hinausgehen. In der Regel werden diese Befragungen schriftlich durchgeführt und es können Einzelurteile oder auch kumulierte Gruppenurteile generiert werden. Somit können psychologische Effekte, die auf einer Konferenz auftreten können, vermieden bzw. eingegrenzt werden. Es stellt ein erheblich strukturiertes Verfahren dar, bei dem Prognosen über zukünftige Zustände oder Entwicklungen erstellt werden können oder es dient zur Ergründung oder Prüfung eines unsicheren Sachverhaltes im Sinne einer konsistenten Gruppenmeinung. Kernelemente sind die Nutzung von Fragebögen, Befragung von Experten, Anonymität der Einzelantworten und Wiederholung des Verfahrens, bis ein Abbruchkriterium erfüllt ist. Den Ergebnissen von Delphi-Studien sind Grenzen gesetzt.[42]

In einem Expertengremium aus Arbeitsexperten, Arbeits- und Versicherungsmedizinern wurden in einer niederländischen Studie schrittweise die unterschiedlichen Tools aufgenommen oder exkludiert. Die ersten beiden Runden erfolgten anonymisiert, die weiteren beiden Runden wurden in face-to-face-Meetings virtuell durchgeführt. Insgesamt wurden 20 Items erarbeitet, die als relevant gelten. Hierzu zählen persönliche Anteile wie Lernen, Aufmerksamkeit, Problemlösung, Entscheidungsfähigkeit, Mehr-

42 Hesse, M.; Schickl, P.; Lehr, T.: Die Delphi-Methode in der Regionalentwicklung Anwendungsbeispiel zur Erarbeitung von regionalpolitischen Maßnahmen zur Förderung der Dienstleistungswirtschaft im Erzgebirge. In: Institut für Öffentliche Finanzen und Public Management, Leipzig; Arbeitspapier 2009 (41); ISSN 1437-5761

fachaufgaben sowie Stress begegnen können. Zu den sozialen Funktionen zählen Zuschauen und Zuhören zu können sowie weitere Formen sinnlicher Wahrnehmung als auch in Kommunikation durch Sprache treten zu können. Ein Transport muss gewährleistet sein, bzw. muss die Fähigkeit bestehen, Strecken zu überbrücken. Formale Beziehungen und komplexe interpersonelle Interaktion sollte gewährleistet sein. Auf physischer Ebene sollten elementare Körperpositionen gewechselt werden können, Gegenstände sollten angehoben oder getragen werden können. Arm- und Handgebrauch – auch feinmotorisch – sollten gewährleistet sein. Ebenso sollten Gehen, Treppensteigen gewährleistet sein als auch die Fähigkeit gegeben sein, in einer Körperposition zu verbleiben. Einschränkend ist zu bemerken, dass Körperfunktionen von Beginn an exkludiert wurden, da im niederländischen System die Weitergabe medizinischer Aspekte für Arbeitsexperten nicht erlaubt ist. Umweltfaktoren waren nach Expertenkonsens zu exkludieren. Diese Reihe von Elementen bildet den Kern eines Instrumentes zur Einschätzung der Fähigkeit, in die berufliche Tätigkeit zurückzukehren.[43]

In einer Studie aus München wurden in einem ähnlichen Design Aspekte des chronischen Schmerzsyndroms des unteren Rückens betrachtet. Ebenso wurden mit unterschiedlichen Experten, bestehend aus einem interdisziplinären Team aus Medizinern, Ergotherapie und Physiotherapie, in vier Runden die relevanten Elemente erarbeitet. Hierzu zählten bei den Körperfunktionen Aspekte wie Schmerz, Schlaf, Kraft, Ausdauer, Antrieb Beweglichkeit als die relevanten Faktoren. Strukturelle Veränderungen, wie die des Rückenmarkes, des Rumpfes und des muskuloskelettalen Systems sind aufzunehmen. Körperpositionen wechseln, in diesen zu verbleiben und elementare Bewegungen der Aktivität scheinen relevante Faktoren zu sein, wie auch die Teilhabe an Arbeit und Beschäftigung privat und auch beruflich, auch die soziale Integration, die Nutzung von Gesundheitseinrichtungen und wie sich der soziale Kontext darstellt, bis hin zur Nutzung der Dienste der Rechtspflege, scheinen wesentliche Momente zu sein. Selbstkritisch reflektiert die Arbeit, dass patientenseitige Aspekte nicht adressiert worden seien.[44]

---

43 Wind, Astrid de; Donker-Cools, B.; Jansen, L. et al.; Development of the core of an ICF-based instrument for the assessment of work capacity and guidiance in return to work of employees on sick leave: a multidisciplinary modified Delphi study. In: BMC Public health 2022 (22): S. 2449; https://doi.org/10.1186/s12889-022-14653-0

44 Cieza, A.; Stucki, G.; Weigl, M. et al.: ICF Core Sets for Low Back Pain. In: J Rehabil Med 2004 (Suppl 44): 69–74

Diagnostische und therapeutische Techniken werden in der manuellen Medizin zur Behandlung von muskuloskelettalen Erkrankungen angewendet. Schweizer Manualtherapeutinnen und -therapeuten widmeten sich der Frage des lumbalen Schmerzsyndroms. Zentrale Themen sind Haltung, Muskelbalance und Gelenkbeweglichkeit. Die Befunderhebung ist ein iterativer Prozess. Die Internationale Klassifikation der Funktionsfähigkeit, Behinderung und Gesundheit geht über Funktionsfähigkeit und Struktur des muskuloskelettären Systems hinaus und beinhaltet Aspekte von Aktivität und Partizipation ergänzt durch Umweltfaktoren. Personbezogene Faktoren sind nicht klassifiziert. Aus einem Pool von 79 erfahrenen Manualmedizinern nahmen abschließend 30 Personen teil. Elemente, die die abschließende 4. Ebene erzielten, waren in der Kategorie der Körperfunktionen der Schmerz. Bei den Körperstrukturen waren es das Achsenskelett und die Gelenkstrukturen, die limitierende Größe zu sein scheinen, währenddessen in der Kategorie Aktivitäten und Partizipation kein Aspekt die 4. Ebene erreichte. In der Gesamtbetrachtung wirkt das lumbale Schmerzsyndrom über die Wirbelsäule hinaus auf Rumpf und Extremitäten. Schmerz in den verschiedenen Körperfunktionen ist zentralers Bestandteil des lumbalen Schmerzsyndroms und wesentlich für das Assessment. Einschränkend wird eine Selektionsbias und die Sichtweise schweizerische Manualtherapeuten gesehen. Auch die Begrenzung auf eine Mindestanzahl an Zuspruch für die jeweilig weitere Ebene erscheint zufällig.[45]

Die vorgestellten Studien belegen, dass sich keine einheitliche Sichtweise in der Evaluation des lumbalen Schmerzsyndroms gemäß dem ICF erheben lässt. Zudem sind in allen Studien patientenseitige Aspekte nicht aufgenommen worden und je nach Sichtweise fallen die zu betrachtende Elemente ganz unterschiedlich aus. Während eine Gruppe Körperfunktionen besonders hervorheben, legen andere besonderen Wert auf Körperstruktur. Aktivität und Partizipation werden teils besonders hervorgehoben als auch Umweltfaktoren, die insbesondere für den Rückenschmerz verantwortlich gemacht werden. Gleichwohl stellt der ICF ein international hinterlegtes Tool dar, um die individuelle, patientenseitige Situation zu beschreiben und zu hinterlegen.

Zusammenfassend ist der ICF, wie auch andere Systeme sehr detailliert aufgebaut. Es ergeben sich interessante Tools, um Einschränkungen der

45 Kirschneck, M.; Kirchberger, J.; Stucki, G. et al.: ICF-Interventionskategorien für Manuelle Medizin. In Manuelle Medizin 2009 (47): S. 123–132

Rehabilitandinnen und Rehabilitanden anschaulich zu beschreiben. Es ermöglicht, aber auch entscheidende Ressourcen zu beschreiben; und genau das ist der entscheidende Vorteil.

➲ Take-Home-Message

Krankheitsleiden und Krankheitslast haben Auswirkungen auf der biologischen, psychischen und sozialen Ebene. Zugleich finden sich hier Ressourcen, den damit verbundenen Funktionseinschränkungen zu begegnen. Die Internationale Klassifikation der Funktionsfähigkeit, Behinderung und Gesundheit (ICF) erlaubt eine ganzheitliche, bio-psychosoziale Sichtweise auf ein Gesundheitsproblem. Rehabilitation ist in diesem Kontext mehrdimensional auszurichten. Je nach Profession ergeben sich unterschiedliche Sichtweisen im Hinblick auf die relevanten Faktoren.

4 Erschöpfung

Nicht nur durch die COVID-19-Pandemie hat der Begriff **Fatigue** mehr und mehr an Bedeutung und auch Akzeptanz gewonnen. Die Begrifflichkeiten Müdigkeit, Fatigue und Erschöpfung werden nahezu synonym verwendet und zugleich finden sich Unterschiede. Zunächst einmal ist es das allgemeine Gefühl von Kraftlosigkeit und Energiemangel. Dennoch finden sich in diesen Begriffen Unterschiede, die es feinfühlig zu unterscheiden gilt.

Fall | Joana K. (44) arbeitet als Erzieherin in einer Einrichtung, die insbesondere künstlerische Aspekte bei den Kindern adressiert. Sie betreut das Tonatelier, bei dem die Kinder aus einem Stück Natur Kunstwerke formen. Mit den eigenen Händen entwickeln die Kinder ein eigenes Werk. Mit Rohton ist das ein Matscherlebnis. Mit viel Geduld entwickeln sich die ersten Phantasiewesen. Mit der Plattentechnik können Bilder oder Schilder entstehen. Joana liebt ihren Beruf, weil sie kreativ mit den Kindern umgehen kann. Zugleich haben die Kinder unterschiedliche Bedürfnisse. Andererseits sind so manche Eltern anstrengend, die Leitung gibt einem immer mehr Aufgaben auf und die Materialien sind immer vom Keller in das erste Obergeschoss zu bringen und auch wieder zurück.
Vor 11 Jahren hatte sie einen Fahrradunfall, bei dem ihr ein Wirbelkörper gebrochen war. Sie ist noch mit dem Fahrrad zum Bahnhof gefahren, bis sie dann wegen der Schmerzen in die Klinik ging. Hier zeigte sich dann die Fraktur im 8. Brustwirbelkörper und ein Stück des Bruches war nach hinten zum Rückenmark geraten. In der Operation wurde der Bruch ausgeräumt und eine Metallhülse ist als Zwischenstück eingesetzt worden. Zusätzlich wurde ein Gestänge eingesetzt.
Seither fühlt sie sich geschwächt und nicht mehr ausreichend belastbar. Sie merkt, immer dünnhäutiger zu sein und damit verletzbar zu sein. Sie hat Schmerzen im Rücken zwischen den Schulterblättern, die im Laufe des Tages stärker werden. Wenn sie den Kindern zeigt, wie sie ihr Tonstück zu bearbeiten haben, muss sie sich immer nach vorne beugen. Wird sie von ihrer Chefin kritisiert oder von den Eltern der Kinder scharf angegangen, macht ihr das mehr und mehr zu schaffen. Wenn

sie Nachhause kommt, ist sie total erschöpft und muss sich erst einmal hinlegen. Die Nacht ist unruhig, Immer wieder wird sie zur Wolfsstunde wach und es kommen die Gedanken um unerledigte Sachen auf. Am Morgen ist sie vollständig gerädert und nicht erholt.

4.1 Müdigkeit, Fatigue und Erschöpfung

Müdigkeit, Fatigue und Erschöpfung haben unterschiedliche Auswirkungen auf Schlaf, Kognition, Ausdauer, Emotionslage, Körperprozesse und soziale Interaktion. Müdigkeit *(tiredness)* kann verstanden werden als eine allmähliche Schwäche und Schwere, die durch Ruhe gemildert wird. Sie wird verstanden als adaptive Reaktion auf Stress. Fatigue ist zudem gekennzeichnet durch Abnahme der Ausdauer, Schlafstörung, Licht-, Lärm- und Kälteintolleranz. Vegetative Symptome wie Übelkeit und Durchfall treten hinzu. Trotz dieser Symptome wird weitergemacht. Der Aufwand wird höher, um die beschriebenen Veränderungen zu bewältigen. Fatigue wirkt nicht mehr adaptiv, Müdigkeit wird nicht mehr empfunden und führt zu einer fortschreitenden Zerschlagenheit. Erschöpfung *(exhaustion)* hingegen ist gekennzeichnet durch Verwirrtheit, einem Delirium ähnelnd, emotionale Taubheit, plötzlicher Energieverlust ohne erkennbaren Energieverbrauch, Schwierigkeiten wach zu bleiben oder auch einzuschlafen, die Unfähigkeit, Körperprozesse zu regulieren und völligem sozialem Rückzug. Es besteht eine nahezu vollständige Unfähigkeit auf Stressfaktoren zu reagieren.

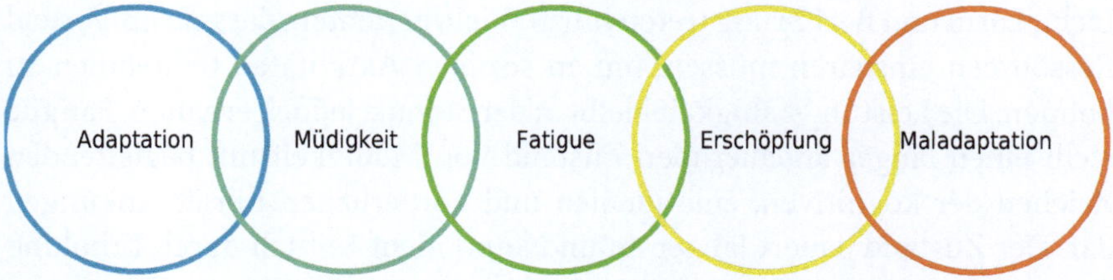

Abb. 7: Müdigkeit ist gekennzeichnet durch konstitutionelle körperliche und mentale Schwere und Schwäche, die durch Ruhe und Rehabilitation gemildert und rekompensiert werden kann. Ermüdung *(fatigue)* ist zusätzlich durch kognitive Einschränkungen und mangelnde Ausdauer gekennzeichnet, die nicht im Verhältnis zur aufgewendeten Energie steht. Erschöpfung ist gekennzeichnet durch kognitive Einschränkung, emotionale Taubheit sowie körperlichen Energieverlust ohne erkennbaren Energieverbrauch und Ausdruck der Überforderung. Die Zustände sind veränderbar. Bewältigungsstrategien führen zu einem adaptiven, angepassten Verhalten (eigene Darstellung).

Erschöpfung stellt in diesem Zusammenhang einen Zustand der nonadaptiven Form der Müdigkeit dar. Die Zustände erscheinen jedoch reversibel zu sein, um sodann in einen Normalzustand zu treten.[46]

Weiterführende Studien weisen darauf hin, dass **Müdigkeit** als ein kurzzeitiger Zustand definiert werden kann, der sowohl durch aufgebrauchte Energie charakterisiert wird und durch Erholung gelindert wird. Es zeigt sich ein normales Schlafmuster und auch ein erholsamer Schlaf. Kognitive, emotionale und körperliche Symptome können hinzutreten, sind jedoch nur kurz andauernd und können durch Erholung aufgehoben werden. Müdigkeit erfährt hierbei eine Schutzfunktion, die als Kompensation auf eine übermäßige Beanspruchung auf körperliche, aber auch seelische Belastung aufgefasst werden kann.

Bei fehlender Adaptation kann sich Müdigkeit in eine Fatigue (Ermüdung) wandeln. Es zeigt sich ein Energiemangel mit extremem Ausmaß, wobei sich dies unabhängig von körperlicher Aktivität aufzeigt und sich nichtproportional verschlimmert. Körperliche und mentale Einschränkung nehmen trotz angemessener Erholung und Anspannung nicht ab. Es zeigt sich ein irreguläres Schlafmuster, ohne sich nach dem Schlaf erholt zu fühlen. Konzentrationsstörungen, Ängstlichkeit, erhöhte Sensitivität gegenüber

46 Olson, K.: A New Wax of Thinking about Fatigue: A Reconceptualization. In: Oncology Nursing Forum 2007 (34): S. 93–99

Licht, Lärm und Berührung treten hinzu. Viele berichten, dass sie im Vorfeld Ressourcen einsparen müssen, um an sozialen Aktivitäten teilnehmen zu können. Die Leistungsfähigkeit bleibt in der Summe jedoch erhalten. Fatigue stellt einen länger andauernden Zustand von Müdigkeit mit begleitenden Zeichen der kognitiven, emotionalen und körperlichen Einschränkungen dar. Der Zustand dauert länger an und kann nicht zeitnah durch Erholung kompensiert werden. Eine erhöhte Anstrengung und vorherige Ressourceneinsparung erlauben Leistungsfähigkeit. Bei gelingender Adaptation kann Fatigue in Müdigkeit umgewandelt und auch eliminiert werden. Ohne Adaptation kann Fatigue zu Erschöpfung führen.

Erschöpfung ist eine Form von anhaltender Fatigue und ist charakterisiert durch absoluten Kraftmangel und chronischem Energiemangel. Es zeigt sich ein unregelmäßiges Schlafmuster von Insomnie bis Hypersomnie. Verwirrung, Taubheitsgefühl, Energieverlust und sozialer Rückzug treten hinzu. Eine Leistungsfähigkeit ist nicht mehr oder nur eingeschränkt gegeben. Es zeigt sich ein chronischer Energieverlust mit ausgeprägten kognitiven emotionalen und körperlichen Symptomen. Teilhabe am sozialen Kontext ist nahezu nicht mehr möglich. Mit Adaptation kann Erschöpfung in Fatigue und Müdigkeit übergehen und sich aufheben. Ohne Adaptation kann sich dieser Zustand über eine lange Zeitperiode bestehen bleiben und chronifizieren.

Interventionsstudien weisen darauf hin, dass leichte physische Aktivität und Entspannung in der Behandlung von Müdigkeit und Fatigue einen positiven Effekt aufzeigen. Gegebenenfalls kann eine pharmakologische Intervention erforderlich sein. Abzugrenzen sind jedoch Schläfrigkeit und Somnolenz. Hinsichtlich Erschöpfung sind die Therapieoptionen dahingehend auszurichten, ob eine arbeitsbedingte oder emotionale Erschöpfung zu adressieren ist. Metabolische Erkrankungen wie Nieren- oder Leberinsuffizienz, Diabetes mellitus oder endokrinologische Erkrankungen sind dahingehend beispielhaft abzuwägen.[47]

Individuelle Bewertungen arbeitsplatzspezifischer Bedingungen spielen wohl eine entscheidende Rolle. Monotone Arbeitsinhalte führen zu einer chronischen Unterforderung, während Überforderung auch zu Ermüdung führen kann. Frustrationserlebnisse oder Stresserfahrungen stellen Bean-

47 Matti, N.; Mauczok, C.; Specht, M.B.: Müdigkeit, Fatigue und Erschöpfung: Alles das Gleiche oder Ausprägungen eines Kontinuums? – Ein Diskussionsanstoß. In: Somnologie 2022 (26): S. 187–198

spruchungen dar. Werden diesen Belastungsfaktoren keine Kompensationsmechanismen, wie interne Resilienzkompetenz oder externe Unterstützung entgegengestellt, können langfristige Belastungsfaktoren zu dauerhafter psychischer und emotionaler Erschöpfung führen. Die individuelle Bewertung arbeitsplatzspezifischer Bedingungen sind relevant für das Stresserleben.

Fall | Julia S. (58) „Wir beginnen morgens um 7:30 h mit der Arbeit. Pünktlich um 8:00 h wird die Einrichtung geöffnet. Es gibt noch eine kleine 'Frühaufstehergruppe', die beginnt schon um 6:30 h. In der halben Stunde habe ich Zeit, die Sachen aus dem Keller in den ersten Stock zu bringen. Die Kinder im Alter von 2 bis 6 Jahren haben ganz unterschiedliche Bedürfnisse und jedes hat ja auch so seine eigene Geschichte. Das spürt man schon bei der Arbeit. Der Lärm ist bei mir nicht so grell, der Raum ist auch superschön und auch groß genug. Immer wieder fällt jemand aus und wir müssen uns gegenseitig unterstützen. Das ist manchmal voll krass und anstrengend. So eine richtige Pausenregelung habe ich nicht. Man nimmt sie, wenn es die Zeit irgendwie erlaubt. Manchmal ist es nur eine Viertelstunde. Essen kann ich mit den Kindern. Wir haben eine eigene Köchin, die kocht wirklich gut und vollwertig. Das finde ich ja echt super und ist auch ein Grund, weswegen ich in der Kita bin. Beim Essen muss ich natürlich auch nach den Kindern schauen. Die Eltern sind manchmal anstrengend und sie erwarten auch viel von uns. Manchmal frage ich mich, wer denn hier Pädagogik studiert hat. Das ist zuweilen echt anstrengend. Das Team ist okay. Die Chefin ist mit ihrem Perfektionismus echt penetrant. Die neuen Mitarbeiterinnen und Mitarbeiter nimmt sie immer mit in ihre Gruppe. Da sind schon viele wieder nach ein oder zwei Jahren gegangen. Das ist auch immer anstrengend für das Team. Wirtschaftlich geht es wohl so mittelmäßig. Die Verhandlungen mit der Stadt seien schwierig und der Elternbeitrag ist echt schon stolz. Das merke ich auch an meiner Bezahlung. Berauschend ist die nicht und so korrekt scheint es auch nicht immer zu sein."

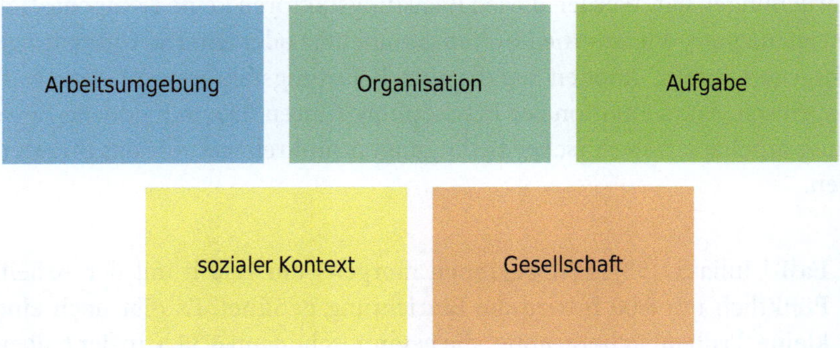

Abb. 8: Mögliche Anforderungen an einen Arbeitsplatz für pädagogisches Personal in Kindertageseinrichtungen. Je nach Berufsgruppe ergeben sich unterschiedliche inhaltliche Aspekte. Sie können aber unter diesen flaggenartigen Begriffen aufgearbeitet und analysiert werden (mod. nach Firmino 2022).

Branchenübliche Belastungsfaktoren im pädagogischen Sektor konnten in verschiedenen Untersuchungen belegt werden und sind auf andere Tätigkeitsfelder übertragbar. Die Gestaltung der unmittelbaren Arbeitsumgebung an Raum, Klima und Bereitstellung von Mitteln stellen einen wichtigen Faktor dar. In organisatorischen Fragen sind zugrundeliegende Konzepte, Personalausstattung, Arbeitsorganisation und Pausenregelungen als beispielhafte Faktoren zu benennen. Aufgaben sollten hinsichtlich Komplexität, Dichte, Zeitdruck, Verantwortung, physische Belastung, Emotionalität, Gefahrenquellen sowie berufliche Entwicklung überprüft werden. Auch die sozialen Kontextfaktoren innerhalb des Teams und um das Team herum als auch das Betriebsklima sind kritisch zu hinterfragen. Auch die gesellschaftlichen Rahmenbedingungen wie die wirtschaftliche Lage des Unternehmens, Berufsstatus und -image als auch die Vergütung sind mit aufzunehmen.

Im pädagogischen Kontext zeigt sich ein Zusammenhang zwischen Arbeitsbelastung und gesundheitlicher Situation. Selten ist es monokausal begründet, häufig zeigt sich eine Belastungskonstellation, die gesundheitsbeeinträchtigend wirkt. Als Hauptbelastungsfaktoren gelten psychische und physische Belastung, die Grenzen der persönlichen Belastbarkeit erreichen. Distanzierungsfähigkeit beschreibt das individuelle Vermögen, nach der Arbeit Abschalten zu können Als belastungssenkende Ressourcen werden die unterstützende Kollegenschaft und fördernde Trägerschaft als auch das positive Image des Berufsbildes aufgeführt.

Klinische Zeichen einer psychischen und physischen Erschöpfung sind Kopfschmerzen, Schlafstörung, Müdigkeit und Mattigkeit oder Magen-Darm-Beschwerden, Nervosität und Gereiztheit als auch Niedergeschlagenheit. Konzentrationsstörungen, Schwindel, Energiemangel, emotionale Instabilität treten hinzu und können auch zu einer emotionalen Erschöpfung führen.[48]

Neben den Pflegeberufen stellen frühkindliche pädagogische Bildung, Schule, Soziale Arbeit aber auch Polizei soziale Interaktionsberufe dar, die mit hohen psychosozialen Anforderungen verbunden sind. Adressat der Leistung und Dienstleistende stehen in einer unmittelbaren Interaktion *(uno-actu-Prinzip)*. Dienstleistende arbeiten mit und an den Gefühlen der inanspruchnehmenden Personen und das Gelingen der Interaktion ist bestimmend für das Ergebnis. Zugleich sind die jeweiligen Erbringer der Leistung gefordert, mit den eigenen Gefühlslagen vor dem Hintergrund der individuellen psychosozialen Situation umzugehen. Zuweilen stellt dies eine Herausforderung dar. Erschwerend kommt hinzu, dass die Beteiligten nicht unbedingt interessiert sind, an dem Prozess teilzunehmen. Die Teilnahme am Unterricht ist nicht unbedingt freiwillig, sondern fühlt sich erzwungen an. Der Räuber hat kein hohes Interesse mit der Polizei zu kooperieren. Unwägbarkeiten der sozialen Interaktion wie undiszipliniertes Verhalten im Schulalltag oder gefährdende Situationen im Polizeialltag treten hinzu.

Strukturelle Defizite sind nicht nur Personalmangel oder Krankenstand der Mitarbeiterschaft. Zunehmend zeigt sich eine Arbeitsverdichtung, die durch Personalmangel nochmals befördert wird. Es ergibt sich die Frage danach, wie sich psychische Erschöpfungssyndrome in den sozialen Interaktionsberufen, wie Pflege, frühkindliche Bildung, Schule und Polizei im Vergleich zu anderen Berufen aufzeigen. In einer Follow-Up-Studie wurden etwa 20.000 Erwerbstätige in den Jahren 2006, 2012 und 2018 telefonisch zu ihren Arbeitsanforderungen, Arbeitsbedingungen und Arbeitsbelastungen befragt. Es wurden mögliche psychische Erschöpfungsreaktionen wie Kopfschmerz, nächtliche Schlafstörungen, allgemeine Müdigkeit, Mattigkeit oder Erschöpfung, Magen- oder Verdauungsbeschwerden, Nervosität oder Reizbarkeit sowie Niedergeschlagenheit erfragt. Gefragt wurde danach, ob diese Symptome während oder unmittelbar nach der Arbeit auftreten.

48 Firmino, N.M.; Bauknecht, J.: Entwicklung, Ausmaß und Determinanten der psychischen und emotionalen Erschöpfung bei Erzieherinnen und Erziehern. In: Zbl Arbeitsmed 2022 (72): S. 195–205

Zudem wurde dichotom dahingehend gefragt, ob die Symptome vorliegen oder nicht vorliegen.

In der univariaten Analyse zeigte sich eine über alle Berufsgruppen hinweg bestehende höhere psychische Erschöpfung im Vergleich zu allen anderen Berufen. Zwischen 2006 und 2012 fand sich ein signifikanter Anstieg bei Erzieherinnen und Erzieher, in der Krankenpflege und in der Geburtshilfe. Zumeist benennen die Berufsgruppen Müdigkeit, Mattigkeit und Erschöpfung sowie Kopfschmerz und Schlaflosigkeit als führendes Symptom. Berufsspezifisch leiden Erzieherinnen und Erzieher eher an Kopfschmerzen. Schlafstörungen werden verstärkt von Gesundheitsfachberufen beschrieben. Polizistinnen und Polizisten geben allgemein weniger Beschwerden an, zeigen hinsichtlich Schlafstörungen leicht erhöhte Werte. Tendenziell scheinen Frauen eher betroffen, Erschöpfungssyndrome aufzuzeigen, jedoch nicht statistisch relevant. Höheres Lebensalter wirkt in diesem Kontext wohl eher protektiv.

Arbeitsverdichtung sowie Ökonomisierung des Gesundheitswesens scheinen relevante Faktoren einer zunehmenden Erschöpfung zu sein. Gesundheitsfördernde Programme, wie sie beim Lehrpersonal zu beobachten sind, scheinen ein stabilisierender Faktor zu sein. Als Gründe für einen Abbruch der Berufslaufbahn, scheinen fehlender Gestaltungsspielraum, fehlende Unterstützung durch das Team oder die Bezahlung als hauptursächliche Faktoren zu sein. Die tendenziell höhere Einschätzung einer psychischen Erschöpfung bei Frauen wird eher durch Doppelbelastung hinsichtlich familiärer Verpflichtungen und auch in der Neigung zum *overreporting* gesehen, dahingehend Männer zu einem *underreporting* neigen.

Zusammenfassend zeigt sich eine steigende psychische Erschöpfung in den sog. systemrelevanten Berufen. Strukturelle Defizite und Arbeitsbedingungen tragen entscheidend dazu bei und sollten angegangen werden, um die Attraktivität der Berufe zu steigern und dem Fachkräftemangel entgegenzuwirken. Gesundheitsfördernde Programme sollten auf betrieblicher und individueller Ebene den besonderen psychosozialen Anforderungen entsprechen. Auch in sozialen Berufen erscheint es sinnvoll, Aspekten von Selbstwirksamkeit, Konflikt- und Emotionsmanagement konstruktiv zu begegnen.[49]

---

49 Bauknecht, J.; Wesselborg B.: Psychische Erschöpfung in sozialen Interaktionsberufen von 2006 bis 2018. In: Präv Gesundheitsf 2022 (17): S. 328–335

4.2 Physische Ausdauer

Im sozialmedizinischen Kontext stellt die Beantwortung der Frage der physischen Ausdauer insbesondere hinsichtlich der Leistungsbeurteilung eine Herausforderung dar. Unter Ausdauer ist zu verstehen, die Fähigkeit, eine gegebene Leistung über einen möglichst langen Zeitraum aufrecht erhalten zu können. Gleichfalls drückt sich die Ausdauer in der Fähigkeit aus, nach Belastungen schnell wieder erholt zu sein. Die Ausdauerleistung wird in hohem Maße von den energetischen bzw. metabolischen Voraussetzungen bestimmt. Für die Bewältigung von Ausdauerleistungen ist aber auch die psychische bzw. motivationale Bereitschaft erforderlich, Leistungen abzuliefern.

Das **metabolische Äquivalent** (MET) stellt ein Maß für den Energieverbrauch des Menschen dar. Es beschreibt das Verhältnis der Stoffwechselrate bei der Arbeit zur Stoffwechselrate im Ruhezustand. Ein MET ist definiert als 1 kcal/kg/Stunde und entspricht etwa den Energiekosten für ruhiges Sitzen. Ein MET wird auch definiert als Sauerstoffaufnahme in ml/kg/min definiert, wobei ein MET dem Sauerstoffaufwand für ruhiges Sitzen entspricht, als 3,5 ml/kg/min.[50]

Die klinische Einschätzung der Leistungsfähigkeit – orientiert an Alltagstätigkeiten – ist eine Kernaufgabe der Rehabilitation, erlaubt sie doch die Einschätzung des Leistungsprofils und Gestaltung des Rehabilitationsplanes. Die körperliche Leistungsfähigkeit wird als Vielfaches des Ruheumsatzes ausgedrückt. Als Grenze für einen durchschnittlichen operativen Eingriff werden 4 MET angegeben. Bei einer Einschätzung unter 4 erscheint eine weiterführende Diagnostik ratsam und angebracht.[51]

Zur Einschätzung werden alltägliche Aktivitäten genutzt. Hierzu zählen etwa Radfahren oder Ergometer, Tanzen, Fischen und Jagen, Homecare, Reparaturarbeiten, Gartenarbeiten, Erwerbs- und Arbeitstätigkeiten sowie sportliche Aktivitäten zu Wasser und zu Land. Ein solches Nachschlagewerk gibt eine Orientierung über die individuelle Leistungsfähigkeit, ohne eine direkte oder indirekte aufwändige Kalorimetrie anwenden zu müssen.[52]

---

50 Stemper, T.: Was ist MET? In: Fitness & Gesundheit 2013 (1): S. 82–83

51 Zwissler, B.: Praeoperative Evaluation erwachsener Patienten vor elektiven, nicht kardiochirurgischen Eingriffen. In: Anaesth Intesivmed 2010 (51): S. 5788–5797

52 Ainsworth, B.E.; Haskell W.L.; et al.: Compendium of Physical Activities: classification of energy cost of human physical activities. In: Medicine and Science in Sports an Exercise 1993: S. 71–80

MET	Beispiele
1	Sitzen, Whirlpool, Telefonieren, Umarmen, Essen, Toilettenbenutzung, sich unterhalten
2	Schreibtischtätigkeit, Geschirr abräumen, Ankleiden, langsamer Spaziergang, Gehen auf der Ebene
3	Fenster putzen, Boden reinigen, Böden saugen, Spülmaschine ein- und ausräumen, Küche grob durchfegen, Müll wegbringen, Bett beziehen, Kochen für ein bis zwei Personen
4	Hausreinigung, Gartenarbeit, Unkraut jäten, Böden schrubben, Tapezieren, Anstreichen, Kinderwagen schieben, Bad und Toilette putzen, Großeinkauf planen und durchführen, Herd schrubben, Türen – und Fensterbretter wischen, Heizkörper reinigen, Kochen für 2 bis 4 Personen
5	Garten umgraben, mit Kindern aktiv spielen, Betten beziehen, Kühl- und Gefrierschrank reinigen, lose Teppiche reinigen, Gardinen waschen, Schränke und Schubladen auswischen. Kochen für 4 bis 6 Personen
6	Grundreinigung der Küche. Installation von Herd, Kochplatte, Kühl- oder Gefrierschrank oder Spülmaschine, Kochen für 6 bis 10 Personen
7	Komplettes ein- oder ausräumen der Küche, Bretter sägen und einpassen, Möbel verschieben und einpassen, Trockenbau, Kochen für 20 bis 25 Personen
8	Möbeltransport, Aufbau einer Küche, Installation von Gas, Wasser, Strom, Wände entfernen oder aufbauen, Fliesen entfernen und neu anbringen, Kochen für mehr als 30 Personen

Tab. 5: Metabolische Äquivalenz am Beispiel hauswirtschaftlicher Tätigkeiten (in: Ainsworth et al. [1993]), (eigene Darstellung).

Ein Blick auf Ausdauersportlerinnen und -sportler scheint in diesem Zusammenhang sinnvoll. Teilweise werden Trainingseinheiten von 500 bis 1.000 Stunden pro Jahr berichtet oder eine Laufdistanz von mehr als 150 km. Mit der Teilnahme an der *Tour de France* oder *Race Across America* kann der Bedarf auf das 5-fache des Ruheenergieverbrauches ansteigen. Andererseits können Phasen auftreten, an dem nur geringe Trainingseinheiten absolviert werden können und sich das Leistungsniveau nicht allzu sehr von dem des Freizeitsportlers unterscheidet. Der Bedarf an Energie kann also unterschiedlich sein. Der Bedarf an Energie kann mithilfe unterschiedlicher Methoden ermittelt werden. Mit der Kalorimetrie werden Wärmemengen als physikalische Größe für den Energieumsatz gemessen. Wird bei der direkten

Kalorimetrie die Wärmemenge gemessen, so wird bei der indirekten Kalorimetrie der gemessene Sauerstoffverbrauch gemessen und die freiwerdende Wärmemenge berechnet. Zahlreiche Studien führten dann zu Registern des metabolischen Äquivalentes, so dass mit dem bestehenden Aktivitätsgrades der Energieumsatz eingeschätzt werden kann.[53]

Limitationen ergeben sich dahingehend, die individuelle Fitness einzuschätzen und zu berücksichtigen. Es stellt sich in der gutachtlichen Beurteilung der Leistungsfähigkeit, ob die gegebene Leistungseinschränkung sich durch eine mangelnde Fitness erklärt und somit mit geeigneten Mitteln wieder aufgebaut werden kann oder ob das zu beschreibende Leistungsvermögen den tatsächlichen Gegebenheiten entspricht, ein höheres Leistungsprofil nicht abzuliefern ist.

Fall | Jasmina N. (52) war vor 5 Jahren mit dem Motorroller gestürzt und erlitt einen komplexen Verrenkungsbruch des linken Fußes, der operativ versorgt worden war. Es folgten in den kommenden Jahren mehrfache Korrekturoperationen, mit Teilversteifungen des Fußes. Vor zwei Jahren wurde in einer Schmerzklinik in einem mehrwöchigen Aufenthalt ein komplexes regionales Schmerzsyndrom (CRPS 1), ein Restless-Legs-Syndrom, eine chronische Schmerzstörung mit körperlichen und psychischen Faktoren und eine Depression sowie der Verdacht auf eine posttraumatische Belastungsstörung diagnostiziert.
Sie ist als angelernte Maschinenbedienerin in einem Unternehmen beschäftigt, der sich mit elektrischen Antrieben und Steuerungen für Rollläden, Jalousien und weiteren automatischen Antrieben beschäftigt. Hierbei ist sie in der Produktion tätig. Sie muss Maschinen einrichten, bestücken und kontrollieren. Eine berufliche Eingliederung gelang in den ersten Jahren, seit zwei Jahren besteht eine dauerhafte Arbeitsunfähigkeit.
Beständig ist sie auf die Verwendung von Unterarmgehstützen angewiesen. Sie benötigt eine hochdosierte Schmerztherapie entsprechend

53 Braun H, Carlsohn A, Großhauser M, König D, Lampen A, Mosler S, Nieß A, Oberritter H, Schäbethal K, Schek A, Stehle P, Virmani K, Ziegenhagen R, Heseker H (2019) Energy needs in sports. Position of the working group sports nutrition of the German Nutrition Society (DGE). Ernahrungs Umschau 66 (8): S. 146–153
The English version of this article is available online: DOI: 10.4455/eu.2019.040

WHO-Schema II sowie einer medikamentösen antidepressiven Therapie. Wesentliche Anteile der Haushaltstätigkeit sind ihr nicht mehr möglich und werden von ihrem Ehemann übernommen. Ein- und Durchschlafstörung mit nicht erholsamem Schlaf, Stressintoleranz und Dünnhäutigkeit, Konzentrationsstörung, Lärm- und Lichtintoleranz sowie eine relevante Erschöpfung treten hinzu.
Bei der klinischen Untersuchung zeigen sich am Sprunggelenk reizfreie Narben. Die Beweglichkeit im oberen Sprunggelenk mit einer Flexion von 20° und einer aufgehobenen Dorsalextension ist eingeschränkt (0–0–20). Die Pronation und Supination im Sprunggelenk ist aufgehoben (0–0–0), die Eversion und Inversion im Fuß ist mit jeweils 10° abbildbar (10–0–10). Die Schmerzintensität wird im Mittel mit 5 von 10 entsprechend der nummerischen Analogskala angegeben, zeitweilig auch in Schmerzattacken auf bis zu 10 ansteigend. Die damit einhergehende emotionale Belastung und auch die schmerzbedingte Beeinträchtigung wird als erheblich beschrieben.
Der Klinikalltag stellt für sie eine Herausforderung dar. Wesentliche Maßnahmen konnten nicht durchgeführt werden. Trotz intensiver Bemühungen konnte eine Harmonisierung des Gangbildes nicht erzielt werden Im ergotherapeutischen Assessment zeigten sich erhebliche Einschränkungen der Körperbewegung der unteren Extremität, wie Gehen, Stehen, Leitersteigen, Kriechen und Rutschen aber auch Knien, Hocken, geneigtes oder gebücktes Arbeiten. Auch das Heben und Tragen von Lasten und auch das Schieben und Ziehen. Auffallend war eine aufgehobene physische Ausdauer, die sich in allen Bereichen des Rehabilitationsverfahrens aufgezeigt hatte. Auch die passiven Momente, wie Entspannungsübungen oder Achtsamkeitsübungen stellten für die Patientin auch insbesondere hinsichtlich der Intensität des Schmerzerlebens eine Herausforderung dar.
Wenngleich es sich um eine Verletzung des Mittfußes handelt, so sind die Folgeschädigungen doch erheblich. In etwa einem Drittel werden die Verletzungen initial übersehen, in einem weiteren Drittel der Fälle finden sich trotz operativer Korrektur verbliebene Fehlstellungen. Ziele reorientierender Arthrodesen sind die Wiederherstellung der Achsenverhältnisse und die Beseitigung einer chronischen Instabilität; Maßnahmen, die diesbezüglich nicht zu einer Schmerzreduktion und

Verbesserung der Teilhabe am sozialen und beruflichen Leben geführt haben.[54]

Eine interessante Studie aus Jena beschäftigt sich mit Ausdauersportlern, die im Unterschied zu Patientinnen und Patienten mit Chronischem Schmerzsyndrom, ein kontrolliertes, vorhersagbares Schmerzerleben erfahren und dies mit positiven Aspekten assoziieren. Schmerzereignisse werden dahingehend als erforderlich erachtet, um Rekorde, Bestzeiten und Wettkampferfolge zu erzielen. Es entstand die Überlegung, dass regelmäßig durchgeführtes Ausdauertraining die endogene Schmerzinhibitionsfähigkeit mit der Zeit verbessert. Inhibitorische Modulationen werden hauptsächlich über Neurotransmitter Serotonin und endogene Opioide erzielt. Wissenschaftliche Daten weisen darauf hin, dass Ausdauersport zu einer verminderten Schmerzwahrnehmung führen, bei gleichzeitig erhöhter Stimmung bzw. erhöhter Euphorie, die in einer Beteiligung endogener Opioide bei der Entstehung positiver affektiver Veränderungen nach einer Ausdauerbelastung begründet sind. Andere Studienlagen sehen diesen Effekt kritisch. Lang andauerndes und regelmäßig intensiv durchgeführtes Ausdauertraining ist diesbezüglich zu unterscheiden. Hier zeigt sich eine höhere Schmerztoleranzschwelle, es zeigen sich insgesamt niedrigere Schmerzratings. Entsprechende Korrelate zeigen sich auch in funktionellen MRT-Untersuchungen. Ausdauersporttreibende zeigen nicht nur eine verminderte Schmerzwahrnehmung, sondern auch eine veränderte Schmerzverarbeitung im zentralen Nervensystem. Hierdurch ergeben sich Perspektiven zur Schmerzreduktion durch Ausdauersportarten. Längsschnittstudien geben einen Hinweis darauf, dass sportliche Betätigung tendenziell positive, jedenfalls keine negativen Effekte auf Schmerzreduktion, Verbesserung physischer und psychischer Funktionen und Erhöhung der Lebensqualität hat. Ausdauersportarten könnten einen positiven präventiven Beitrag hinsichtlich eines chronischen Schmerzleidens leisten.[55]

---

54 Zwipp, H.: Rekonstruktion posttraumatischer Fehlstellungen des Mittfußes. In: Trauma Berufskrankh 2014 (16 Suppl. 1): S. 46–52

55 Geisler, M.; Weiß, T.: Schmerzmodulation durch Ausdauersportart. In: Manuelle Medizin 2022 (60): S. 143–150

4.3 Burn-out

Ursachen eines Burn-outs sind vielfältig, wie auch die Symptome. Manche der Betroffenen erlitten Stresserfahrung, als sie für die Mühen des Jobs keine Anerkennung bekamen. Da kommen Fragen nach dem Sinn der Arbeit auf. Andere erfahren Mobbing. Private Probleme kommen oft hinzu. Ebenso sind die Symptome unterschiedlich und reichen von Gereiztheit und Müdigkeit bis hin zu körperlichen Erkrankungen, wie Magenkrämpfen oder generalisiertem Schmerz.

Fall | Hannes L. (57): „Als ich vor zehn Jahren als Gartenbauer anfing, wurde ich in der Mannschaft schnell zu einer Art Vorarbeiter. Ich bewegte alle Transporter, Kranwagen und Bagger. Wir arbeiteten bis zu zehn Stunden am Tag, mittags machten wir bloß eine halbe Stunde Pause. Für die körperlich sehr harte Arbeit bekam ich so gut wie nie Lob und wenig Geld, dafür herrschte immer Zeitdruck.

Nach zwei Jahren schrie ich immer häufiger auf der Baustelle herum, hatte ständig schlechte Laune und verletzte mich beim Arbeiten, weil ich nicht aufpasste. Als ich dann eines Morgens einen Eimer mit Pflanzen fallen ließ und noch auf der Stelle anfing, zu weinen, wusste ich, dass etwas nicht in Ordnung ist. Mittlerweile war ich über fünfzig Jahre alt. Jeden Morgen war mein erster Gedanke nach dem Aufwachen: Scheiße! Wie sollte es nur beruflich mit mir weitergehen? Wenn ich jetzt kündige, würde ich doch in meinem Alter keinen vernünftigen Job mehr finden, dachte ich.

Irgendwann hatte ich permanente Schmerzen im Rücken, in den Schultern und Ellenbogen, in den Händen und Knien. Ich war oft traurig oder wütend. Dann schrie ich eines Morgens die versammelte Mannschaft in einem Wutanfall zusammen, was mir bis heute leidtut, knallte meinen Schlüssel auf den Tisch und kündigte. Auf Anraten eines Freundes ging ich zum Arzt, der mich sofort krankschrieb. Es folgten eine Reha und zwei Therapien. Leider verlor ich in dieser Zeit nicht nur meine Arbeit, sondern auch meine Freundin – und zwei Oldtimer, die ich aus finanziellen Gründen abgeben musste."[56]

---

56 Schade, A-K.; Herringer, F.: „Jeden Morgen nach dem Aufwachen dachte ich: Scheiße!" In: Kasuistik aus Zeit-Online (18.10.2019): https://www.zeit.de/arbeit/2019-10/burn-out-stress-arbeitsplatz-depressionen-ueberlastung-erfahrungen/komplettansicht

So heterogen die Symptome, so unterschiedlich finden sich die Gründe für das „Ausgebranntsein“. Allgemein zeigt sich ein Erschöpfungszustand auf biopsychosozialer Ebene. Obgleich das Phänomen seit den 1960er/1970er Jahren beschrieben wird, existiert keine einheitliche Definition. Zugleich haben sich Kliniken auf die Behandlung der Folgen eines Burn-out-Syndroms spezialisiert und die gesamtgesellschaftlichen Kosten sind als erheblich einzuschätzen. Die Arbeitsgemeinschaft der Wissenschaftlichen Medizinischen Fachgesellschaften (AWMF) hat die Erarbeitung einer S3-Leitlinie 2022 zur Prävention des Burn-outs in Auftrag gegeben, dessen Abschluss 2026 geplant ist.[57]

Letztlich geht es um die Frage, was will ich, was kann ich und passt das zusammen? Stichwort Stress. Wie schlimm ist denn dieser Stress oder wann wird der Stress vor allem zum Problem? Zunächst einmal ist Stress ein lebenswichtiges Phänomen und stellt in der Menschheitsgeschichte einen zentralen Faktor dar, um das Überleben zu sichern. In Alarmbereitschaft versetzt, kommt es über Hypothalamus, Nebennierenrinde und -mark durch Freisetzung von Adrenalin und Noradrenalin zu einer hormonellen und autonomen sympathikotonen Aktivierung. Angriffsbereitschaft, Energiebereitstellung, Muskelanspannung, Steigerung von Atemfrequenz und Herzschlagfolge erscheinen sinnvoll, wenn Gefahr droht, etwa wenn ein Säbelzahntiger angreift. Flucht und Angriff werden optimiert.

Es geht auch um die Frage, ob die gestellte Aufgabe zu bewältigen ist oder überfordert und dies im individuellen Kontext. Gelingt der Abgleich dahingehend, als dass die gestellte Anforderung zu bewältigen ist und vielleicht auch ein bisschen anstrengend ist, dann ist das sogar sehr gesund, es entwickelt sich ein Flow. Die gestellten Anforderungen können schnell erledigt werden und Erfolge stellen sich ein, die Zeit vergeht schneller und es entwickelt sich ein Spaßfaktor, eine Freude bei dem, was man tut.

Problematisch wird es, wenn man das Gefühl hat, den Belastungen nicht gewachsen zu sein. Dann steigt der akute Stress. Hält der Stress nur kurz an, folgt die Erholungsphase und das Gleichgewicht wird zügig wiederhergestellt. Langandauernder und wiederkehrender Stress hält den Körper dauerhaft in Alarmbereitschaft. Das führt zu sekundären und dann auch messbaren und später zu dauerhaften Auswirkungen wie Atherosklerose, Bluthochdruckkrankheit, Fettstoffwechselstörung und Diabetes,

57 AWMF-Leitlinien-Details S3-Leitlinie Prävention des Burnouts. Registernummer 188–001

verminderte Immunabwehr, Erhöhung des Infarktrisikos, Magen-Darm-Erkrankungen, Beeinträchtigung der Sexualfunktion sowie Konzentrations- und Gedächtnisstörungen als auch relevante Schlafstörungen. Zudem sinkt die Reizschwelle gegenüber Stressoren. Bereits kleinere Reize können zum Auslöser werden und das ist dann auch nicht mehr gesund.

Das Maslach Burnout Inventory (MBI) ist der am meisten verbreitete Test, der in den 1980er Jahren entwickelt wurde und die Dimensionen emotionale Erschöpfung, Empathieverlust (Depersonalisierung) und reduzierte persönliche Leistungsfähigkeit misst. Burn-out wird verstanden als ein Syndrom emotionaler Erschöpfung und Zynismus, das häufig bei Personen auftritt, die in irgendeiner Form mit Menschen arbeiten. Mitarbeiterinnen und Mitarbeiter haben das Gefühl, dass sie auch psychologischer Ebene nicht mehr in der Lage sind, etwas von sich zu geben. Entwicklung negativer, zynischer Einstellungen gegenüber Klienten scheinen in gewisser Weise mit dem Syndrom verbunden zu sein. Hinzu tritt die Unzufriedenheit mit sich selbst und das Gefühl, mit dem eigenen Leistungsvermögen unzufrieden zu sein.[58]

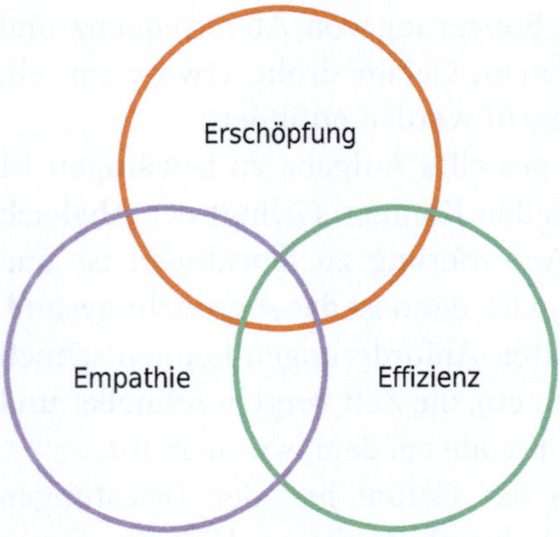

Abb. 9: Hauptmerkmale in der Beurteilung von Burn-out. Es zeigen sich Schnittmengen aus den Aspekten Erschöpfung, Empathie und Effizienz in der individuellen Situation (eigene Darstellung).

Systematische Reviews belegen die häufige Nutzung des Inventars, wobei sich weitere Erhebungsinstrumente entwickelt haben. Ob sich jedoch mit diesen Instrumenten Burn-out wirklich diagnostizieren lässt, ist nicht verlässlich zu beantworten, da keine Cut-off-Werte angegeben sind, bzw. willkürlich festgelegt worden sind. Als durchgängiges Merkmal erscheint emotionale Erschöpfung relevant zu sein, während Empathieverlust und Ineffizienz im Sinne verminderter Leistungsfähigkeit in ihrer Bedeutung relativierbar erschei-

58 Maslach, C.; Jackson, S.E.: The measurement of experienced burnout. In: Journal of Occupational Behaviour 1981 (2): S. 99–113

nen. Abgrenzungen gegenüber Depression, anhaltende Erschöpfung *(chronic fatigue syndrome)* oder Alexithymie (Gefühlsblindheit) sind zu diskutieren. Die Entwicklung somatischer Komorbiditäten gilt als gesichert und sie nehmen mit dem Schweregrad des Burn-outs zu, wenngleich neurobiologische und psychobiologische Mechanismen weiterhin unklar erscheinen. Von einigen Autoren wird über neuroendokrine, hämostatische und inflammatorische Veränderungen berichtet, wie sie auch bei anderen chronischen Stresszuständen berichtet werden.[59]

Die Weltgesundheitsorganisation (WHO) klassifiziert Burn-out als ein berufsbezogenes bzw. arbeitsbezogenes Phänomen, als ein Syndrom, das auf chronischen Stress am Arbeitsplatz zurückzuführen ist, der nicht erfolgreich bewältigt wurde. In der deutschen Übersetzung der ICD-11 wird der Begriff erstmalig definiert als Folge von chronischem Stress am Arbeitsplatz, der nicht erfolgreich bewältigt wurde, die mit Gefühlen der Energieerschöpfung oder Erschöpfung einhergeht. Es zeigt sich eine erhöhte Distanz zur Arbeit oder Gefühlen von Negativismus (Verweigerung) oder Zynismus (Verachtung und Spott in Bezug auf die Arbeit als auch dem Gefühl der Ineffektivität (Ergebnislosigkeit)) und des Mangels an Leistung. Die Diagnose ist nur bezogen auf den beruflichen Zusammenhang und dient nicht zur Beschreibung von Erfahrungen in anderen Lebensbereichen. Gemäß dem Diagnostic and Statistical Manual of Mental Disorders (DSM-5) handelt es sich um eine Anpassungsstörung, die durch Überanstrengung und Müdigkeits- und Erschöpfungsgefühle gekennzeichnet ist, die seit mindestens sechs Monaten anhält. Sie ist durch die Dimensionen Erschöpfung, mentale Distanz, kognitive und emotionale Beeinträchtigung und drei sekundäre Symptome wie psychische Stresssymptome, psychosomatische Beschwerden und depressive Verstimmung gekennzeichnet.[60]

Mit der Heterogenität der Diagnosekriterien und der Erhebungsinstrumente ergibt sich auch eine Heterogenität der Prävalenz von Burn-out in der Population. In der Untersuchung „Arbeiten 2023" der Betriebskrankenkasse *Pronova* befürchten 61 % der Bundesbürger, an Überlastung zu erkranken. Etwa 21 % stuft demnach die Gefahr, an Burn-out zu erkranken als „hoch" ein. Etwa 30 % der befragten Personen hatten in ihrem Leben ein Burn-out,

---

59 Kaschka, W.P.; Korczak, D.; Broich, K.: Burnout—a fashionable diagnosis. In: Dtsch Arztebl Int 2011; 108 (46): S. 781–787. DOI: 10.3238/arztebl.2011.0781

60 Claeys, M.; Van den Broeck, A.; Houkes, I.; de Rijk, A.: Line Manager's Perspectives and Responses when Employees Burn Out. In: Journal of Occupational Rehabilitation 2024 (34): S. 169–179: https://doi.org/10.1007/s10926-023-10117-3

bei den 18–29-jährigen sind es 18 %. Bei der Krankenkasse habe die Zahl der Burn-out-Fälle 2023 im Vergleich zum Vorjahr um 20 % zugenommen. Im Schnitt fehlen Betroffene etwa 30 Tage pro Jahr am Arbeitsplatz. Als Hauptgründe werden Überstunden und ständiger Termindruck angegeben.[61]

Im McKinsey Report 2023 fühlen sich 37 % der Deutschen in Zusammenhang mit Arbeit zumindest erschöpft, 20 % und somit jede fünfte Person zeigen einen Symptomenkomplex von kognitiver und emotionaler Beeinträchtigung, Erschöpfung und mentaler Distanz als Zeichen eines Burn-out-Syndroms. Spitzenreiter sind Indien mit 59 % und Saudi-Arabien mit 36 %. Unsere Nachbarländer Schweiz (23 %), Schweden (25 %) Niederlande (13 %) Frankreich (15 %) bewegen sich im Mittelfeld und leicht darunter. Auf globaler Ebene empfanden etwa die Hälfte der Mitarbeiter (49 %), dass es ihnen „gut" gehe – sie funktionieren in allen Dimensionen der ganzheitlichen Gesundheit gut und haben gleichzeitig eine geringe Rate an Burn-out-Symptomen. Allerdings beschreiben sich durchschnittlich 9 % der Mitarbeiter als „dehnungsfähig" – sie funktionieren in allen Dimensionen der ganzheitlichen Gesundheit gut und leiden gleichzeitig unter einer hohen Rate an Burn-out-Symptomen. Fast ein Drittel der Mitarbeiter haben Probleme mit der Leistungsfähigkeit in allen Dimensionen der ganzheitlichen Gesundheit und weisen nur geringe Burn-out-Symptome auf. Die Gruppe, die am meisten zu kämpfen hat, sind diejenigen Mitarbeiter, die „ertrinken" – weil sie in allen Bereichen der ganzheitlichen Gesundheit nicht optimal funktionieren und häufig Burn-out-Symptome entwickeln. Es zeigt sich ein Anteil an Mitarbeiterinnen und Mitarbeiter, die verbessert werden können, indem gleichzeitig auf Anforderungen eingegangen wird und lösungsorientierte Möglichkeiten geschaffen werden. Dieses Potenzial kann als Ressourcenlücke beschrieben werden. Die gemeinsame Betrachtung ganzheitlicher Gesundheits- und Burn-out-Symptome könnte Arbeitgebern in verschiedenen Sektoren dabei helfen, die wahren Ursachen für die Ergebnisse besser zu unterscheiden. Beispielsweise berichten Ärzte, Krankenschwestern, Lehrer und andere im Sozial- oder Gesundheitswesen tätige Personen häufig, dass sie in ihrer Arbeit einen Sinn finden, berichten

---

61 Viele Beschäftigte befürchten ein Burnout. In: Deutsches Ärzteblatt vom 13.02.2024 (https://www.aerzteblatt.de/nachrichten/sw/Burnout%2FStress?s=&p=1&n=1&nid=149236)

jedoch häufig auch von einer hohen Rate an Burn-out-Symptomen und der Überlegung, ihren Arbeitsplatz aufzugeben.[62]

Österreich beschreibt, dass sich 19 % der Arbeitenden im Hinblick auf Burn-out in einem Problemstadium befinden, 17 % in einem Übergangsstadium und 8 % erkrankt seien. Bei etwa 4 % der arbeitenden Bevölkerung zeige sich eine Depression. Auch hier bestätigen die Daten einen zweigipfligen Verlauf bei den unter 30-jährigen und den über 50-jährigen. Erst nach dem 59. Lebensjahr sinkt das Erkrankungsrisiko.[63]

Vielfältig sind auch die Therapieangebote. Sie reichen von guten Tipps im Umgang mit Stress, Verbesserung der Ernährung, Schlafhygiene und Selbstfürsorge bis hin zu komplexen stationären Rehabilitationsmaßnahmen, Wellness-Retreats oder intellektuell philosophischer Auseinandersetzung mit der Stoa. Auf dem Buchmarkt und im Internet gibt es eine unüberschaubare große Anzahl an Expertenwissen zu finden. Der Begriff **Burn-out** erscheint im Unterschied zur Depression salonfähig und gesellschaftlich anerkannt, wirkt im sozialen Kontext nicht stigmatisierend. Die Grenzen zwischen gut gemeinten Ratschlägen, Patientenschulung, Gruppentherapie, Einzelcoaching und Psychotherapie sind fließend. „Eine möglichst gezielte und effektive Verbesserung berufsbezogener Stressbewältigungskompetenz ist letztendlich das zentrale Anliegen aller präventiv ausgerichteten, eben mehr als das ‚Auffüllen von Batterien' anstrebenden Behandlungsansätze", so *Andreas Hiller*t aus Prien am Chiemsee. „Es geht um die Entschärfung, Reduktion und Modulation individuelle Stressverstärker sowie die Etablierung hilfreicher und kompetenter Strategien im Umgang mit den Belastungen im Alltag."[64]

Spezifische berufsbezogene Behandlungsansätze adressieren Stressbewältigung am Arbeitsplatz. Die Interventionsgruppe, die im Rahmen einer stationären psychosomatischen eine kognitiv-verhaltenstherapeutische Therapiegruppe über 8 Doppelstunden erhielten, zeigten eine signifikante

62 Brassey, J.; Herbig, B.; Jeffery B.; Ungerman, D.: Reframing employee health: Moving beyond burnout to holistic health. McKinsey Health Institute November 2023: https://www.mckinsey.com/de/~/media/mckinsey/locations/europe%20and%20middle%20east/deutschland/news/presse/2023/2023-1103%20mhi%20studie%20mitarbeitergesundheit/reframing-employee-health-moving-beyond-burnout-to-holistic-health_fin.pdf

63 Scheibenbogen, O.; Andorfer, U.; Kuderer, M.; Musalek, M.: Prävalenz des Burnout-Syndroms in Österreich. Forschungsprojekt im Auftrag des Bundesministeriums für Arbeit, Soziales und Konsumentenschutz 2017

64 Hillert, A.; Wie wird Burn-out behandelt? In: Bundesgesundheitsbl 2012 55: S. 190–196

Reduktion des Verlustes der Erwerbstätigkeit. Rentenwünsche werden weniger artikuliert. Bei Reduktion beruflicher Belastungsaspekte zeigt sich eine Förderung des Kontrollerlebens am Arbeitsplatz.[65]

4.4 Borderline

Untersuchungen haben gezeigt, dass etwa 30 % der Patienten mit chronischen Schmerzen an einer **Borderline-Persönlichkeitsstörung** (BPD) leiden, dennoch werden Schmerzen in der Forschung zur Behandlung von BPD nicht oft diskutiert. Bei 65 Patienten, die sich wegen BPD in eine ambulante Behandlung begaben, wurden zu Beginn der kanadischen Studie die Prävalenz der lebenslangen DSM-IV-Schmerzstörung, aktuelle medizinische Probleme und das Erleben aktueller Schmerzen anhand des McGill-Schmerzfragebogens untersucht. Bei 65 % der Patienten lag die Diagnose einer lebenslangen Schmerzstörung gemäß DSM-IV vor. 89 % der Teilnehmer verspürten aktuell Schmerzen, deren Intensität von leicht (19 %) bis quälend (2 %) reichte. Einige Personen (21,5 %) gaben außerdem an, im letzten Monat vor Beginn der Behandlung alltägliche medizinische Probleme gehabt zu haben. Körperliche Schmerzen sind bei Personen mit BPS, die eine Behandlung suchen, weit verbreitet. Dieses Schmerzphänomen sollte bei der Behandlung berücksichtigt werden, um eine lebenslange funktionelle Beeinträchtigung zu verhindern, einschließlich der Möglichkeit des Substanzmissbrauchs als maladaptiver Bewältigungsmechanismus.[66]

Somatische Komorbiditäten bei Borderline-Persönlichkeitsstörung sind hinsichtlich kardiovasculärer Erkrankungen, Stoffwechselerkrankungen, gastrointestinaler Erkrankungen aber auch hinsichtlich Schmerzstörungen erhöht. Hervorzuheben sind vorsätzliche Selbstschädigung, Störungen durch Alkohol sowie psychotrope Substanzen und äußere Ursachen von Verletzungen einschließlich Unfällen. Personen mit einer Borderline-Persönlichkeitsstörung haben ein um das 2,3-fach erhöhtes Risiko innerhalb von 2 Jahren, im Vergleich zur Gesamtbevölkerung, zu versterben. Damit verbundene individuelle und gesamtgesellschaftliche Kosten werden auch

65 Koch, S.; Hedlund, S.; Rosenthal, S.; Hillert A.: Stressbewältigung am Arbeitsplatz: Ein stationäres Gruppentherapieprogramm. In: Verhaltenstherapie 2006 (16): S. 7–15

66 Heath, L.M.; Paris, J.; Laporte, L.; Gill, K.J.: High Prevalence of Physical Pain Among Treatment-Seeking Individuals With Borderline Personality Disorder. In: Journal of Personality Disorders 2018 (32) 3: https://doi.org/10.1521/pedi_2017_31_302

in der erheblich beeinträchtigten Lebensqualität, dem persönlichen Leiden und der Symptomlast. Die damit verbundene Übersterblichkeit ist weniger auf Suizid als auf die verschlechterte körperliche Gesundheit zurückzuführen. Dies spricht für die Einordnung der Borderline-Persönlichkeitsstörung (BPS) als schwere psychische Störung und unterstreicht, wie notwendig (neben der psychotherapeutischen und psychiatrischen) auch die somatische Prävention und Versorgung ist.[67]

4.5 Zeitmanagement

Relevanter Faktor für Stressreduktion scheint ein individuell angepasstes Zeitmanagement zu sein. Einerseits zeigt sich das Problem, dass Zeit nicht effizient genutzt wird. Zeitmanagement hilft, Stress zu reduzieren und eine verbesserte Leistungsfähigkeit aufzubringen. Immerhin berichten 48 % der Befragten von Arbeit von hohem Termin- und Leistungsdruck. Zeit- und Leistungsdruck begünstigt das Auftreten von somatischen und psychischen Erkrankungen. Viele unter Zeit- und Leistungsdruck Beschäftigte fühlen sich belastet und sind in ihrem persönlichen Befinden beeinträchtigt. Innerbetriebliches Sozialgefüge und deren Ausprägung können sowohl eine Belastung als auch eine Ressource für Beschäftigte sein. In einer Interviewstudie wurden in mittelgroßen Betrieben der Dienstleistung und Wissenschaft gesundheitserhaltende Umgangsweisen von beschäftigten mit Zeit- und Leistungsdruck untersucht. Es zeigte sich, dass ein guter Umgang mit Zeit- und Leistungsdruck und das Einpflegen eines Puffers relevante Faktoren darstellen, wobei ein gutes Klima im Team für diese Aspekte zu identifizieren war. Kollegialität, gegenseitige Unterstützung und Rückhalt, Entscheidung und Verantwortung nicht allein tragen sowie gute Interaktions- und Kommunikationsqualität werden als entscheidende Skills beschrieben. Die gegenseitige Unterstützung sowohl instrumentell, informationell als auch emotional wird als entlastend interpretiert. Führungskräften kommt eine besondere Rolle zu, als dass sie einerseits Teammitglied sind und andererseits gegenüber höheren Hierarchien vertreten. Authentizität, aktive Unterstützung, Wertschätzung und Schutz vor Überlastung und Überforderung der Teammitglieder werden als wichtige Elemente

67 Jacobi, F.; Grafiadeli, R.; Volkmann H.; Schneider, I.: Krankheitslast der Borderline-Persönlichkeitsstörung: Krankheitskosten, somatische Komorbidität und Mortalität. In: Nervenarzt 2021 (92): S. 660–669

beschrieben, die zu einem guten Klima beitragen. Verständnis, Bestätigung und Anerkennung werden als Faktoren wahrgenommen, die einen Beitrag dazu leisten, Zeit und Leistungsdruck abzufangen. Hierbei scheint nicht die Häufigkeit entscheidend zu sein, vielmehr die Wahrnehmung, dass diese Elemente eine jederzeit abrufbare Ressource darstellen *(Stand-by-Ressource).*[68]

Fall | Thorsten K. (47) arbeitet als freiberuflicher IT-Spezialist in einem Kreisbehörde und betreut die EDV gemeinsam mit 4 anderen Kollegen. Grund für die Reha-Maßnahme ist ein Schulter-Nacken-Syndrom mit begleitenden Spannungskopfschmerzen. In den Untersuchungen zeigen sich vermehrt degenerative Veränderungen der unteren Halswirbelsäule mit mäßiggradigen Bandscheibenprotrusionen. Selbstkritisch berichtet er, dass er dazu neige, essenziell wichtige Tätigkeiten vor sich herzuschieben. Zuhause sei das die Post öffnen, Überweisungen zu tätigen oder die Steuererklärung zu machen. Im Beruf würde er auch immer wieder damit anecken. Manchmal schiebe er die Dinge so stark auf oder erledigt die Dinge gar nicht. Das Studium sei bereits daran gescheitert und auch die Selbstständigkeit. Anfangs war es bei dem Job beim Kreis gut, er habe sich das Wissen so mit den Jahren angeeignet. In den letzten Monaten wurde es aber schlimmer und sein Chef sitzt ihm immer im Nacken. Statt sich zu überlegen, wie es weitergehen soll, sitze er seit acht Wochen im Büro und surfe im Internet herum. Wenn ich nicht bald die Kurve kriege, habe ich wenig Hoffnung auf ein langes Leben.

Prokrastination beschreibt das freiwillige, teils auch unnötige Verschieben einer geplanten, notwendigen oder wichtigen Aktivität (ugs. Aufschieberitis). Es geschieht, obgleich Zeit zur Bewältigung zur Verfügung steht. Gründe können mangelnde Organisationsfähigkeit, fehlende Selbstkontrolle, Angst vor Scheitern oder geringe Attraktivität der zugewiesenen Aufgabe sein. Es verursacht mit ablaufenden Fristen neben Stress und Hektik, Ärger und anhaltende Unzufriedenheit, Qualitätseinbußen, Beeinträchtigungen im beruflichen Fortkommen, Störungen in persönlichen

68 Schulz-Dadaczynski, A.: Die Rolle sozialer Beziehungen am Arbeitsplatz bei Arbeit unter Zeit- und Leistungsdruck. In: Präv Gesundheitsf 2023 (18): S. 132–137; https://doi.org/10.1007/s11553-022-00935-3

Beziehungen und Scham- und Unzulänglichkeitsgefühl in Verbindung mit einem negativem Selbstbild. Die Studienlage schätzt bei jedoch unterschiedlichen Erhebungsinstrumenten eine Prävalenz von 10–75 % ein. Die meisten Erfahrungen werden durch Erhebungen bei Studierenden gesammelt. Ein Studium verlangt im Vergleich zum Schulalltag eine hohe Selbstständigkeit in der persönlichen Planung. Bei einer Querschnittsstudie an der Universität Münster an 836 Teilnehmenden gaben 14,6 % an, ernsthafte Probleme mit Prokrastinationsstörung zu haben. Weiter zeigte sich, dass diese eher schlechtere Abiturnoten, eher älter sind und länger studieren. Sie empfinden ihr Studium eher weniger strukturiert und beklagen mehr körperliche und psychische Beschwerden.[69] Eine weitere Studie mit 939 Teilnehmenden zeigte eine ähnlich hohe Prävalenz von etwa 10–20 % der Studierenden sowie einen deutlichen Zusammenhang mit Versagensangst und Angst vor negativer Bewertung.[70]

Um bei der Projektbearbeitung Prokrastination effektvoll zu begegnen, stellt ein Zeitplan mit Zwischenzielen eine geeignete Methode dar. Mit dem Erreichen von Einzelzielen, wird die Realisierung des Gesamtprojektes schrittweise umgesetzt. Eine hilfreiche Technik, um effektiv planen zu können stellt die **ALPEN-Methode** dar. Aufgaben und Anforderungen werden systematisch zusammengestellt und für die einzelnen Aktivitäten wird der Zeitaufwand eingeschätzt. Zur Erledigung der anstehenden Aufgaben werden Pufferzeiten eingeplant, um auf besondere Ereignisse reagieren zu können. Iterativ ist der Prozess zu hinterfragen und es sind systematisch Nachkontrollen einzuplanen. Es erscheint sinnvoll ca. 60 % der Zeit für geplante, 20 % für unerwartete und 20 % für spontane und kreative Momente einzuplanen. Wird das Gesamtprojekt in Teilaufgaben eingeteilt können repetitiv Erfolgserlebnisse erzielt werden.[71]

---

69 Engberding, M.; Höcker, A.; Rist F.: Prokrastination. Ursachen, Auswirkungen, Behandlungsmodule. In: Psychotherapeut 2017 (62): S. 417–421

70 Rist, F; Engberding , M.; Patzelt, J.; Beißner, J.: „Aber morgen fange ich richtig an!" – Prokrastination als verbreitete Angststörung. In Personalführung 2006 (6): S. 64–78

71 Franze, C. (2016). Wie Sie gefährliche Zeitfallen erkennen und vermeiden. In F. C. Brodbeck (Hrsg.), Evidenzbasierte Wirtschaftspsychologie, (12). Ludwig-Maximilians-Universität München. http://www.evidenzbasiertesmanagement.de.

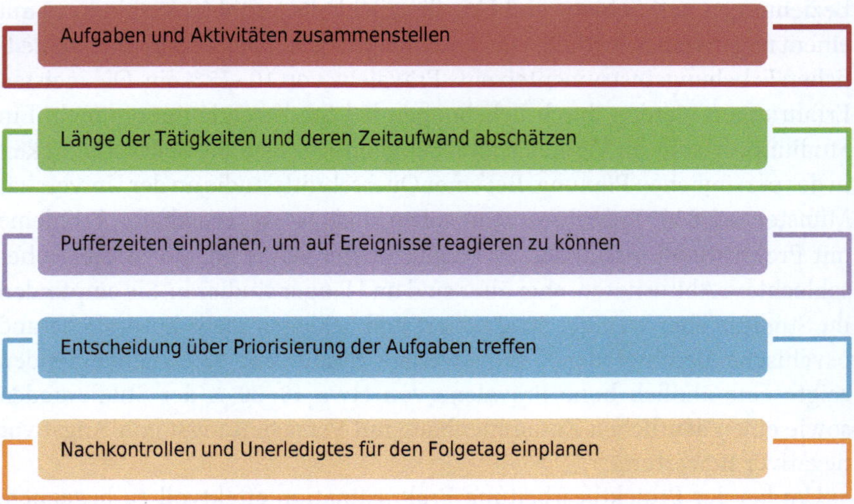

Abb. 10: ALPEN-Prinzip. Das ALPEN-Prinzip stellt eine Methode dar, um Anforderungen strukturell gerecht zu werden. In einer systematischen Schrittfolge werden die Zielvereinbarungen realisiert und umgesetzt. Zugleich werden Pufferzeiten eingeplant, um unerwarteten Ereignissen begegnen zu können. Priorisierung führt zu einer verbesserten Ergebnisqualität. Die effektivste Nutzung der Zeit hat den höchsten Vorrang (eigene Darstellung).

Zielformulierung eines Unternehmens könnte sein, dass Produkte mit dem höchsten Deckungsbeitrag Vorrang haben. Alle Kundenbeschwerden müssen nach dem ersten Anruf gelöst und beantwortet werden. Die Entwicklungszeit eines neuen Produktes bedarf einer definierten zeitlichen Vorgabe. Jede Mitarbeiterin und jeder Mitarbeiter müssen mindestens einmal im Jahr geschult werden. Für das Individuum kann die Zielformulierung sein, dass die persönliche Entwicklung den höchsten Vorrang hat. Kritische Anmerkungen erfordern einen gemeinsamen Dialog. Neue Projekte benötigen einer vorausschauenden Planung. Lernen ist ein lebenslanger Prozess. Hinsichtlich des Zeitmanagements können die Ziele darin liegen, dass die effektivste Nutzung der Zeit den höchsten Vorrang hat. Zeithindernissen ist konstruktiv zu begegnen. Aufgabenstellungen bedürfen einen definierten Zeitrahmen. Zeitmanagement ist ein iterativer Prozess.

Aspekt | *Samuel Kummer (1968–2024)* war Organist an der Dresdener Frauenkirche. Die Entlassung 2022 sei einem Gerichtsurteil zufolge rechtens. Das Arbeitsgericht Dresden teilte mit, dass die von der Stiftung Frauenkirche Dresden ausgesprochene Kündigung nach 17 Jahren seiner Tätigkeit wirksam sei. Auch die mehr als ein Dutzend Abmahnungen seien zulässig, so der Richter bei der Urteilsverkündung. Die Stiftung wirft dem Organisten Unzuverlässigkeit und Unpünktlichkeit vor. Immer wieder soll er verspätet oder gar nicht zu Konzerten und anderen Terminen erschienen seien. „An einem Ort wie der Dresdner Frauenkirche reicht künstlerische Exzellenz allein aber nicht aus. Deshalb ist es bedauerlich, dass beständige Differenzen und daraus resultierende Reibungsverluste auf organisatorischer Ebene nicht zur beiderseitigen Zufriedenheit ausgeräumt werden konnten" kommentiert die Geschäftsführung.
Samuel Kummer ist im Alter von 56 Jahren und etwa zwei Jahre nach der Entlassung plötzlich auf dem Dresdener Hauptbahnhof zusammengebrochen und verstorben. In seinem Nachruf verweist der Kulturwissenschaftler und Hörfunkjournalist des MDR *Claus Fischer* darauf hin, dass *Samuel Kummer* für die streng getakteten Abläufe eines durchstrukturierten Kulturbetriebes nicht geschaffen war und er sehr sehr viel mehr Künstler und manchmal nicht ganz von dieser Welt gewesen war, wenn er an seiner Orgel saß. Es stellt sich – nach Fischer – die Frage danach, dass sehr viel mehr Achtsamkeit gefragt ist … mehr zu schauen, was gewisse Dinge mit Menschen machen und insbesondere, was gewisse Dinge mit Künstlern machen.[72] Freunde der Familie glauben, dass die gerichtliche Auseinandersetzung ihm „das Herz gebrochen" habe.[73]

Es erscheint sinnvoll, eine **Prioritätenliste** zu erstellen, um zu wissen, welches die wichtigsten Ziele sind, die es zu verfolgen gilt. Das kann eine

72 MDR-Kultur – Das Radio vom 24.04.2024. Nachruf zum Tod von Samuel Kummer. In: https://www.mdr.de/nachrichten/sachsen/dresden/audio-samuel-kummer-nachruf-100.html

73 Klempnow. B.: Misstöne auf Beerdigung von langjährigem Frauenkirchenorganisten Samuel Kummer. In: Sächsiche.de vom 08.05.2024: https://www.saechsische.de/dresden/lokales/misstoene-auf-beerdigung-vom-langjaehrigen-frauenkirchen-organisten-samuel-kummer-5998171.html

Prüfung sein, um einen qualifizierten Abschluss zu erzielen. Das kann aber auch der Besuch des Großvaters sein, mit dem es noch etwas zu besprechen gilt oder auch das gemeinsame Kochen mit der Familie. Im Projektmanagement stellt die **SMART-Methode** eine Strategie dar, um realistische Ziele richtig zu formulieren und zu erreichen. Laut dieser Formel müssen diese Ziele spezifisch, messbar, attraktiv, relevant und terminiert sein. „Ich werde zweimal die Woche 7 km joggen gehen, um bis zum Beginn des kommenden Sommers 12 kg abgenommen und im Urlaub eine großartige Figur zu haben." Andere formulieren etwa: „Ab heute werde ich bis zur Rente 15 % meines Nettogehaltes sparen und in ETFs investieren." Ein Rehabilitand kann seine Zeile dahingehend formulieren, dass er bis zum Abschluss der Rehabilitationsmaßnahme seine berufliche Perspektive definiert haben möchte.

Sicherlich ist es sinnvoll die Phasen der eigenen Leistungsfähigkeit auszunutzen und den eigenen Biorhythmus, die eigene innere Uhr zu berücksichtigen. Gelingt es, ähnliche Aufgaben zu bündeln, können diese in einem Block abgearbeitet werden. Office-Zeit gibt die Möglichkeit, sich ganz auf die gestellte Aufgabe einzustellen und konzentriert beim Thema zu bleiben. So können Störfaktoren von außen eingegrenzt, bzw. vermieden werden. Verlässlichkeit dahingehend, pünktlich zu beginnen und auch pünktlich zu beenden, gibt sich selbst und auch dem umliegenden sozialen Umfeld Verlässlichkeit.

Aufgaben sind teils zu priorisieren und nach ihrer Wichtigkeit zu sortieren. Das **Eisenhower-Prinzip** wird oft in Verbindung gebracht zum ehemaligen US-Präsidenten *Dwight D. Eisenhower* über dessen Aussage vom 19. August 1954 beim Second Assembly of the World Council of Churches in Illinois und einen ehemaligen College-Präsidenten zitierte: "I have two kinds of problems, the urgent and the important. The urgent are not important, and the important are never urgent" (Ich habe zwei Arten von Problemen, die dringenden und die wichtigen. Die dringenden sind nicht wichtig, und die wichtigen sind nie dringend).[74]

Das Ziel des Prinzips besteht darin, sicherzustellen, dass die wichtigsten Aufgaben zuerst erledigt werden, weniger wichtige Aufgaben werden ggf. delegiert oder komplett gestrichen. Eine Aufgabe ist dann wichtig, wenn sie

74 Eisenhower, D.D.: Adress at the Second Assembly of the World Council of Churches, Evanston, Illinois vom 19.08.1954. In: Online by Gerhard Peters and John T. Woolley, The American Presidency Project: https://www.presidency.ucsb.edu/node/232572

zur Erreichung der Ziele beiträgt. Eine Aufgabe hat eine hohe Dringlichkeit, wenn sie zu einem bestimmten, nahen Zeitpunkt erledigt werden muss. Hieraus ergibt sich eine Matrix nach der (A) Aufgaben wichtig und dringend und sofort zu erledigen sind. In die (B)-Kategorie fallen Aufgaben wichtig, aber nicht dringend sind, um die Ziele zu erlangen. Das sind die wirklich wichtigen Aufgaben, die helfen, durch Erlangung von Kompetenz und Fähigkeiten Entwicklung voranzutreiben. Diesem Aspekt sollte sehr viel zeitlicher Raum und auch die entsprechende Sorgfalt eingeräumt werden, um auch „Feuerwehraufgaben" der Kategorie (A) gar nicht entstehen zu lassen. Routinemäßige Aufgaben sollten möglichst effizient und mit wenig Zeitaufwand abgearbeitet werden. Diese der Kategorie (C) angehörigen Aufgaben benötigen keinen hohen Perfektionismus und können teils auch delegiert werden. Sie sind nicht wichtig, aber dringend. Zuletzt gibt es noch die Kategorie (D), nach denen Aufgaben weder wichtig noch dringend sind. Die Aufgaben gelten als wirkliche „Zeitfresser" und sollten entweder kurzgehalten, oder ganz vermieden werden. Ergänzend sei angemerkt, dass wichtige Aufgaben und Entscheidungen selten dringend und dringende Aufgaben und Entscheidungen selten wichtig sind.

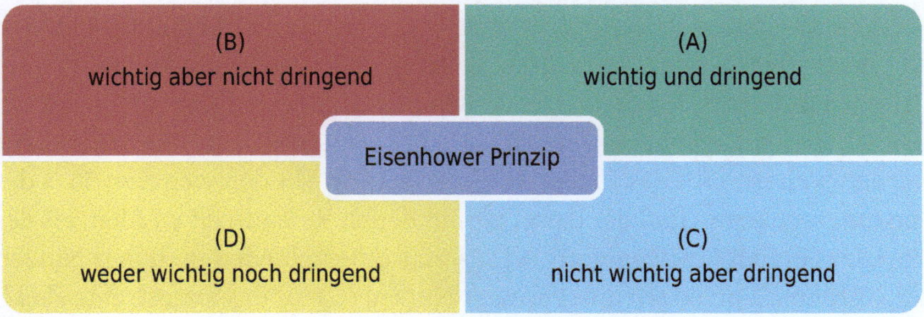

Abb. 11: Das Eisenhower-Prinzip stellt eine Methode dar, Wichtiges von Unwichtigem als auch Dringliches von Undringlichem zu trennen. Es gilt aber auch zu beachten: Wichtige Aufgaben sind selten dringend und dringende Aufgaben selten wichtig (eigene Darstellung).

Bei Analysen von Projekten und Prozesse wird häufig beobachtet, dass mit ca. 20 % Aufwand etwa 80 % des entstehenden Nutzens erbringen. Die Beobachtung dieses Phänomens wir dem italienischen Ingenieur, Ökonom und Soziologen *Vilfredo Pareto (1848–1923)* zugeschrieben, der besagt, dass mit 80 % der Ergebnisse mit 20 % des Gesamtaufwandes erreicht werden.

Die verbleibenden 20 % erfordern mit 80 % des Gesamtaufwandes die meiste Arbeit. Bei der Verteilung des Grundbesitzes in Italien fand Pareto heraus, dass ca. 20 % der Bevölkerung etwa 80 % des Bodens besitzen. Andere Beispiele sind etwa, dass 80 % der Kunden etwa 20 % der zur Verfügung stehen Titel kaufen, so dass es sich lohnend erscheint, dieses Segment zu bedienen und die umsatzstärksten Bücher in die Auslage zu legen. Andererseits sichern 20 % der Kunden etwa 80 % des Umsatzes, so dass es sich lohnt, den Kundenstamm zu adressieren. Dieses sog. **Pareto-Prinzip** hat Einzug in Marketing oder Qualitäts- und Personalmanagement gehalten lässt sich auf nahezu alle Lebensbereiche übertragen und macht es vergleichsweise leicht anwenden und umsetzen.

Kritiker weisen bei konsistenter Anwendung auf die Neigung auf Mittelmäßigkeit und Unvollständigkeit hin. Dies ist sicherlich korrekt, insbesondere dann, wenn es um Präzision und Genauigkeit geht. Das Pareto-Prinzip soll dabei helfen, sich im ersten Schritt auf die für das angestrebte Ergebnis wesentliche Dinge zu fokussieren. Es bedeutet nicht, dass auf die verbliebenen 20 % verzichtet werden kann oder diese zu vernachlässigen sind.

Zur weiteren Optimierung der 80/20-Regel ermöglicht die **ABC-Analyse** eine Differenzierung von für das Ergebnis relevanten und nichtrelevanten Leistungseinheiten. Hierzu wird etwa in einem Gesundheitsunternehmen die Gesamtmenge der erbrachten Leistungen nach Häufigkeiten in drei Gruppen unterteilt. Idealerweise werden mit 20 % der eingesetzten Ressourcen 80 % des Ergebnisses erzielt (A). Mit den weiteren 30 % der Fälle werden weitere 15 % des Umsatzes generiert (B). Mit den weiteren 50 % des Leistungsspektrum und der damit verbundenen Ressourcen werden 5 % des Umsatzes erzielt (C). Qualitativ wird somit unterschieden in: hoher Nutzen (A), mittlerer Nutzen (B) und geringer Nutzen (C) für das angestrebte Ziel.[75]

Bei sämtlichen Instrumenten geht es darum, einen Handlungsspielraum festzulegen, der als Basis für spätere und strategische Entscheidungen dient. Ein Zeitmanagement trägt zur Entlastung bei und kann sicherlich nicht in allen Lebensbereichen angewendet werden.

---

75 Schmitz, F.; Pappenhoff, M.: Grundprinzipien und Analysemethoden. In: Pneumologie 2012 (9): S. 211–214

4.6 Entschleunigung

Ausgehend davon, dass subjektive Überforderung bei chronischem Schmerzsyndrom und begleitende Komorbiditäten zunehmend den öffentlichen Diskurs bestimmen und Ressourcen zur Behebung des Empfindens eingebracht werden müssen, stellt sich die Frage nach den unterschiedlichen Stressbelastungen im gesamtgesellschaftlichen Kontext und wie ihnen begegnet werden kann. *Hartmut Rosa (*1965)*, Soziologe und Politikwissenschafter an der Friedrich-Schiller-Universität Jena sieht mit der seit der industriellen Revolution niedriger werdenden Arbeitszeit und der damit mehr gewonnener Freizeit das Dilemma, dass keine Zeit verbleibt, obwohl im Überfluss an Zeit gewonnen wird. Der Grund wird darin gesehen, dass in modernen Gesellschaften erst die Dynamik den Stabilitätsfaktor darstellt. Das Streben nach Wachstum, Beschleunigung und Innovationsverdichtung dient zur Erhaltung der Struktur. Wirtschaftswachstum erscheint existentiell. Um diesen Anspruch zu erhalten, bedarf es einer ständigen Innovation. Galten in der Antike und im Mittelalter Universitäten als Hüter und Bewahrer von Wissen, so sind diese heute aufgefordert, beständig neue und innovative Wissensbestände zu generieren, noch bevor man bestehendes Wissen wirklich verstanden hat. Mittelständige Betriebe sind aufgefordert sich als Global Player aufzustellen und Reichweite auch über die Grenze des eigenen Landes hinaus zu erlangen, um wettbewerbsfähig zu bleiben. Nach *Rosa* ist es das Bestreben der Menschheit auf dem Zugriff auf die Welt. Ökonomische Innovation, ökonomisches Wachstum und soziale Beschleunigung als Mittel zur Steigerung von Autonomie und Authentizität.

Das System habe wohl an Potential verloren und heutige Generationen glauben nicht mehr an die Leiter nach oben, weil sie nicht mehr wissen, wieviele Sprossen es noch bedarf. Den Eltern geht es genauso, dahingehend sie sich fragen, wie weit es denn noch nach oben gehen soll. Es geht wohl um den Erhalt des Bestehenden, der nur durch einen höheren Einsatz an Kraft und Dynamik erreicht werden kann. Dies berge die Gefahr von Überforderung in körperlicher und seelischer Hinsicht. Für das einzelne Individuum erscheint diese Gedankenwelt zu groß, insbesondere dann, wenn ein chronisches Schmerzsyndrom die Teilhabe an der Arbeitswelt und am Leben versagt.

Fall | Hanna J. (53) ist zuletzt als angelernte Hauswirtschafterin in einer Kindertagesstätteneinrichtung tätig. Bei vorbekannter Dekompression eines lumbalen Bandscheibenprolaps vor 10 Jahren traten vor drei Jahren zunehmende Schmerzen und inkontinenzartige Beschwerden auf. In den Untersuchungen zeigte sich eine ausgeprägte Osteochondrose in der unteren Lendenwirbelsäule, die im weiteren Verlauf zu einer Spondylodese und somit zur Versteifung führte. Postoperativ zeigte sich ein persistiertes chronischen Wirbelsäulenschmerzsyndrom. Spezifisch schmerztherapeutische und psychosomatische Rehabilitationsmaßnahmen führten zu keiner entscheidenden Verbesserung.
Im Rahmen der Rehabilitation zeigte sich eine Einschränkung der Gehstrecke auf 20–30 Minuten, wobei sie mehrere Pausen benötigt. Der Treppenaufgang und -abgang sei erschwert. Sie beklagt Konzentrations- und Gedächtnisstörung und auch eine relevante Erschöpfung und Schlafstörung. Hauswirtschaftlich könne sie lediglich die einfachsten Haushaltstätigkeiten durchführen, das Wesentliche würde ihr Ehemann für sie ausführen, wie Wäschewaschen und Fensterreinigung. Wesentliche Therapieelemente der Rehabilitation konnten nicht durchgeführt werden und es zeigte sich eine nachhaltige Einschränkung in der physischen Ausdauer, so dass auch der Klinikalltag für die Rehabilitandin eine Herausforderung darstellte, an der sie nur eingeschränkt partizipieren konnte. Es zeigte sich, dass das Leistungsbild aufgehoben ist.
Für Hanna J. ist das Thema Beschleunigung und Entschleunigung durch. Egal was alle Philosophen sagen, sie kann nicht mehr und schafft es auch nicht mehr. Die Schmerzen sind trotz Medikamente unerträglich. Zwar habe sie mit der Reha eine Verbesserung erzielt, es reiche jedoch nicht mehr aus, um wieder in die Kita zu gehen. Die Arbeit habe ihr echt viel Spaß gemacht, sie müsse aber für sich erkennen, dass es nicht mehr gehe. Sie sei dankbar, ihren Mann zu haben, der sie wirklich unterstützt. Manchmal kümmere sie sich auch um die Enkelkinder. Sie freut sich sehr, wenn sie kommen, freue sich aber auch, wenn sie wieder gehen. Sie habe ihre Arbeit gerne gemacht. Die Kinder waren immer sehr lieb und die Erzieherinnen hatten ihre Arbeit immer sehr anerkannt. Sie habe immer darauf geachtet, vollwertig zu kochen und auch ein vollwertiges Frühstück zu bereiten. Das sei ihr immer sehr wichtig gewesen.

Fall | Laura M. (32) ist als Chief Knowledge Officer (CKO) einer Großbank tätig. Sie koordiniert das Wissensmanagement des Unternehmens. Hauptaufgabe ist die Koordination von Pflichtfortbildungen als auch die Gestaltung von Kongressen, auch mit internationalem Anspruch. Ihre Tätigkeit wird überwiegend im Sitzen, seltener im Gehen und Stehen ausgeführt. An den Kongressen habe sie nur begrenzt teilzunehmen. Dieser Anteil bereite ihr jedoch viel Freude. Mit der Hochschulreife erlangte sie den Master of Laws (LL.M) und war zunächst in der Kreditabteilung tätig gewesen, bis sie dann in das Bildungswesen des Unternehmens wechselte. Sie hat Führungsaufgaben im Team, ist jedoch auch untergeordnet. Beständig stehe sie unter Zeitdruck, Arbeitszeiten werden kaum eingehalten und eine Pausenregelung gäbe es nicht. Es bestehen Unstimmigkeiten im Team und das Unternehmen stehe beständig unter öffentlicher Kritik, was durch alle Abteilungen durchschlagen würde. Das Verhältnis zu ihrem Vorgesetzten ist kritisch.
In der MRT- Untersuchung vor einem Jahr zeigt sich ein Bandscheibenprolaps in der unteren Lendenwirbelsäule als ursächlich für die Rückenschmerzen. Die Schmerzintensität wird mit 4-6 von 10 entsprechend der nummerischen Analogskala angegeben. Diese seien aber tagesformabhängig. Schmerzmittel nehme sie nur gelegentlich ein. Ferner bestehe eine Migräne und eine Glutenintoleranz, mit der sie aber gut zurechtkomme.
Mit der Rehabilitation hat sie sich auf sich selbst reflektieren und auch vom Job distanzieren können. Sie habe für sich erfahren, Grenzen zu ziehen und diese auch zu akzeptieren, sowohl im beruflichen als auch im privaten Kontext. Die Schmerzintensität konnte auf 2–3 von 10 entsprechend der nummerischen Skala reduziert werden. Als es um den Wiedereintritt in den Beruf ging und sie das Gespräch mit ihrem Vorgesetzten hatte, waren die Schmerzen intensiver geworden.
Für *Laura M.* ist das Thema Beschleunigung und Entschleunigung wichtig geworden. Sie habe für sich erkannt, was wichtig und unwichtig geworden ist. Für die Kritik am Unternehmen trage sie keine Verantwortung. Ebenso trage sie für die gesetzlichen Vorgaben hinsichtlich Pflichtfortbildungen keine Verantwortung. Auch für die inhaltliche Gestaltung der Kongresse trage sie nicht die Verantwortung. Sie sieht sich im globalen Kontext, muss aber für sich erkennen, dass sie nur begrenzt und entsprechend den individuellen Möglichkeiten teilhaben kann.

Das Dogma moderner Gesellschaften, das ökonomisches Wachstum, technologische Innovation und soziale Beschleunigung Garant für Autonomie und Authentizität darstellen, scheint zu bröckeln. Die Steigerungslogik beinhaltet, mehr selbstbestimmt zu sein und Eigenkompetenz zu entwickeln. Fremdbestimmtheit und Getriebenheit schränken die individuellen Entfaltungsmöglichkeiten ein. Vielen geht es daher so, dass es angestrebt ist, das Bisherige zu erhalten. Das braucht Kraft und Dynamik und führt zeitweilig zu Überforderung. Bestrebungen besser, schneller und weiter zu sein, führt zu einer erstarrenden und entfremdenden Beziehung zu sich und der Welt. Die Perle in der Hand wird verworfen, um am Strand nach weiteren Muscheln zu suchen, die noch schönere Perlen bieten sollen.

Resonanz stellt nach *Rosa* ein Lösungsversuch und ein Konzept für ein gelingendes Leben dar. Kernaspekte sind innere Verbundenheit, Berührbarkeit und Selbstwirksamkeit. Menschen suchen Gelegenheiten, um gemeinschaftliche Erfahrungen zu machen. Sie gehen in Konzerte, gehen gemeinsam Wandern, treffen Menschen, lesen Bücher und nehmen somit Teil am gesellschaftlichen Leben. In der Arbeitswelt werden gemeinsame Projekte oder Routinearbeiten durchgeführt, um die Ziele des Unternehmens zu verfolgen und sich selbst verwirklichen zu können. Für andere ist Arbeit weiterhin Mühsal, Plackerei und Drangsal. Arbeit ist die Geißel der Welt, um überleben zu können.

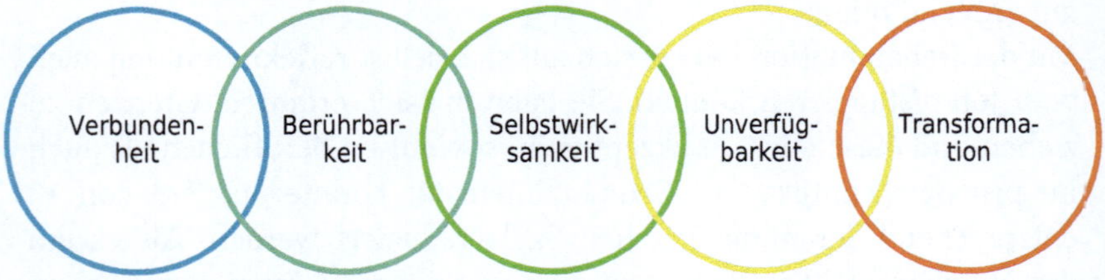

Abb. 12: Aspekte resonanter Beziehung nach Rosa (in: Michalak [2022]), (eigene Darstellung).

Resonanzerfahrungen sind dadurch gekennzeichnet, dass Menschen etwas berührt, im Herzen als auch in ihren Emotionen. Es ist das Gefühl, im Kontext angenommen zu sein und wahrgenommen zu werden. es geht nicht um die Selbstbestimmung, sondern um etwas, was innerlich überwältigt, begeistert und anstimmt. Resonanzerfahrung stellt sich ein, wenn Selbstwirksamkeit erfahren wird. Dabei geht es nicht um die Umsetzung eigener

Interessen, sondern vielmehr um Anregungen und Erörterungen, die in einem selbst als auch bei den Teilnehmenden etwas auslösen, sich neue Aspekte und Innovationen ergeben, die nicht erwartbar waren. Es beschreibt die Unberechenbarkeit zu einer nicht verfügbaren Welt. Ein sich Einlassen auf das, was sich außerhalb unserer unmittelbaren Kontrolle befindet. In diesem Aspekt entwickeln sich sowohl die Dinge als auch die Sichtweise darauf, in eine andere Richtung als zuvor.

Das Vorhandensein von Ressourcen ist nicht unbedingt ausreichend für ein gelingendes und erfülltes Leben. Es kommt vielmehr auf das Verhältnis zu diesen Ressourcen und Resonanzen und auch auf den inneren Bezug, die innere Beziehung dazu an.[76]

Fall | Caroline M. (48) kommt wegen eines chronifizierten Schulter-Nacken-Syndroms und Spannungskopfschmerz zur Rehabilitation. Vor einigen Jahren wurde eine Bandscheibenprothese bei Bandscheibenvorfall an der Halswirbelsäule implantiert. Im weiteren Verlauf zeigte sich eine fortschreitende Osteochondrose. In der Eigenanamnese sind umfassende Operationen im Unterbauch sowie eine Ileocoecal-Resektion bei kompliziertem Verlauf einer perforierten Appendizitis acuta bekannt. Vor drei Jahren ist eine Depression diagnostiziert worden. Sie untersteht einer kontinuierlichen pharmakologischen und psychotherapeutischen Behandlung.

Im beruflichen Kontext ist sie als Sachbearbeiterin an einer Behörde des Kreises in Teilzeit tätig. Es besteht ein Arbeitsplatzkonflikt dahingehend, als dass ihre Mitarbeiterinnen und Mitarbeiter als auch ihre Vorgesetzte die Fehlzeiten kritisieren. Seit drei Jahren hat sie einen neuen Partner, der sehr unterstützend sei. Wenn er sie jedoch in ihrer 3 ZKB-Wohnung mit den drei Kindern besucht, wird es als sehr belastend empfunden. Sie habe nicht mehr die Kraft dazu. Sie merkt auch, dass sie mit der Zeit emotional immer mehr abstumpfe, sie nicht mehr daran teilhaben möchte, der Schmerz sie immer mehr fordere, auslauge und isoliere.

„Der Schmerz ist immer da. Es gibt Tage, da ist es besser. Dann gibt es wieder Tage, an denen er schlimmer wird. Er nimmt sehr viel Raum ein

76 Michalak, J.; Nething, E.; Heidenreich, T.: Beschleunigung, Resonanz und Achtsamkeit. In: Psychotherapeut 2022 (67): S. 381–387

und es erschlägt mich. Obwohl es in meinem Inneren entsteht, ist es eine von außen kommende ständige Bedrohung. In meiner Leistungsfähigkeit bin ich eingegrenzt und schnell erschöpft. Es gibt Tage, an denen es gar nicht geht und ich mich krankmelden muss. Das verstehen meine Kollegen nicht. Ich weiß, dass mir dann Bewegung guttut und ich bin froh, dass keiner meiner Kollegen in meinem Ort wohnen. Das wäre mit peinlich."

Schmerz überwindet Grenzen, und stellt daher ein grenzverletzendes Ereignis für die Betroffenen dar. Er wird als ein von außen kommendes Ereignis erfahren, einem selbst nicht zugehörig und fremd erscheinend, teils auch übergriffig und die Seele zerstörend. Das Besondere am chronischen Schmerz und insbesondere am chronischen Rückenleiden ist, dass sich sein Ursprung im Inneren des Körpers befindet und trotzdem, als ein von außen kommendes Ereignis erfahren wird. Messerstichartig, plötzlich einschießend, teils auch drückend stumpf aber auch elektrisierend und plötzlich, sind Beschreibungen, die vielfach zu vernehmen sind. Schmerz ist nicht nur ein mechanistisch weitergeleitetes Ereignis, wie sich dies im Glockenzugmodell *René Descartes (1596–1650)* darstellt, vielmehr ist Schmerz durch komplexe Regelkreise und netzwerkartige Interaktion modifiziert. Diese Multimodalität führt zu einer schmerzverstärkenden Strukturierung und Aktivierung von Arealen, die an belohnungsorientiertes Lernen und emotionale Verarbeitung erinnert. Infolge maladaptiver Prozesse wird Schmerz in der Wahrnehmung unterstützt und bedrohlich.

Schmerzerleben zeigt eine hohe intrapersonale und auch interpersonale Varianz. Schmerz, der von außen kommt, stellt ein Angriff auf die Integrität des Organismus dar, die Grenze wird überschritten. Der Schmerz, der sich im Inneren entwickelt, wird als Eindringling, als Fremdling, wahrgenommen. Schmerz berührt die Grenze der Integrität, verschiebt diese aber auch. Eine Modifikation der Grenze kann einerseits Schmerzen verstärken aber diese auch lindern.

Schmerz hat seine eigene Dynamik und entzieht sich oft den Bemühungen, wenigstens ein Gentleman-Agreement aufzubauen. Es gibt Tage, an denen es wirklich richtig gut geht und der Schmerz erträglich ist. Es zeigt sich Leistungsfähigkeit und Optimismus. Bisher Eingeübtes scheint sich zu lohnen und Erfolg stellt sich ein. Das Netzwerk funktioniert, Planungen für die Zukunft werden erstellt. Interessen für Lösungen entwickeln sich. Auf der anderen Seite zeigen sich unvermittelt und unvorbereitet Tage, an denen es nicht funktioniert. Alles bisher Aufgebaute stürzt wie ein Kartenhaus zusammen. Die Frustration ist enorm. Rückzug und Resignation sind die einzigen Mittel, die helfen, halbwegs mit der Situation klarzukommen. Auch das will und muss im Schmerz akzeptiert werden.[77]

„Im Unterschied zu anderen Emotionen stumpft Schmerz nicht ab, im Gegenteil – der Leib sensibilisiert sich und versucht sich daher zu schützen, sei es durch vorwegnehmende Anspannung, Einkrümmung, Rigidität, durch Schonhaltungen, Rückzug oder implizite Vermeidung gefährlicher Situationen. All dies betont die Abgrenzung gegenüber der Umwelt. Der Leib entwickelt ein Gedächtnis seiner Verletzbarkeit und damit seiner Grenzen" berichtet *Thomas Fuchs (*1958)*, Professor für Philosophische Grundlagen der Psychiatrie und Psychotherapie der Universität Heidelberg.[78]

Schmerz als Partner des individuellen Seins zu verstehen und in die Akzeptanz zu gehen, ohne zu resignieren, kann Chance aber auch Herausforderung sein. Sich seiner eigenen Grenzen bewusst zu werden und ein Agreement einzugehen, erscheint bei chronischem Schmerz Bedingung für ein gelingendes Leben. Ermutigende Daten liegen für Verhaltenstherapie, Achtsamkeitstraining und weitere Praktiken wie Entspannungstechnik, Biofeedback und Meditation vor. Die ausgleichende Balance zwischen körperlicher Aktivität und des emotionalen Ausgleiches erscheint wesentlich.

➲ Take-Home-Message

Erschöpfung stellt einen relevanten Faktor eines Chronischen Schmerzsyndroms dar und ist von Müdigkeit und Mattigkeit zu unterscheiden. Zur Bemessung der physischen Ausdauer stehen nur begrenzte Methoden zur Verfügung. Förderung physischer Ausdauer scheint keinen negativen Effekt auf das Schmerzerleben zu haben. Erschöpfung ist abzugrenzen gegenüber Burn-out. Instabile Persönlichkeiten scheinen ein höheres Risiko für chronisches Schmerzerleben zu haben. Ein adäquates Zeitmanagement erlaubt, Ressourcen freizulegen und in eine bessere Selbstfürsorge zu kommen. Entschleunigung stellt einen weiteren Faktor zur Stressreduktion dar.

---

77 Wagner, J.N.: Der Schmerz und seine Grenze. In Schmerz 2024: https://doi.org/10.1007/s00482-023-00776-9

78 Fuchs, T.: Zur Phänomenologie des Schmerzgedächtnisses. In: Sinn und Forum 2008 (60): S. 319–328

5 Schlaf

In Deutschland sind etwa sechs Millionen Menschen von einer chronischen Schlafstörung betroffen. Das entspricht etwa 8–10 % der Bevölkerung, europaweit werden Prävalenzen von 5,8 bis 34,8 % berichtet. Im klinischen Alltag werden Schlafprobleme seitens der Patientinnen und Patienten von etwa jeder dritten Person wahrgenommen und berichtet. Meistens sind es akute Schlafstörungen. Das Risiko für eine chronische Schlafstörung beträgt dann 21–47 %. Eine Schlafstörung ist dadurch gekennzeichnet, wenn entweder schlecht ein- oder schlecht durchgeschlafen wird (oder auch beides), der Schlaf nicht erholsam ist; dieses mindestens dreimal pro Woche und für einen Zeitraum von mindestens drei Monaten anhält. Weitere Kennzeichen sind ein unerwünschtes Früherwachen oder die Unfähigkeit zu einer adäquaten Zeit ins Bett gehen zu können. Die fehlende Erholung macht sich am Tag unterschiedlich bemerkbar: Tagesmüdigkeit, Konzentrations- und Gedächtnisprobleme, Stimmungsschwankungen, Reizbarkeit, verminderte Energie und Antrieb, sowie die Anfälligkeit für Fehler und Unfälle. Die Diagnosestellung ist umfangreich und die Schlafstörung darf nicht durch eine andere Ursache erklärbar sein.[79]

5.1 Physiologie

Wieviel jeder Mensch an Schlaf braucht, ist unterschiedlich und ganz individuell. Gleich ist immer, dass ein gesunder Schlaf in verschiedenen Phasen abläuft. Im Schlaf verarbeitet der Körper Erlebnisse und gibt Kraft für den nächsten Tag. Dabei durchläuft er einen Zyklus verschiedener Phasen: Die **Einschlafphase** dauert 5 bis 20 Minuten. In der **Schlafphase** entspannt sich der Körper noch mehr, die Pupillen werden enger, die Augenbewegungen kommen zum Stillstand, beim Schnarchen sind laute Atemgeräusche zu hören. In der **Tiefschlafphase** sammelt der Körper neue Kräfte und erholt sich. Das Herz schlägt langsamer, der Blutdruck sinkt, der Kreislauf und die Muskulatur erholen sich. In der **Traumschlafphase** bleiben die Muskeln schlaff, die Körperreflexe sind ausgeschaltet. Dafür

79 Rodenbeck, A.; Geisler, P.; Schulz, H.: Internationale Klassifikation der Schlafstörungen, 3. Version (ICSD-3). In: Kompendium Schlafmedizin 23. Erg. Lfg. 12/14 (07/2015)

arbeitet das Gehirn: Die Pupillen weiten sich, die Augen rollen schnell und unkontrolliert *(Rapid Eye Movement).* Auch diese sogenannte REM-Phase ist wichtig, denn sie ermöglicht es, Gedächtnisinhalte festzuhalten. Nach etwa anderthalb Stunden beginnt der Zyklus erneut. Bis zum Aufwachen wiederholen sich die Phasen bis zu fünf Mal. Für die Erholung zählen besonders die ersten vier Stunden.

Fall | Jürgen V. (58): Lange Zeit war die Arbeit als Heilerziehungspfleger in einer Wohngruppe für Jugendliche nahezu nicht mehr leistbar. Zu erschöpft und ausgelaugt fühlte er sich. Einfach nicht mehr leistungsfähig. „Es gab für mich, gar kein Schlafen mehr. Ich lag – gefühlt – die ganze Nacht wach und es hat in meinem Kopf permanent gearbeitet. Morgens bin ich nicht ausgeruht, komme nicht zur Ruhe, bin den ganzen Tag über angespannt." Er schaffte es so einigermaßen den Beruf auszuüben. Freunde und Familie blieben auf der Strecke.
Dann passierte es: überarbeitet und übermüdet kam er auf der Landstraße in den Sekundenschlaf, kam von der Straße ab und überschlug sich mehrfach in der Böschung. Dabei erlitt er einen Lendenwirbelkörperbruch, der operativ stabilisiert werden musste. Das war der Grund für die orthopädische Reha.

Die meisten Modelle, die versuchen Schlafstörung zur erklären, gehen von einem 3-P-Modell aus: Es wird zwischen prädisponierenden *(predisposing)*, auslösenden *(precipitating)* und aufrechterhaltenden *(perpetuating)* Faktoren unterschieden. Genetische Faktoren, neurobiologische Mechanismen und Persönlichkeitscharakteristika zählen zu den anlagebedingten Faktoren. Zu den auslösenden Faktoren zählen beispielsweise beruflicher oder sozialer Stress, der auch zu den aufrechterhaltenden Faktoren gezählt werden kann. Übererregung *(Hyperarousals)* auf kognitiver, emotionaler und physiologischer Ebene treten hinzu, was sich auch im Schlaf-EEG aufzeigen lässt. Sorgen und Grübeln, belastende Gedanken und das Gefühl nicht abschalten zu können halten die Schlafstörung aufrecht. Auch die Angst davor, nicht einschlafen zu können oder auch die Pflicht, jetzt einschlafen zu müssen, machen Stress und halten die Schlafstörung aufrecht.[80]

---

80 Heidbreder, A.; Chronische Insomnie – alte, neue und zukünftige Therapieoptionen. In: InFO Neurologie + Psychiatrie 2023; 25 (5): S. 38–49

5.2 Schichtarbeit

In Deutschland arbeiten knapp 15 % der Erwerbstätigen regelmäßig abends und gut 4 % regelmäßig in der Nacht. Es ist eine Arbeit gegen die innere Uhr. Leistung und Regeneration werden zum falschen Zeitpunkt gefordert. Und das hat Folgen: Konzentration und Leistungsfähigkeit können eingeschränkt, die Wachheit reduziert sein. Außerdem besteht ein erhöhtes Unfallrisiko sowohl während der Arbeitszeit als auch auf dem der Nachtschicht folgendem Heimweg.

Schätzungen zufolge berichten 42 % der Personen, die an Schichtarbeit beteiligt sind über Umstellungsprobleme bei Schichtplanwechseln. Kommt es unter Schicht- und/oder Nachtdienst zu einem relevanten Leidensdruck mit übermäßig gestörtem Schlaf, Müdigkeit oder ausgeprägter Schläfrigkeit über mehr als drei Monate, liegt ein Schichtarbeitersyndrom vor. Es kann sich eine exzessive Schläfrigkeit *(Hypersomnie)* in den Wach- und Arbeitsperioden und/oder Schlaflosigkeit *(Insomnie)* in den gewünschten Ruhe- und Schlafperioden zeigen.

Simulationsstudien an Menschen weisen auf einen Zusammenhang zwischen verkürzten Schlafzeiten und Nichtanpassung an die zirkadiane Rhythmik hin. Die zirkadiane Rhythmik ist dadurch gekennzeichnet, dass die Körperkerntemperatur in der Nacht sinkt und der Melatonin-Spiegel steigt. Der Cortisolspiegel steigt langsam an und sinkt zum Nachmittag hin. Das macht den Power Nap so effektiv. Die wenigen Feldstudien zeigen jedoch unter Schichtbedingungen teils eine vollständig erhaltene Rhythmik bis zur kompletten Umstellung des Schlaf-Wach-Rhythmus. Relevante Faktoren scheinen das Alter und der individuelle chronobiologische Typus zu sein. Aber auch hier ist die Studienlage heterogen. Zusammenfassend scheinen, die jüngeren Nicht-Frühtypen Schichtdienste, insbesondere Nachtschichten besser zu tolerieren. Die Schlafdauer variiert von Schicht zu Schicht zwischen 6 und 8 Stunden, wobei Menschen in Spätschicht eher länger und Menschen mit Nachtschicht eher kürzer zu schlafen scheinen. In schnell rotierenden Schichtsystemen ist die Schlafdauer nach Nachtschichten auf weniger als 6 Stunden reduziert. Bezüglich spezifischer anderer schlafmedizinischer Störungen wie Schlafapnoesyndrom, Restless-Legs-Syndrom, Albträume und Insomnie bzw. insomnische Symptome zeigen sich Tendenzen zu einer erhöhten Prävalenz für Menschen, die im Schichtsystem arbeiten.

Schicht- und Nachtarbeit haben Auswirkungen auf die Entwicklung von Angststörungen oder Depression, metabolisches Syndrom und Übergewicht. Das Risiko für kardiovaskuläre Erkrankungen ist um 17 % erhöht, das für eine koronare Herzkrankheit um 26 %.[81] Die Weltgesundheitsorganisation (WHO) stufte 2011 Nachtarbeit als wahrscheinlich Brustkrebs auslösend ein.[82] Es gibt Hinweise, dass Patientinnen und Patienten mit Risikofaktoren für Suizidalität einem höheren Risiko ausgesetzt sind.[83] Die Beendigung der Nacht-Schichtarbeit oder die Freistellung aus bestimmten Schichten sind die einzigen ursächlichen Therapien. Bei einer anderen therapiebedürftigen Schlafstörung ist eine Schichtbefreiung anzuraten, bis die spezifische Therapie wirkt.

5.3 Kognitive Verhaltenstherapie

Gemäß der S3-Leitlinie „Nichterholsamer Schlaf/Schlafstörung" wird die Kognitive Verhaltenstherapie (KVT-I) als Mittel der Wahl zur Behandlung von Insomnien empfohlen. Hierzu gehören die Psychoedukation, also Aspekte der Schlafhygiene, behaviorale und kognitive Techniken wie Bettzeitrestriktion, Stimuluskontrolle, Gedanken-Stopp-Techniken sowie die Vermittlung von Entspannungstechniken. Im Hinblick auf den Therapieerfolg ist eine Face-to-Face-Therapie erfolgversprechender. Angesichts der Versorgungslage mit zu geringen Möglichkeiten der Umsetzung einer Psychotherapie stellt eine Selbsthilfe KVT-I eine Möglichkeit dar, die unzureichende Verfügbarkeit von professionellen Angeboten zu reduzieren. Studienlagen weisen darauf hin, dass ein höheres Bildungsniveau, eine höhere Bewertung der Lebensqualität und ein höheres Alter bei Krankheitsbeginn als auch Therapietreue eine zuverlässige Veränderung im Sinne einer Remission voraussagen.[84]

---

81 Rodenbeck, A.; Mayer G.: Schichtarbeit. In: Somnologie 2023 (27): S. 216–225

82 Manouchehri, E.; Taghipour A. et al.: Night-shift work duration and breast cancer risk: an updated systemic review an metan-nalysis. In: BMC Womin Health 2021 (21): S. 89 ff.: https://doi.org/10.1186/s12905-021-01233-4

83 Scherthöffer, D.; Förstl, H.: Insomnische Symptome und Suizidalität – Zusammenhänge und Management. In: Neuropsychiatrie 2023: https://doi.org/10.1007/s40211-023-0046 6-z

84 Salamonsson, S.; Santoft, F. et al.: Predictors of outcome in guided self-help cognitive behavioral therapy for common metntal disorders in primary care. In: Cogn Behav Ther 2020 (49) NO. 6: S. 455–474

Eine kleinere Studie aus Klingenmünster untersuchte die Wirkung einer Kombination aus einem Informationsvideo[85] über etwas mehr als 60 Minuten sowie eines zweitägigen Schlafseminars. Es konnten signifikante Verbesserungen mit kleinen bis moderaten Effektstärken im Sinne einer Steigerung der Schlafqualität, einer Abnahme der Schwere der Insomnie sowie der Abnahme von dysfunktionalen schlafbezogenen Kognitionen gezeigt werden.[86]

Fall | Sandra S. (34) hat keinerlei Probleme beim Einschlafen. Innerhalb 3 bis 5 Minuten ist sie weggetreten und schläft tief und fest. In einer Gruppentherapie, die sich mit dem Thema „gesunder Schlaf" befasst, soll sie berichten, wie sie so schnell in den Schlaf kommen würde. Es wird ihr das Angebot gemacht, dass sie von jedem Teilnehmenden einen Geldbetrag von hundert Euro bekäme, wenn sie jetzt zeigen könne, wie das geht. An diesem Abend wird es nicht gelingen. Sie überlegt sich plötzlich, wie sie zu Bett gehen soll, um in den Schlaf zu kommen. Sie verhält sich, wie ein Mensch mit Einschlafstörung. Aufgrund des Versprechens denkt sie an das Geld und weil sie schlafen will, bleibt sie wach.

Digitale Gesundheitsanwendungen stellen ein weiteres, ergänzendes Modul, insbesondere bei fehlenden psychotherapeutischen Möglichkeiten dar. *Somnio* kann bei Vorliegen einer Insomnie-Diagnose eingesetzt werden. Klinische Erhebungen zeigen, dass die Insomnieschwere und das Schlafverhalten signifikant verbessert werden können.[87] Eine Studie aus Österreich mit der Smartphone-App NUKKUAA, mit dem auch eine Schlafmessung erfolgen kann, zeigten ebenfalls eine Verbesserung der Schlafqualität und der

85 Link zum Video: https://www.youtube.com/watch?v=ObxjIC5s05Y&t=2267s

86 Weeß, H.G.; Pfeiffer, S.; In-Alborn, T.: Die Wirksamkeit einer videogestützten psychoedukativen Selbsthilfe zur Behandlung der Insomnie. In: Somnologie 2023 (27): S. 117–123

87 Maurer, L.; Aust, F.; Lorenz, N.: Die Wirksamkeit der digitalen kognitiven Verhaltenstherapie für Insomnie in der Regelversorgung: Eine Anwendungsbeobachtung. In: Somnologie 2023 (Suppl 1): S. 7–8

Insomnie-Symptomatik.[88] Die Ergebnisse unterstützen den Einsatz digitaler Therapie in der Regelversorgung, ersetzen aber den direkten Kontakt nicht.

In einer Studie an Kindern- und Jugendlichen einer psychiatrischen Tagesklinik wurden in einem gruppentherapeutischen Setting eine Schlafedukation durchgeführt sowie Schlafhygieneregeln anhand der Analogie eines landenden Passagierflugzeugs (Ready for Landing oder mach Dich selbst zum Schlafpiloten oder -pilotin) vermittelt. In der Analyse zeigte sich eine tendenzielle Verbesserung der Schlafqualität und eine deutlichere Verbesserung der Schlafdauer.[89]

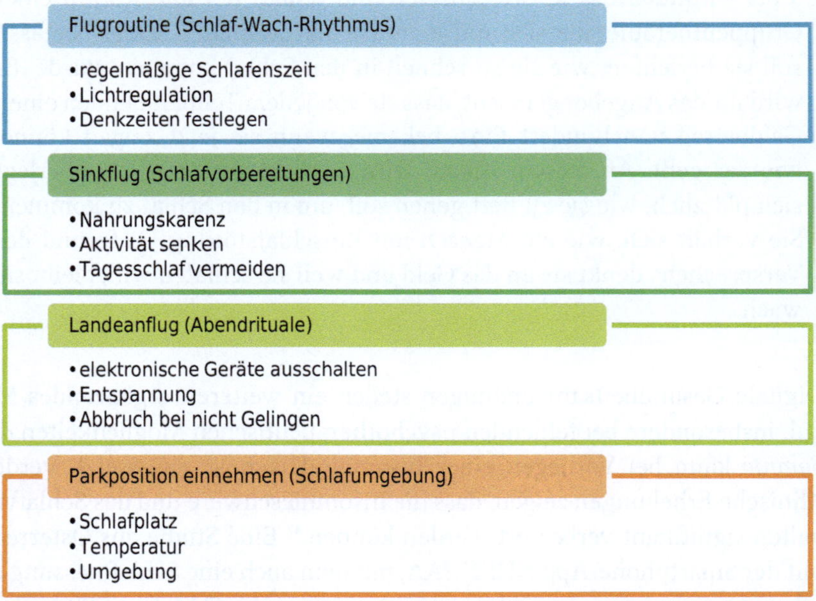

Abb. 13: „Ready for Landing", ein gruppentherapeutisches Tool zur Verbesserung der Schlafhygiene (modifiziert nach Prehn-Kristensen et. al. [2023]).

---

88 Hinterberger, A.; Eigl E.S.; Topalidis, P.; Schabus, M.: Eine RCT-Studie zur Untersuchung der Wirksamkeit eine KVT-I basierten Smartphone-App zur Verbesserung der Schlafqualität und Insomnie-Symptomatik. In: Somnologie (Suppl 1): S. 16

89 Prehn-Kristensen, A.; Heinze P.M.; Schreiber, C.M.; Munz, M.; Hannah B.: „Ready for Landing": Pilotierung einer gruppentherapeutischen Kurzintervention zur Verbesserung der Schlafhygiene bei Jugenndlichen mit psychischen Erkrankungen in teilstationärer Behandlung. In: Somnologie 2023 (Suppl 1): S. 12–13

5.4 Medikamentöse Therapie

Ein ideales medikamentöses Therapeutikum existiert nicht. Es würde eine optimale Wirkung aufzeigen mit Erschaffung eines physiologischen Schlafprofils. Es ergäbe sich keine Toleranz- oder Abhängigkeitsentwicklung und es wäre außerdem nebenwirkungsfrei. Es sollte gut verträglich sein und keine Interaktionen mit anderen Pharmaka haben. Ziel ist die Verbesserung von Schlaf in seiner Qualität und Dauer als auch Erholsamkeit und somit eine Besserung der Lebensqualität. Weiterhin sind nach einer Querschnittstudie der AOK-Nord-West aus 2012–2014 Benzodiazepine und Benzodiazepin-Rezeptorantagonisten die meistverordneten Medikamente zur Behandlung von Schlafstörungen. Eine ganze Menge an Personen befindet die Einnahme von Schlafmitteln als lebensnotwendig und unabdingbar und dies führt zu einer nicht zugelassenen Langzeitaufnahme dieser Präparate. Hinzugetreten sind Nicht-Benzodiazepin-Agonisten, die sog. Z-Drugs oder Z-Substanzen, die jedoch ein gleiches oder ähnliches Abhängigkeitspotenzial entwickeln. Eine Vielzahl von Medikamenten und phytotherapeutischen Substanzen wird im Off-Label-Bereich eingesetzt. Die meisten medikamentösen Behandlungsoptionen sind aber nur als Kurzzeitbehandlung zugelassen.

Kürzlich wurde Orexin-Rezeptorantagonist Darodirexant auch zur Langzeitanwendung zugelassen. Es verkürzt die Latenz des Schlafbeginns und ist für die Aufrechterhaltung des Schlafes wirksam, ohne dass Restwirkungen am Morgen auftreten, die die Tagesperformance beeinflussen.[90]

5.5 Tagesschläfrigkeit

Aufgrund der erheblichen Belastung durch eine Insomnie und deren Auswirkungen auf die Tagesaktivität *(daytime functioning)* hat die Verbesserung der Diagnostik und Therapie von Insomnien eine individuelle, aber auch gesellschaftliche Konsequenz. Menschen, die unter chronischer Insomnie leiden, haben ein erhöhtes Risiko für körperliche und psychische Erkrankungen. Die Fehlzeitenquote ist bei Personen mit Schlafstörungen in Deutschland mehr als doppelt so hoch wie bei Personen ohne diese Störung. Daher sind eine angemessene Diagnose und Therapie von Schlafstörungen eine

90 Heidbreder, A.: Chronische Insomnie – alte, neue und zukünftige Therapieoptionen. In: InFO Neurologie + Psychiatrie 2023 (25) 5: S. 38–49

wesentliche medizinische und gesellschaftliche Notwendigkeit. Personen mit Insomnie weisen einen schlechteren Gesundheitszustand als solche ohne Insomnie auf. Auch wenn sich die Gründe für diese Unterversorgung nicht eindeutig ermitteln lassen, weisen die Daten auf eine inadäquate und relevante Versorgungslücke bei chronischer Insomnie in Deutschland hin.[91]

Entscheidend sind wohl verhaltenstherapeutische behaviorale Maßnahmen, um eine verbesserte Schlafhygiene und eine verbesserte Schlafqualität zu erlangen. Andere Ursachen der Schlafstörung wie beispielsweise das Restless-Legs-Syndrom, das obstruktive Schlafapnoesyndrom aber auch Albträume oder Narkolepsie als auch das Schlafwandeln sind abzugrenzen und spezifisch zu behandeln. Die Zuordnung schlafbezogener Atmungsstörungen ist zuweilen schwierig. In einer retrospektiven Studie an 401 Patienten wurde in einem mehrstufigen Diagnoseverfahren eine neurologisch-psychiatrische Diagnostik durchgeführt. In knapp der Hälfte der Fälle (46,9 %) kam es zu einem Diagnosewechsel. Als häufigste Diagnose fand sich die Insomnie in 55,3 % der Fälle, gefolgt von der Narkolepsie in 13,0 % der Fälle. Eine ganze Anzahl von Patienten leiden an einer Tagesschläfrigkeit infolge einer Insomnie bzw. einer Narkolepsie und sind somit Sekundärfolgen der Grunderkrankung. Der Vorteil ergibt sich in einer mehrstufigen stationären Analyse in einer zu benennenden Diagnose und sich daraus ableitenden Therapieoption und schützt vor Stigmatisierung.[92]

Schlafbezogene Atmungsstörungen erhöhen das Unfallrisiko um ein Mehrfaches. Stark schnarchende Männer haben nach einer schwedischen retrospektiven Studie doppelt so viel Arbeitsunfälle wie ihre Kollegen, Frauen sogar dreimal so viel. Bei obstruktiver Schlafapnoe steigt das Risiko bis auf das 6-fache an.[93]

In einer Zufallsstichprobe an australischen Nutzfahrzeugfahrern, litten mehr als die Hälfte der Fahrerinnen und Fahrer (59,6 %) unter schlafbezogenen Atemstörungen und 15,8 % hatten ein obstruktives Schlafapnoesyndrom. Jeder vierte Fahrer (24 %) war übermäßig schläfrig. Das Risiko einen

---

91 Heidbreder, A.; Kunz, D.: Insomnie in Deutschland – massive Unterversorgung? In: Somnologie:
https://doi.org/10.1007/s11818-023-00440-5

92 Neuhaus, O.; Eder K. Wagner, F.; Schwarz J.O.: Insomnien, Hypersomnien, Parasomnien – die Diagnostik in einem neurologischen Schlaflabor führt häufig zu einem Diagnosewechsel. In: Somnologie (24): S. 75–82

93 Ulfberg, J.; Carter N.; Edling, C.: Sleep-disorderd breathing an occupational accidents. In: Scand J Work Environ Health 2000; 26(3): S. 237–242

Unfall oder mehrere Unfälle zu erleiden, verdoppelte sich mit zunehmender Schläfrigkeit. Einnahme von Antihistaminika oder narkotischer Analgetika erhöht das Risiko.[94] Experten gehen davon aus, dass bei 13 % der Arbeitsunfälle und bei 15–20 % der Verkehrsunfälle Müdigkeit eine entscheidende Rolle spielt.[95]

➲ Take-Home-Message

Schlafstörung und Müdigkeit sind im betrieblichen Alltag eine Realität und mit vielen Gefahren verbunden. Somatische und psychische Ursachen lassen sich bei der Ursachenforschung nicht immer unterscheiden. Beim Chronischen Schmerzsyndrom zeigt sich relevante Erschöpfung und relevante Insomnie als Teil des Krankheitsbildes. Eine weiterführende Diagnostik ist anzuraten. Medikamentöse Therapien hinsichtlich der zu beobachtenden Schlafstörung sind niedrigschwelliger erreichbar, die Kognitive Verhaltenstherapie stellt jedoch die Behandlungsmethode der ersten Wahl dar. Digitale Formate können angesichts der Versorgungslücke einen Beitrag leisten, erfordern jedoch eine hohe Kohärenz und intrinsische Motivation.

94 Howard, M.E.; Desai, A.V. et al.: Sleepiness, Sleep-doisorderd Breathing, and Accident Risk Factors in Commercial Vehicle Drivers. In: Am J Respir Crit Care Med 2004 (170): S. 1014–1021

95 Uehli, K.; Mehta, A.J. et al.: Sleep problems and work injuries: A systematic review and meta-analysis. In: Sleep Medicine Reviews 2014 (18): S. 61–73

6 Einsamkeit

Fall | Regina B. (60) schätzt ihren kleinen Garten sehr. Mit ihrem Mann hat sie vor gut 30 Jahren ein Haus in einer Reihenhaussiedlung gekauft und die Kinder sind nun groß geworden. Das Häuschen ist nunmehr abbezahlt. Eine Zierkirsche ist inzwischen so groß geworden, dass sie sich einen kleinen gepflasterten Platz mit einer kleinen Laube gebaut haben. Sie schätzt es sehr, dort bei einer Tasse Tee so ganz allein ein Buch zu lesen und ab und an durch die Blätter unter dem Baum in die Wolken zu schauen. Das ist für sie eine echte Erholung und sie kann so ganz entspannen.

Fall | Volker K. (58) hat einen Schrebergarten am Südfriedhof, den er allein bewirtschaftet. Seine Frau ist oft krank und verträgt auch die Sonne nicht, die Kinder interessieren sich nicht für den Garten. Mit den anderen aus der Gartensiedlung versteht er sich soweit ganz gut, hat aber keine näheren Kontakte. Selbstkritisch gibt er zu, oft zu schimpfen. Die Arbeit im Büro nervt ihn und er hat immer Schmerzen im Schulter-Nacken-Bereich. Vor drei Jahren hatte er eine schwere Divertikulitis gehabt, die auch notfallmäßig operiert werden musste. Jetzt hat er die Erwerbsminderungsrente beantragt, was aber auch nicht richtig funktioniert. So richtig zufrieden ist er mit allem nicht.

6.1 Begriffsbestimmung

Der Genuss des **Alleinseins** und sich dabei selbst zu begegnen, ist eine Gabe. Auch das Leben allein zu verbringen, stellt kein gesellschaftliches Stigma mehr dar und muss auch nicht mit dem Gefühl der Einsamkeit einhergehen. Andererseits kann inmitten einer Menge oder auch in Partnerschaft das Gefühl der Einsamkeit entstehen. Die Teilnahme an einer Hochzeitsgesellschaft kann für jemanden, der gerade den Partner oder die Partnerin verloren hat, eine Herausforderung darstellen. Plötzlich und unerwartet oder aus gesundheitlichen Gründen seiner Arbeit entledigt zu sein, kann mit dem

Gefühl der Einsamkeit einhergehen, obgleich die sonstigen Kofaktoren erfüllt und positiv besetzt sind. **Einsamkeit** kann definiert werden als das subjektiv empfundene Gefühl, das dann auftritt, wenn eine Diskrepanz zwischen den tatsächlichen und den gewünschten sozialen Beziehungen wahrgenommen wird. Einsamkeit ist abzugrenzen von **sozialer Isolation**, welche als Zustand geringsten sozialen Kontaktes bzw. größter Distanz zu Mitmenschen beschrieben werden kann. Das European Social Survey definiert soziale Isolation dann, wenn Befragte angeben, weniger als einmal im Monat persönlichen Kontakt zu anderen Menschen auf privater oder beruflicher Ebene zu haben. Soziale Isolation, die Verminderung sozialer Kontakte in messbarer Größe ist abzugrenzen gegenüber **sozialer Ausgrenzung** und verminderter Teilhabe am gesellschaftlichen Leben. Ausgrenzungserfahrung machen überdurchschnittlich Menschen mit geringem Einkommen, chronischen Erkrankungen, Menschen, die zugewandert sind oder eine Behinderung haben. Aber auch das muss nicht zwingend zur Einsamkeit oder sozialer Isolation führen.

Millionen Menschen sind von Einsamkeit betroffen und schaffen es oftmals nicht mehr allein, sich aus dieser Situation zu befreien. Gesellschaft und Politik sind alarmiert. Unterschiedliche Projekte von Selbsthilfegruppen, gemeinsame Veranstaltungen und Sorgentelefone haben sich vornehmlich in großen Städten wie Frankfurt oder Berlin gebildet. Im Unterschied zu wissenschaftlichen Daten ist davon auszugehen, dass ein Viertel der Bevölkerung sich einsam fühlt –und zwar unabhängig von den Sozialkontakten.

Einsamkeit ist keine psychische Erkrankung sowohl in der Internationalen Klassifikation für Erkrankungen (ICD) als auch im Diagnostischen und Statistischen Leitfaden psychische Störungen (DSM-5). Einsamkeit ist lediglich mit dem Begriff „Alleinlebende Person" abgebildet, was die Situation nicht beschreibt, noch das Leiden würdigt. Einsamkeit, insbesondere langandauerndes Gefühl der Einsamkeit wird von Betroffenen als Krankheit empfunden, die mit Schmerz, Leid und Leistungsminderung einhergeht. Andere Publikationen sprechen von einer ansteckenden Erkrankung, einer Pandemie und tödlichem Verlauf. Das Erleben von dauerhafter Einsamkeit geht mit anhaltendem Stress einher. Dies hat Folgen für die Immunantwort, Blutdruck und Blutzucker. Psychische und Psychiatrische Erkrankung können auftreten. Das Risiko für Schlaganfall, Herzinfarkt, Krebs und Infektionen ist erhöht.[96]

96 Frevert, P.E.: Kann man Einsamkeit behandeln? Eine psychoanalytische Perspektive. In: Psychotherapie im Dialog 2022 (23): S. 27–32

6.2 Forschungsstand

Das Gefühl der Einsamkeit wird als schmerzlich empfunden, so wie man auch von einem Abschiedsschmerz spricht. Dies spiegelt sich im Aktivitätsmuster des limbischen Systems, genauer dem *Gyrus cinguli* wider, dem eine wichtige Rolle für die emotionale Schmerzbewertung zugeschrieben wird. Einsamkeit kann als schmerzhaft und mit Leid verbunden empfunden werden. Einsamkeit kann jeden und jede betreffen.

Einsamkeit kommt nicht nur in den späteren Lebensjahren vor, noch hat sie einen linearen Verlauf. Insgesamt ist es eine Minderheit von 4 oder 5 % der Bevölkerung (in anderen Studien bis zu 10 %), die unter Einsamkeit leidet. Spitzenwerte finden sich jedoch im jugendlichen Alter sowie in der späten Adoleszenz bzw. jungem Erwachsenenalter und in den späten Lebensjahren. Hier können sich Spitzenwerte von 25–30 % entwickeln. In der sog. Rush-Hour des Lebens wird Einsamkeit weniger intensiv empfunden. Im hohen Alter zeigt sich insgesamt eine höhere Zufriedenheit und ein geringeres Maß an Einsamkeit. Das Geschlecht lässt keinen deutlichen Unterschied im Einsamkeitserleben erkennen, wenngleich sich Tendenzen aufzeigen. Frauen erfahren den Risikoanstieg sozialer Isolation ab dem Eintritt in das Rentenalter deutlich stärker. Männer hingegen geben häufiger an, sich zwischen dem 40. und 60. Lebensjahren einsam zu fühlen. Einen starken Anstieg an Erfahrung von Einsamkeit zeigt sich im höchsten Alter am Lebensende mit Verlust geliebter Menschen und einsetzender Pflegebedürftigkeit.[97]

Einsame Menschen nehmen die Welt anders wahr. Einsame Menschen scheinen andere Gedankenprozesse und Netzwerke auszubilden. Sie grübeln mehr, imaginieren soziale Erfahrungen herbei, reflektieren über erlebte Situationen und sich selbst neu. Einsame Menschen scheinen also zum einen viel zu überinterpretieren, zum anderen nehmen sie sich auch als anders wahr, was wieder ihr Gefühl verstärkt, nicht wahrgenommen zu werden und sich nicht verstanden zu fühlen. In einer kalifornischen Studie an Studierenden zeigte sich anhand funktioneller MRT-Untersuchungen, dass nicht-einsame Menschen einander in ihren neuronalen Reaktionen sehr ähnlich waren, wohingegen einsame Individuen untereinander und zu ihren nicht-einsamen Artgenossen bemerkenswert unähnlich waren. Die

---

97 Neu, C.; Müller F.: Einsamkeit – Gutachten für den Sozialverband Deutschland 2020. In: https://www.sovd.de/fileadmin/bundesverband/pdf/broschueren/gesundheit/Gutachten-Einsamkeit-sovd.pdf

Autoren schlussfolgern, dass einsame Menschen die Welt möglicherweise anders sehen als ihre Artgenossen. Diese Ergebnisse legen die Möglichkeit nahe, dass es ein Risikofaktor für Einsamkeit sein kann, überwiegend von Menschen umgeben zu sein, die die Welt anders sehen als man selbst.[98]

In einer Bonner Querschnittsstudie wurde der Einfluss geschlechtsspezifischer Einsamkeit auf Angstkonditionierung und Extinktion untersucht. Extinktion beschreibt dabei die Fähigkeit traumatische Ereignisse auszulöschen. Es zeigte sich, dass eine Traumatisierung zu einer psychologischen und physiologischen Stressantwort bei allen Probanden führte. Im Verlauf der folgenden Tage zeigten einsame Männer mehr Intrusion, also die Neigung sich des Traumas wiederkehrend zu erinnern, als Frauen, die eher zu Extinktion neigen. In der funktionellen MRT-Untersuchung wiesen die Ergebnisse darauf hin, dass Einsamkeit bei Männern eine Anfälligkeit für aufdringliche Erinnerungen hervorrufen kann und dass dies mit einer veränderten limbischen Verarbeitung von Angstsignalen zusammenhängt. Auffallend waren eine erhöhte Amygdala-Aktivität von einsamen Männern während der Konditionierung sowie eine stärkere Konnektivität einsamer Männer zwischen Arealen des neuronalen Angstnetzwerks und übergeordneten Zentren. Dies bestätigt die einsamkeits- und geschlechtsspezifische erhöhte Aktivität von angstassoziierten Hirnarealen, die die vermehrten Intrusionen bei einsamen Männern erklären könnte, was auch mit einem Unvermögen verbunden ist, das Bedürfnis der Traumaverarbeitung durch Erzählen zu befriedigen.[99]

Die Aktivierung der Amygdala, dem Mandelkern als Ort der emotionalen Bewertung und Erregung hinsichtlich Gefahr, Angst und Furcht führt zu einem Dauerstress für den Organismus mit begleitenden somatischen Reaktionen. Zusammen mit den neuronalen Veränderungen erklärt es, warum einsame Menschen soziale Situationen als Bedrohung empfinden und nicht als Einladung. Die vermehrte Wachsamkeit vor Gefahr, Bedrohung und Furcht bringt einsame Menschen in die Defensive. Eine der möglichen Folgen ist, dass man anderen nicht trauen kann und einen davon abhalten kann, Nähe, Trost und Teilhabe bei anderen Menschen zu suchen. Es besteht wohl ein bidirektionaler Zusammenhang zwischen ablehnender Haltung

---

98 Baek, E.C., Hyon, R. et al.: Lonely Individuals Process the World in Indiosyncratic Ways. In: Psychological Science 2023 Vol. 34 (6): S. 683–695

99 Morr, M.; Noell, J. et al.: Lonley in the Dark: Trauma Memory and Sex-Specific Dysregulation of Amygdala Reactivity for Fear Signals. In: Adv. Sci. 2022, 9, 2105336: S. 1–11

und Einsamkeit.[100] Stereotypien, dass das Alter die Zeit der Einsamkeit darstellt, unterstützen die Einsamkeit nur noch, wie eine Längsschnittstudie aus dem Vereinigten Königreich aufzeigt. Eine solche Einstellung unterstützt Einsamkeit im Sinne einer selbsterfüllenden Prophezeiung. Die Autoren schlussfolgern daraus, dass eine veränderte Einstellung zum Alter wirksamer bei der Bekämpfung von Einsamkeit sein könnte als die derzeitig angebotenen Arten von Dienstleistungen.[101]

6.3 Auswirkungen

Gesundheitliche Einschränkung im körperlichen und psychischen Bereich stehen in Wechselwirkung mit Einsamkeit. Gesundheitliche Einschränkunwgen können Teilhabe am Leben und an der Arbeitswelt behindern oder nicht mehr ermöglichen. Es führt zu dem Gefühl, nicht mehr zugehörig zu sein, keine Leistung mehr aufbringen zu können, isoliert zu sein. Niedergeschlagenheit und Antriebslosigkeit treten hinzu. Einsamkeit wiederum verschlimmert durch Rückzug die Situation und verstärkt gesundheitliche Einschränkungen. Betroffene mit einem schweren Krankheitsleiden – was zur Anerkennung einer Erwerbsminderungsrente führt – haben einen langen und auch einsamen Leidensweg hinter sich. Infolge der gesundheitlichen Beeinträchtigungen fällt es schwer, soziale Kontakte aufrecht zu erhalten, zu pflegen und neue Kontakte zu knüpfen, was das Risiko von Einsamkeit erhöht und eine Rückkehr in die Arbeitswelt als gefährlich erscheinen lässt.

Studienlagen zeigen keinen signifikanten Zusammenhang zwischen Einsamkeit und Erwerbsminderungsrente. Es zeigt sich jedoch, dass Menschen mit psychischen Gründen für eine Erwerbsminderungsrente eher über Einsamkeit klagen als bei allein körperlichen Gebrechen. Es zeigt sich auch die Tendenz dahingehend, dass in dieser Gruppe Einsamkeit verbleibt, wenn sie denn mal erfahren wurde. Die Erwartung an eine psychotherapeutische Betreuung ist seitens der Leidenden hoch. Der in der Psychotherapie erarbeitete Ressourcenaufbau ermöglicht die Wiederherstellung der Teilhabe

---

100 Segel-Karpas, D.; Ayalon, L.: Loneliness and hostility in older adults: A cross-lagged model. In: Psychol Aging 2020 Mar;35(2): 169-176. DOI: 10.1037/pag0000417.

101 Pikhartova, J.; Bowling A.; Victor, C.: Is loneliness in later life a self fulfilling prophecy?

am Arbeitsleben. Diese Beobachtung gilt für alle, die eine Erwerbsminderungsrente erhalten, gleich psychischer oder körperlicher Ursache.[102]

Gesundheitliche Beeinträchtigungen sind Gründe einer Erwerbsminderungsrente und die Situation ist auch mit geringeren finanziellen Ressourcen verbunden, was sich ebenfalls auf das Gefühl von Einsamkeit auswirkt, da finanzielle Möglichkeiten zur gesellschaftlichen Teilhabe eingeschränkt sind. Je schlechter sich der damit verbundene Gesundheitszustand darstellt, desto mehr verringert sich die Lebenszufriedenheit. Angebote, die das Haushaltsauskommen adressieren, ermöglichen es, Einsamkeit zu überwinden, die Teilhabe zu verbessern, Lebenszufriedenheit zu steigern und die Rückkehr in die Arbeitswelt zu ermöglichen.[103]

6.4 Handlungsfelder

Es zeigen sich unterschiedliche Handlungsfelder im Umgang mit Einsamkeit als bedeutsam. Maladaptive Kognition von einsamen Menschen können kognitive Verzerrungen oder Interpretationen adressieren, mit dem Ziel die individuellen Verhaltensweisen zu ändern, soziale Bindungen zu stärken und das Gefühl der Einsamkeit zu verringern. Psychoedukative Aspekte treten hinzu, um das eigene Leiden und die sich daraus entwickelnde Handlung zu verstehen und nachzuvollziehen. Insgesamt sollen diese Maßnahmen dazu dienen, Beziehungen zu knüpfen, aufrechtzuerhalten und zu stärken. Diese Maßnahmen sind auf das soziale Umfeld und die sozialen Strukturen zu erweitern, um Teilhabe am Leben und an der Arbeitswelt wieder zu erlangen und zu intensivieren, letztendlich mit dem Ziel positive Performanceerfahrungen zu sammeln und ein besseres Selbstwertgefühl zu erlangen. Gesellschaftlich sind Stigmatisierung und Diskriminierung von einsamen Menschen zu reduzieren. Hierbei scheinen diejenigen Interventionen wirksam zu sein, die maladaptive Kognitionen von einsamen Menschen adressieren. Risikofaktoren, wie psychische oder körperliche Erkrankungen, niedriger Bildungsstand, geringes Einkommen sowie soziale Faktoren (Partnerschaft und/oder Familie) sind mit aufzunehmen. Jüngeres und hohes

102 Lippke, S.; Keller F.M.; Smidt, C.; Dahmen, A.: Einsamkeit und Erwerbsminderung. In: Psychotherapie im Dialog 2022 (23): S. 47–50

103 Lippke, S.; Ricken, L.; Zschuke, E.; Hessel, A; Schüz, N.: Gesundheit und Lebenszufriedenheit bei Erwerbsminderungsrentnern und -rentnerinnen: Die Bedeutung von finanziellen Ressourcen und Einsamkeit. In: Rehabilitation 2020 (59): S. 341–347

Lebensalter sind unterschiedlich in ihren Bedürfnissen. Schwierige Lebensübergänge oder Lebensereignisse können Isolation und Einsamkeit erhöhen und sollten folglich bei Interventionsmaßnahmen besonders berücksichtigt werden.

Präventionsmaßnahmen können gesellschaftliche und ökonomische Kosten des Phänomens Einsamkeit positiv beeinflussen. Zugleich bestehen Barrieren, so dass eine aufsuchende Arbeit erforderlich erscheint, um Zielgruppen adressieren zu können. Auch sind die Ursachen von Einsamkeit unterschiedlich, was bedürfnisorientierte Angebote erschweren. Von Einsamkeit Betroffene sollten in die Gestaltung und Planung von Präventionsangeboten mit aufgenommen werden, wobei eine wissenschaftliche Evaluation angebracht erscheint, um die Wirkmechanismen der Angebote zu identifizieren und diese für weitere Entwicklungen berücksichtigen zu können.[104]

➲ Take-Home-Message

Einsamkeit als das subjektiv empfundene Gefühl, das dann auftritt, wenn eine Diskrepanz zwischen den tatsächlichen und den gewünschten sozialen Beziehungen wahrgenommen wird. Einsamkeit stellt eine relevante Größe des Chronischen Schmerzsyndroms dar. Sie ist abzugrenzen gegenüber Alleinsein, soziale Isolation oder sozialer Ausgrenzung. Einsamkeit bedient sich gleicher neuronaler Strukturen wie Schmerz und verhält sich in ihrem Schmerzerleben ähnlich. Einsamkeit kann Teilhabe am Leben und an der Arbeitswelt verhindern. Ursachen von Einsamkeit stellen sich heterogen dar. Betroffene sind hinsichtlich Präventionsangeboten mit aufzunehmen.

---

104 Bücker, S.: Die Gesundheitlichen, psychologischen und gesellschaftlichen Folgen von Einsamkeit. In: Kompetenznetz Einsamkeit (KNE Expertise 10/2022)

7 Leistungsbeurteilung

7.1 Arbeitswelt

In den letzten Jahrzehnten zeigt sich eine erhebliche Änderung der Verteilung der erwerbstätigen Personen in den unterschiedlichen Wirtschaftssektoren. Waren in den 1950er Jahren etwa ein Drittel der Erwerbstätigen im Dienstleistungsbereich tätig, sind es aktuell drei von vier Personen. War es im Produzierenden Gewerbe seinerzeit nahezu jeder Zweite gewesen, so arbeitet aktuell nahezu nur noch jeder Fünfte in diesem Sektor. In Land- und Forstwirtschaft und Fischerei arbeiten aktuell nur noch 1,2 % der Bevölkerung von seinerZeit ca. 20 %.[105]

Diese erheblichen Verschiebungen in den jeweiligen Bereichen sind mit individuellen und gesamtgesellschaftlichen Folgen verbunden. Technischer Fortschritt, Automatisierungsprozesse, Veränderung der Kommunikation und zunehmende Digitalisierung sind nur Beispiele einer sich fundamental verändernden Lebens- und Arbeitswelt.

Fall | Alena W. (59) arbeitet als ungelernte Produktionshelferin in einem Unternehmen, dass sich mit der Herstellung und dem Vertrieb von Elektrokabelprodukten für Industrieanlagen beschäftigt. Hierbei hat sie Kabelbäume zu wickeln, zu verpacken und in Gitterboxen zu lagern, die dann in die Halle zu verbringen sind. Regelhaft sind Lasten von 30 kg zu tragen oder zu verschieben. Die Gitterboxen von bis zu 300 kg sind mit dem Handhubwagen zu bewegen. Seit einem Jahr ist sie wegen ihres chronischen Rückenleidens arbeitsunfähig und es zeigt sich keine Besserung. Vor drei Jahren hatte man sich zu einer Dekompression und Nukleotomie-Operation bei Bandscheibenvorfall entschieden. Danach sei es noch schlimmer geworden. Ihr Mann würde sie zwar unterstützen, könne ihr aber nicht wirklich helfen. Durch ihre Erkrankung stünde nicht mehr genug Geld für beide zur Verfügung. Die

105 Statistisches Bundesamt (2024): Erwerbstätige im Inland nach Wirtschaftssektoren: https://www.destatis.de/DE/Themen/Wirtschaft/Konjunkturindikatoren/Lange-Reihen/Arbeitsmarkt/lrerw13a.html?view=main[Print]

Belastungen durch Miete, Energie und Inflation seien angestiegen und damit sei die finanzielle Situation angespannt.

Die **Industrielle Revolution** wird als eine tiefgreifende Veränderung und Übergang von der Agrar- zur Industriegesellschaft verstanden, die mit tiefgreifenden Veränderungen der wirtschaftlichen und sozialen Verhältnisse einherging. Arbeitsbedingungen und individuelle als auch gesamtgesellschaftliche Lebensumstände veränderten sich. Die Arbeit verlagerte sich von dem Land in die Städte, ohne dass ausreichend Wohnraum zur Verfügung stand, verbunden mit einer zunehmenden Verarmung der Arbeiterschicht. Es entwickelte sich die **Soziale Frage** – hervorgerufen durch eine schnell anwachsende Bevölkerung, Entwicklung eines lohnarbeitenden Proletariats, Niedergang des alten Gewerbes und Aufkommen der Fabrikindustrie. Die Arbeitsbedingungen waren schwer und belastend. Regelungen gab es keine und man konnte nur Erfahrungen aus Militär und Klerus zurückgreifen, wie mit den vielen Arbeiterinnen und Arbeitern umzugehen sei. Der Gesetzgeber schuf keine oder kaum ordnungspolitische Rahmenbedingungen. Bei niedrigem Lohn mussten Frauen und Kinder zur Arbeit. Die Frauen wurden geschätzt, weil sie feine Arbeiten besser ausführen konnten, als ihre männlichen Kollegen und außerdem psychisch belastbarer waren. Kinder wurden im Untertagebau eingesetzt, weil sie kleiner waren und in den engen Stollen besser arbeiten konnten. Mit dem Wachstum der Städte wuchs die Wohnungsnot mit unmenschlichen Lebensbedingungen. Zur Lösung dieser Frage entwickelten sich gesellschaftliche und politische Strömungen, Genossenschaften, Arbeiterbewegungen und Gewerkschaften. Die staatliche Sozialpolitik versuchte die entstandenen Konflikte zu entschärfen.

Der Beginn des **Digitalen Zeitalters**, in dem es zu einer zunehmenden Durchdringung aller Lebensbereiche durch digitale Informations- und Kommunikationstechnologie kam, wird in die zweite Hälfte des 20. Jahrhunderts verortet. Mit der Entwicklung und Verbreitung des World Wide Web zeigte sich eine allgemeingültige Erfahrbarkeit und Vernetzung und dies im globalen Kontext. Nutzungs- und Verknüpfungsmöglichkeiten von Daten ermöglichen neue Geschäftsmodelle. Die Leistungskapazitäten steigerten sich enorm. Der Leistungsumfang eines modernen Tablets ist größer, als sie für die Mondlandung in den dortigen Rechnern zur Verfügung standen.

Im Arbeitsleben ergeben sich neue Herausforderungen. Den ehemals erlernten Beruf des Setzers oder des Technischen Zeichners gibt es so nicht mehr. Berufe können durch Automatisierung und Digitalisierung zu weiten Teilen ersetzt werden. Doch auch hier zeigt sich eine Eigendynamik. Insbesondere die Veränderung von Arbeitsprozessen und Arbeitsinhalten durch technische Möglichkeiten verändert das Tätigkeitsprofil von Basisarbeit, also Arbeitsinhalten niedriger Qualifikationsmatrix. Ein Reinigungsroboter zeigt eine hohe Effizienz insbesondere für große und homogene Flächenbereiche. Was jedoch technisch nicht umsetzbar ist, ist durch den Menschen als Restarbeit auszugleichen. In der Regel sind diese Restarbeiten – in diesem Beispiel – in ergonomisch ungünstigen Positionen auszuführen, was wiederum mit temporären Ausfällen verbunden sein kann. Diese Fehlbelastung wird der Unzulänglichkeit des Menschen zugeordnet und der Automatisierungsprozess wird vorangetrieben. „Zwar verlagern sich durch Automation dann Tätigkeiten in andere Bereiche, so dass keine Arbeitslosigkeit entsteht." berichtet *Sträter* aus der Arbeits- und Organisationspsychologie der Universität Kassel. „Sie erfordert jedoch entsprechende Qualifizierung und Flexibilisierung der Arbeit, wenn sie nicht in die Versklavung des Menschen führen soll."[106]

Der Dienstleistungssektor ist durch eine hohe Heterogenität der Tätigkeiten und Anforderungen gekennzeichnet. Der weitaus größte Teil hat direkten Kontakt mit Menschen, steht mit ihnen in Interaktion und Beteiligte stehen hohen psychischen Anforderungen und hoher Arbeitsintensität gegenüber. Neben den physischen Anforderungen und umweltbedingten Arbeitsbedingungen ergeben sich Herausforderungen durch das menschliche Miteinander und das potenzielle Konfliktpotential. Psychomentale und muskuloskelettale Belastungen verändern sich unter den Bedingungen der neuen Arbeitswelt und stellen für Basisarbeitende eine besondere Belastung dar. Je nach Wirtschaftssektor ergeben sich unterschiedliche Aspekte. Im Bereich Handel, also jenen Berufen wie sie im Einzelhandel, in der Gastronomie in der Logistik und im Kurierdienst zu finden sind, stellen hohe Arbeitsintensität und Umstrukturierungsmaßnahmen ebenfalls eine hohe Belastung dar. Auch werden hohe körperliche Anforderungen und monotone Arbeitsbedingungen als belastend empfunden. Gebäudebetreuung, Wach- und Sicherheitsdienst, Dienstleister für Unternehmen sowie Werbung und Marktforschung sind dem Finanzsektor zugeordnet. Hier zeigt sich einerseits ein arbeitsbezogener Handlungsspielraum, bei dann

106 Sträter, O.; Basisarbeit und menschliche Arbeitsgestaltung – Strategische Erfordernisse und Ansätze. In: Zeitsch. f. Arbeitswissenschaft 2023 (77): S. 567–577

doch zu beschreibenden monotonen Arbeitsbedingungen. Basisarbeitende im öffentlichen Bereich, wie im Gesundheitswesen, öffentliche Verwaltung, Sozialwesen, Erziehung und Unterricht beschreiben eine höhere emotionale Belastung und höhere kognitive Anforderungen sowie erhöhte physische Belastungen.

Treten muskuloskelettale Gesundheitsbeschwerden vermehrt im Handelssektor auf, so finden sich im bei den öffentlichen Dienstleistungsberufen vermehrt psychosomatische Beschwerden. Es zeigen sich unter den aktuellen Bedingungen spezifische Muster von Arbeitsbedingungen und Gesundheitsbeschwerden, es zeigen sich aber auch sowohl physische und psychische Belastung kennzeichnend für Basisarbeit im Dienstleistungssektor.

Basisarbeitende im Dienstleistungsbereich unterliegen weiterhin generell einem körperlich anstrengenden Tätigkeitsprofil, was jedoch durch Folgen emotionaler Belastung zu ergänzen ist. Gefährdungsbeurteilungen, Beratungs- und Supervisionsangebote sowie die Sensibilisierung von Führungskräften, stellen einen präventiven Faktor für psychosomatisches Leiden dar. Hinsichtlich der muskuloskelettalen Erkrankungen stellt die Optimierung der Arbeitsumgebungsbedingungen den wichtigsten Faktor dar.

Veränderungs- und Strukturierungsprozesse sollten unter Berücksichtigung der Mitarbeiterperspektive mit Blick auf die Auswirkungen auf Motivation und Gesundheit eingeleitet und umgesetzt werden. Eine Unternehmenskultur der gegenseitigen Unterstützung vermag negative Effekte hoher Arbeitsintensität und Monotonie entgegenwirken, gesundheitliche Folgen psychomentaler und muskuloskelettaler Beschwerden mit einhergehender Arbeitsunfähigkeit zu senken.[107]

7.2 Belastung und Beanspruchung

Die arbeitsbedingten Anforderungen und Belastungen stellen eine zunächst einmal wertneutrale Größe dar. Entsprechend des Anforderungsprofils werden Aufgaben delegiert und seitens der Mitarbeiterin oder des Mitarbeiters ausgeführt. Es besteht auch eine inhaltliche Identifikation und die die Tätigkeit wird gerne ausgeführt. Je nach persönlicher Situation

---

107 Lück, M.; Hünefeld, L.; Kaboth, A.: Arbeitsbedingungen und gesundheitliche Beschwerden in Basisarbeit: Eine sektorübergreifende Untersuchung im Dienstleistungsbereich. In.: Zeits. f. Arbeitswissensch. 2023 (77): S. 553–566

und individuellen Gegebenheiten reagieren Menschen unterschiedlich auf zunächst neutral zu beschreibende Belastungen und fühlen sich individuell unterschiedlich beansprucht. Beim Kommissionieren oder dem Verpacken stellen die Gewichte, die zu bewegen sind, die Belastung dar und die Muskelermüdung ist die Beanspruchung. Bei einer PowerPoint-Präsentation stellt das Sprechen vor Menschen die Belastung dar und das Lampenfieber ist die Beanspruchung.

Fall | Simone B. (53) arbeitet im Backoffice eines Medizinischen Versorgungszentrums und übernimmt die Abrechnung sowie die Befunddokumentation im elektronischen System. Die Arbeit ist ausfüllend. Teils hat sie Routineaufgaben, die sie mental nicht so sehr fordern und andererseits macht sie die Abrechnung sehr gerne, weil das anspruchsvoll ist. Der Mix war immer gut, bis dann die Rückenschmerzen unerträglich wurden. Dabei hat sie schon viel durchgemacht. Mit 20 Jahren war eine Umstellungsoperation an der rechten Hüfte erforderlich gewesen. 6 Jahre später folgte eine operative Aufrichtung der Wirbelsäule bei Skoliose. Die Beschwerden im unteren Rücken nahmen in den letzten Jahren zu. Es kommt zu einer zunehmenden Osteochondrose mit Spinalkanalstenose und Lähmungserscheinungen am rechten Bein. Zugleich macht ihr die Hüfte zu schaffen. Was vormals im Job alles gut funktionierte, geht heute nicht mehr. Mit Schmerzmitteln geht sie zur Arbeit. Sie gibt sich Mühe, sich zu konzentrieren, aber auch das Einscannen der Befunde und die richtige Zuordnung zu den Fällen gelingt ihr zunehmend schlechter. Mit der Abrechnung ist sie manchmal überfordert, wo sie das doch immer so gerne gemacht hat. Sie macht mehr und mehr Fehler. Dabei sind alle sehr nett zu ihr und unterstützen sie. Sie hat schon auf halbtags reduziert. Immer früher ist sie von der Arbeit erschöpft und muss sich nachmittags hinlegen. Vor 5 Jahren wurde ein Brustkrebs nachgewiesen. Die Operation ist gut gelaufen und auch die Strahlen- und Chemotherapie hat sie hingekriegt. Es ist bisher alles gut gegangen. Sie lebt aber immer mit der Angst, dass der Krebs zurückkommt. Manchmal wacht sie schweißgebadet in der Nacht auf. Innerlich völlig ausgemergelt kommt sie zur Reha-Maßnahme, verbunden mit der Frage, wie es denn nun weitergehen soll.

Je nach Kontextfaktoren können Belastungen und Beanspruchung sehr unterschiedlich sein. Umweltbezogene Faktoren, also die physikalischen Bedingungen können einen erheblichen Einfluss haben. Lichtverhältnisse, Lärm, Hitze oder Kälte sind Beispiele für Arbeitsbedingungen, die Einfluss auf die Belastbarkeit haben. Jeder Mensch reagiert anders auf Belastungen und hat unterschiedliche Bewältigungsstrategien, mit der individuellen Beanspruchung umzugehen. Wenn Belastungen zu stark werden und keine ausreichenden Bewältigungsstrategien vorhanden sind, kann die Beanspruchung zu physischen oder psychischen Problemen führen. Um solche Probleme zu vermeiden, ist es wichtig, die Belastungen und Beanspruchungen regelmäßig zu analysieren und gezielte Maßnahmen zu ergreifen.

Zunächst müssen die Belastungen und Beanspruchungen des Arbeitsplatzes untersucht werden, um herauszufinden, welche Auswirkungen sie auf die Mitarbeiterin oder den Mitarbeiter haben. Danach wird eine Risikobewertung durchgeführt, um festzustellen, welche Maßnahmen erforderlich sind, um die Belastungen zu reduzieren und die Beanspruchung zu optimieren. Schließlich werden Maßnahmen umgesetzt, um Belastungen und Beanspruchungen zu minimieren. Hierzu zählen beispielsweise ergonomische Anpassungen oder Trainingsprogramme.

Schichtarbeit ist gekennzeichnet durch wechselnde Arbeitszeiten, insbesondere wenn ein Dreischicht-System Anwendung findet. Kontinuierliche Teilhabe am sozialen Kontext ist erheblich eingeschränkt und oft sind Wochenenden und Feiertage in diesem Rhythmus eingebunden. Dies könnte man mit dem Begriff des „Sozialen Jetlags“ beschreiben. Mögliche Folgen der damit verbundenen Beanspruchung sind Müdigkeit, Schlafstörungen, Depression oder Soziale Isolation. Maßnahmen können sein, Arbeitszeitmodelle zu überdenken, auf eine passende Schlafhygiene zu achten und soziale Unterstützung sowohl im privaten als auch im beruflichen Umfeld zu gewährleisten.

Bildschirmarbeit ist durch lange Sitzphasen, einseitige Belastung von Handgelenken und der oberen Extremität einschließlich der Schulter-Nacken-Region sowie Augenbelastung gekennzeichnet. Folgen der Beanspruchung können Verspannungen, Sehnenscheidenentzündungen, Nackenschmerz, Konzentrationsschwierigkeiten oder Augenprobleme sein. Lösungsmöglichkeiten wären eine ergonomische Anpassung des Arbeitsplatzes, Bildschirmpausen, Augentraining oder Schulungen zur Arbeitsplatzgestaltung sowie Förderung von Resilienzfaktoren.

Globalisierung und Digitalisierung verändern die Arbeitswelt für Beschäftigte. In einzelnen Wirtschaftsbereichen werden körperlich schwere Arbeiten durch geistige Arbeitsanforderungen ersetzt. Eine damit verbundene Änderung **psychischer Belastungen** stellen sowohl für die Praxis als auch für die Wissenschaft eine Herausforderung dar. Der individuellen Situation ist mit einer überindividuellen Betrachtung und Interpretation zu begegnen. Zugleich fehlt es an belastbaren Kriterien, wie psychische Belastung am Arbeitsplatz einzuschätzen ist und welche Risikobewertung sich damit verbindet. Psychische Belastung stellt dabei die Gesamtheit aller erfassbaren Einflüsse dar, die von außen auf den Menschen zukommen und psychisch auf ihn einwirken. Die Gesamtheit der unterschiedlichen Belastungsfaktoren stellt die psychische Belastung dar. Idealerweise fügt sich dies in das Belastungs-Beanspruchungskonzept ein. Einzelne Belastungsfaktoren sind im Zusammenhang zu betrachten und entwickeln eine bestimmte, individuelle Auswirkung auf das Individuum in seinem Arbeitskontext.

Fall | Das Backoffice von Simone B. befindet sich in einem 10 qm großen Raum direkt hinter der Rezeption, ohne ergonomischen Arbeitsplatz. Zusätzlich wird der Raum als Sozialraum für die Medizinischen Fachangestellten verwendet. Neben den laufenden Karteikarten befindet sich auch die Kaffeemaschine und die Süßigkeitenschublade und zugleich werden alle Anlieferungen zwischengelagert. Solche sich anhäufenden Umstände sind für ein optimiertes Arbeitsumfeld äußerst kontraproduktiv. Treten die persönlichen Belastungen der erlittenen Krebserkrankung neben den Alltäglichkeiten eines Familienlebens hinzu, ist die Dekompensation vorprogrammiert.

Im Arbeitsschutzgesetz ist die Erfassung der psychischen Belastung für den konkreten Arbeitsplatz eingefordert, wenngleich es konkreten Bezugsgrößen fehlt, noch sind Methoden definiert, wie diese zu erfassen sind. Zugleich stellt eine festgestellte Belastung nicht zwingend eine Gefährdung dar. Erst die Belastungsfolgen machen die Belastung zur Gefährdung, denn die Belastungsfolge ist definitionsgemäß neutral. Zugleich findet sich keine einheitliche Definition darüber, was eine psychische Belastung ist und wie sie entsteht. Unterschiedliche Einflussgrößen bedingen einander, heben sich möglicherweise gegeneinander auf oder verstärken sich. Die Wirkzusammenhänge sind unklar und die Intensität der Belastung werden einzeln unterschiedlich bewertet und wahrgenommen. Normative Grundwerte psychischer Belastung existieren nicht und zugleich ist eine menschengerechte Arbeit gefordert.

Es existieren jedoch einige Aspekte in der Bewertung und Gestaltung von Arbeit, die als etabliert gelten. Tätigkeitsanforderungen müssen auf Dauer anforderungsgerecht erfüllbar sein (Ausführbarkeit), beispielsweise ergonomischen Aspekten gerecht werden. Die ausgeübte Tätigkeit muss dauerhaft geleistet werden können, ohne das körperliche oder geistige Schäden auftreten (Erträglichkeit). Dies können physikalisch messbare Grenzwerte sein. Es beinhaltet aber auch Antworten auf die Fragen wie Fähigkeit, Fertigkeit und Wissen und damit verbundener Über- oder auch Unterforderung. Negative Beanspruchungsfolgen, wie sie bei erhöhter Belastung zwangsweise auftreten können, müssen reversibel sein (Zumutbarkeit). Die Tätigkeit muss die Entwicklung persönlicher Fähigkeiten und Fertigkeiten ermöglichen. Körperliches, geistiges und soziales Wohlbefinden muss auch bei sich ändernden Anforderungen gesichert sein (Zufriedenheit). Dies beinhaltet Wissensvermittlung von Fähigkeiten, Fertigkeiten und Wissen bis hin zur Gewährung der Persönlichkeitsentwicklung. Hierbei erscheint die Grundmaxime, dass Belastung der Arbeitsumwelt keinen gesundheitlichen Schaden verursachen darf als zu banal, als dass damit einem Wohlbefinden der Mitarbeiterschaft gerecht werden kann.

Können bezüglich physischer Belastungsgrößen normative Schwellenwerte zumindest definiert werden und können zeitliche Beanspruchung begrenzt und geregelt werden, ist die Einschätzung für ein Zuviel oder Zuwenig bisher nicht gelungen. Hinsichtlich psychischer Belastung liegt es nahe, dass eine oder auch mehrere Belastungsfaktoren und ihre Kombinationen eine Beanspruchung darstellen. Arbeitsbedingungsfaktoren, soziale Interaktionen und Arbeitsorganisation treten dieser multidimensionalen Betrachtung hinzu. Es besteht Einigkeit, dass hinsichtlich psychischer Arbeitsbedingungsfaktoren keine eindeutig quantitativen Grenzwerte zur Verfügung stehen. Arbeitspsychologische Modelle thematisieren ein Zusammenspiel von Belastung, Beanspruchung und Ressource.

Es erschließt sich, dass alle Aspekte der Arbeitswelt Belastungsfaktoren darstellen können und damit eine unphysiologische Beanspruchung verursachen können. Zugleich ist aber auch zu erkennen, dass sich in den einzelnen Sektoren die Ressourcen finden, dies aufzulösen.[108]

---

108 Ferreira, Y.; Vogt, J.: Psychische Belastung und deren Herausforderungen. In: Z. Arb. Wiss 2022 (76): S. 202–219

Fall | Auch wenn der Raum für Simone B. nicht veränderbar ist, so stellt sich die Frage, ob das Karteikartensystem woanders aufgestellt werden kann, der Sozialraum am Ende des Flures genutzt wird und Anlieferungen nicht mehr zwischengelagert werden. Somit stünde der Raum für die elektronische Abrechnung und zum Einpflegen der Befunde mit ausreichend Platz zur Verfügung. Zumindest sind dadurch Entlastungsfaktoren adressiert, währenddessen das nächtliche Angsterleben psychotherapeutisch angegangen werden kann.

In der sozialmedizinischen Betrachtung sind arbeitsweltbedingte Faktoren von personbezogenen Faktoren zu trennen und zugleich miteinander zu verbinden. In der Analyse zeigen sich möglicherweise Lösungswege im operationalen arbeitsbezogenen Bereich, so dass sich individuelle Belastungsfaktoren als kompensabel darstellen, wenn die arbeitsplatzbezogenen Rahmenbedingungen adressiert werden können. Einerseits ist dies auf den spezifischen Arbeitsplatz abzustellen und ergänzend auf den allgemeinen Arbeitsmarkt.

7.3 Arbeitsunfähigkeit

Der Gemeinsame Bundesausschuss (G-BA) hat noch 2023 die telefonische Arbeitsunfähigkeit (AU) in die Regelversorgung überführt. Seither kann bei Patienten, die der Praxis bekannt sind, auch nach telefonischer Anamnese eine Arbeitsunfähigkeit bescheinigt werden. Hierbei gelten folgende Spielregeln: Die Telefon-AU ist erlaubt, sofern die Feststellung der Arbeitsunfähigkeit im Rahmen einer Videosprechstunde nicht möglich ist. Zudem darf es sich nicht um eine schwere Symptomatik handeln (in diesem Fall müsste die Erkrankung durch eine unmittelbare persönliche Untersuchung abgeklärt werden).

Möglich ist per Telefon eine Erstbescheinigung über bis zu 5 Kalendertagen. Besteht die telefonisch festgestellte Erkrankung fort, muss der Patient für die Folgebescheinigung die Praxis aufsuchen. Ausnahme: Wurde die erstmalige Bescheinigung anlässlich eines Praxisbesuchs ausgestellt, können die Feststellungen einer fortbestehenden Arbeitsunfähigkeit auch per Telefon erfolgen. Ein Anspruch der Versicherten auf eine Anamnese und

Feststellung der Arbeitsunfähigkeit per Telefon besteht nicht, stellt der G-BA klar.

Das Einlesen der elektronischen Gesundheitskarte ist für das Ausstellen der telefonischen AU nicht erforderlich, so die Kassenärztliche Bundesvereinigung (KBV). War der Patient in dem Quartal bereits mit seiner eGK in der Praxis, liegen die Versichertendaten vor. Anderenfalls übernehme die Praxis die Versichertendaten für die Abrechnung im Ersatzverfahren aus der Patientenakte.

Fall | Manuela T. (44) stellte sich bei zunehmender Schmerzsymptomatik am Ersten Weihnachtstag in der Notaufnahme des Krankenhauses vor. Es erfolgte die Diagnostik mit MRT und der konservative Therapieversuch bei Nachweis eines Bandscheibenvorfalles in Höhe L4/5. Bei ausbleibender Besserung erfolgte die Operation mit Entlastung und Entfernung des Bandscheibenvorfalls. Der Heilverlauf gestaltete sich unkompliziert. Es folgte die Anschlussrehabilitation, die sie mit gutem Erfolg hat abschließen können. Sie ist als Heilerziehungspflegerin in Teilzeit in einem Kindergarten, der Kinder mit besonderen Bedürfnissen betreut, beschäftigt. Nach der vierwöchigen Rehabilitationsmaßnahme wurde eine „Stufenweise Wiedereingliederung in das Arbeitsleben" (SWE) eingeleitet.

Nach der AU-Richtlinie des Gemeinsamen Bundesausschusses liegt eine Arbeitsunfähigkeit dann vor, wenn Versicherte aufgrund von Krankheit auf Grund von Krankheit ihre zuletzt ausgeübte Tätigkeit nicht mehr oder unter der Gefahr der Verschlimmerung ihrer Erkrankung ausführen können. Bei der Beurteilung ist insbesondere darauf abzustellen, welche Bedingungen die bisherige Tätigkeit konkret geprägt haben. Dies setzt eine sehr intensive Auseinandersetzung mit der individuellen Berufswelt voraus. Aktuell ausgeübte Tätigkeit und die damit verbundenen Anforderungen und Belastungen sind zu evaluieren. Grund und Dauer der Arbeitsunfähigkeit berücksichtigen die erhobenen Aspekte. Eine Arbeitsunfähigkeit liegt auch dann vor, wenn aufgrund des Krankheitszustandes, der für sich allein noch keine Arbeitsunfähigkeit bedingt, absehbar ist, dass bei Ausübung der Tätigkeit eine Arbeitsunfähigkeit unmittelbar hervorrufen würde.

Bei arbeitslosen Personen sind nicht die zuletzt ausgeübten Tätigkeiten zur Beurteilung heranzuziehen, sondern Tätigkeiten auf dem allgemeinen

Arbeitsmarkt in dem zeitlichen Umfang, dem die Versicherten dem Arbeitsamt zur Vermittlung zur Verfügung steht. Eine Arbeitsunfähigkeit ist in solchen Fragestellungen gegeben, wenn die Leistungsfähigkeit auf dem allgemeinen Arbeitsmarkt weniger als drei Stunden am Tag gegeben ist. Bezugspunkt für die Arbeitsunfähigkeit für Versicherte, die während der Arbeitsunfähigkeit endete, ist dagegen die letzte oder eine vergleichbare Tätigkeit. Beginnt während der Arbeitsunfähigkeit ein neues Beschäftigungsverhältnis, so beurteilt sich die Arbeitsunfähigkeit ab diesem Zeitpunkt nach dem Anforderungsprofil des neuen Arbeitsplatzes. Arbeitsunfähig können auch Rentnerinnen und Rentner sein, die eine Erwerbstätigkeit ausüben. Es existieren noch weitere spezifische Tatbestände, wann eine Arbeitsunfähigkeit zu bescheinigen ist.[109]

Faktencheck | Der Krankenstand betrug im Jahr 2022 etwa 6,7 % und war damit der bisher höchste Krankenstand seit Beginn der Analysen im Jahr 1991. Im Schnitt waren AOK-Versicherte Beschäftigte an 24,5 Kalendertagen arbeitsunfähig. Die häufigsten Arbeitsunfähigkeiten sind durch Erkrankungen der Atemwege, Muskel- und Skelett-Erkrankungen, Verletzungen sowie Erkrankungen des Herz-Kreislaufsystems und der Verdauungsorgane begründet. Es zeigt sich eine deutliche Steigerung bei den Atemwegserkrankungen. Nur etwa 3,5 % der Versicherten sind mit mehr als 6 Wochen Langzeitarbeitsunfähig, verursachen aber mehr als ein Drittel aller Ausfalltage. Knapp 700 Millionen Arbeitsunfähigkeitstage verursachen Produktionsausfälle von knapp 90 Mrd. Euro und knapp doppelt so viel an Produktion und Bruttowertschöpfung. Das Ausgabevolumen für Krankengeld betrug 2022 etwa 18 Mrd Euro.[110]

Nach ständiger Rechtsprechung des Bundessozialgerichts (BSG) ist unter **Krankheit** ein regelwidriger, vom Leitbild des gesunden Menschen abweichender Körper- oder Geisteszustand zu verstehen, der ärztlicher Behand-

---

109 Richtlinie des Gemeinsamen Bundesausschusses über die Beurteilung der Arbeitsunfähigkeit und die Maßnahmen zur stufenweisen Wiedereingliederung nach § 92 Absatz 1 Satz 2 Nummer 7 SGB V (Arbeitsunfähigkeits-Richtlinie in der Fassung vom 14. Nov. 2013, zuletzt geändert am 07. Dez. 2023)

110 Meyer, M.; Meinicke M.; Schenkel, A.: Krankheitsbedingte Fehlzeiten in der deutschen Wirtschaft im Jahr 2022. In: Fehlzeiten-Report 2023, Zeitenwende – Arbeit gesund gestalten: S. 435–520

lung bedarf oder – zugleich oder ausschließlich – Arbeitsunfähigkeit zur Folge hat.[111] Es existieren unterschiedliche Krankheitsmodelle. Im naturalistisch-somatischen Ansatz werden Krankheiten aus der Kenntnis organisch-funktioneller und pathophysiologische Zusammenhänge definiert. Es existiert ein eindeutiges Erscheinungsbild mit erkennbaren Folgen und konsekutiv kausal ausgerichteter Therapie. Im iatrotechnischen Modell erlaubt spezifisch ärztliches Handeln Genesung oder Gesundung. Monokausale medizinische Krankheitsmodelle sind begrenzt, vielfach zeigen sich multifaktorielle, integrative Krankheitsmodelle mit komplexen Behandlungsnotwendigkeiten. Die Abweichung vom Normalen definiert keine Erkrankung. Krankheit und Gesundheit sind schwer zu fassende, multidimensionale Phänomene.

Im anglo-amerikanischen Raum finden sich unterschiedliche Begrifflichkeiten für Krankheit. „Disease“ ist ein veränderter Zustand der Person, des Körpers oder seiner Teile durch Abweichung von physiologischen, organischen oder psychiatrischen Normen. Diesem liegen biomedizinische Beobachtung und Diagnostik von veränderten Zuständen, physiologische oder Funktionsweisen im menschlichen Körper zugrunde. Krankheit ist hier als ein objektivierbarer medizinisch-psychiatrischer Befund oder Syndrom, die in Klassifikationssysteme wie Internationale Klassifikationssystem der Krankheiten (ICD 10 / ICD 11) oder dem diagnostischen und statistischen Leitfaden psychischer Störungen (DSM-5) hinterlegt sind. „Illnes“ hingegen ist das Erleben von Beeinträchtigungen und Unwohlsein als ein persönliches Erleben von veränderten, abnormen Zuständen oder Funktionsweisen des menschlichen Organismus als Befindlichkeitsstörung. „Sickness“ hingegen beschreibt ein soziales Phänomen, das einhergeht mit Veränderung von sozialen Interaktionsmustern in Verbindung mit der Notwendigkeit, Hilfe zu gewähren oder aktiv zu suchen.

Krankheit kann verstanden werden als ein dynamisches Stadium des Ungleichgewichtes von Risiko- und Schutzfaktoren, das eintritt, wenn einem Menschen eine Bewältigung von inneren (körperlichen und psychischen) und äußeren (sozialen und materiellen) Anforderungen nicht gelingt. Krankheit vermittelt einem Menschen eine (akute oder dauerhafte) Beeinträchtigung seines Wohlbefindens und seiner Lebensfreude. Ebenso wie relative Gesundheit existieren auch dynamische Stadien der relativen Krankheit, gekennzeichnet durch ein Ungleichgewicht von Risiko- und

---

111 BSG-Urteil vom 10.05.2005, B 1 KR 28/04 R

Schutzfaktoren, teilweise gestörte Bewältigungsfähigkeiten und begrenztes Wohlbefinden.[112]

Arbeitsunfähigkeit ist für sich genommen zunächst eine Exklusion aus dem Lebensbereich der erwerbstätigen Beschäftigung. Arbeitsunfähigkeit kann einerseits entlastend und gesundungsförderlich sein. Andererseits kann sie sich negativ auswirken. Das Erleben und Bewerten von Krankheitssymptomen wird durch Krankschreibung erschwert und kann für eine Krankheitsbewältigung hinderlich sein. Anstelle notwendiger Problemlösungen kann Arbeitsunfähigkeit auch stigmatisierend sein und letztendlich zu einer Verschlimmerung und Chronifizierung eines Leides beitragen. Längerfristige Arbeitsunfähigkeit kann zu einer vorzeitigen Abhängigkeit vom Sozialsystem führen und Risiko für Einsamkeit und Armut erhöhen. Verordnung einer Arbeitsunfähigkeit ist ein verantwortungsvoller Akt, dessen Wirkung und Nebenwirkung mit in die Verordnung aufzunehmen ist.

Je nach Art und Schwere sind Krankenkassen verpflichtet zu Fragen einer langfristigen Arbeitsunfähigkeit den medizinischen Dienst einzuschalten und aufzufordern, den Fragen nachzugehen, inwieweit Maßnahmen zu ergreifen sind, die Arbeitsfähigkeit wieder herzustellen oder Zweifel an der Arbeitsunfähigkeit zu beseitigen. Eine Besonderheit stellt die Aufforderung zum Antrag auf eine Medizinische Rehabilitation, insbesondere dann, wenn die Gefahr besteht, dass die Erwerbsfähigkeit dauerhaft gemindert ist (§ 51 Abs. 1 SGB V). Ergänzende Module zur Wiederherstellung der Arbeitsfähigkeit sind die stufenweise Wiedereingliederung, Leistungen zur Teilhabe am Arbeitsleben, Belastungserprobung oder Arbeitstherapie. Bei komplexen Fragestellungen sind viele Akteure beteiligt, bei dem ein konstruktiver Dialog sowohl für die Patientinnen und Patienten als auch für die Versichertengemeinschaft förderlich sind.[113]

Präsentismus beschreibt das Phänomen, weiterzuarbeiten auch wenn eine Erkrankung dies nicht erlaubt, weil es für den Erhalt des Arbeitsplatzes notwendig erscheint. Andererseits sieht sich die hausärztliche Praxis dem Phänomen gegenüber, ein Blaumachen durch einen gelben Schein

---

112 Fangerau, H.; Franzkowiak, P.: Krankheit. In: Bundeszentrale für gesundheitliche Aufklärung (BZgA) (Hrsg.). (2022) Leitbegriffe der Gesundheitsförderung und Prävention. Glossar zu Konzepten, Strategien und Methoden: https://doi.org/10.17623/BZGA:Q4-i069-2.0

113 Nüchtern, E.; Mohrmann, M.: Arbeitsunfähigkeit in der gesetzlichen Krankenversicherung. In Z. Allg. Med. 2012 (88) 4: S. 162–169

zu legitimieren. Menschen Arbeiten in Leihfirmen, in befristeten oder gar prekären Lebensverhältnissen. Die individuelle Arbeitssituation stellt eine einzige Kränkung dar. Burn-out oder Mobbing können eigenständige Gründe für eine Arbeitsunfähigkeit sein. Nicht selten stellt die vorgetragene Bitte um eine Krankschreibung ein Ruf nach Hilfe dar, von Personen, die ohne ein Fernbleiben, mit den Bedingungen am Arbeitsplatz nicht mehr klarkommen.[114]

Arbeitsunfähigkeit setzt eine differenzierte und individuelle Betrachtung voraus, um hier eine dem Krankheitserleben und den Anforderungen am Arbeitsplatz passende Abwägung zu treffen, die dem inhaltlichen Aspekt der Arbeitsunfähigkeits-Richtlinie Rechnung trägt. Mit Arbeitsunfähigkeit sind Ausfallkosten durch die Erstattung der Lohnkosten und Ausfall an Bruttowertschöpfung verbunden. Anzahl der Krankheitsfälle als auch Dauer der Erkrankungen nehmen zu. Berufliche Fehltage aufgrund psychischer Ursachen haben sich in der Zeit von 1997 bis 2014 verdreifacht und gewinnen in der Arbeitswelt mehr und mehr an Bedeutung. Es zeigen sich erhebliche Unterschiede in den einzelnen Wirtschaftszweigen. Krankheiten des Muskel-Skelett-Systems, des Bindegewebes und des Atmungssystems als auch psychische Erkrankungen und Verhaltensstörungen stellen die drei häufigsten Ursachen einer Arbeitsunfähigkeit dar. Prävention und Rehabilitation dienen dazu, Folgen von Langzeitarbeitslosigkeit zu begegnen.[115]

7.4 Arbeitsschwere

Fall | Örnek C. (54) hatte keinen Beruf erlernt und arbeitete einige Jahre in einer Papierfabrik als Hilfsarbeiter. Später war er über 14 Jahre als angelernter Maschinenführer in der Kunststoffindustrie tätig. Nach einer Zeit der Arbeitslosigkeit hat er 12 Jahre auf dem Bau als ungelernter Maurer gearbeitet.

114 Egidi, G.: Kommentar zum Artikel von E. Nüchtern und M. Mohrmann „Arbeitsunfähigkeit in der gesetzlichen Krankenversicherung“. In: In Z. Allg. Med. 2012 (88) 4: S. 170–171

115 Lenders, C.E.; Bauer, J.; Groneberg, D.A.; Bundschuh, M.: Arbeitsunfähigkeit. In: Zbl. Arbeitsmed 206 /66): S. 205–210

Mit dem Bandscheibenvorfall im unteren Rücken ging es los. Die Bandscheibe musste operiert werden. Es folgte eine Spondylodese, eine Fixierung der Wirbelsäule vom 3. Lendenwirbelkörper bis zum Kreuzbein. Ein weiterer Bandscheibenvorfall in Höhe der unteren Halswirbelsäule musste ebenfalls ausgeräumt und stabilisiert werden. An der linken Hüfte zeigte sich eine Verletzung der Gelenklippe und Verknöcherung des Pfannenrandes, welche ebenfalls zu operieren gewesen war.
Seit dem Bandscheibenvorfall ist er arbeitsunfähig und später arbeitslos geworden. Örnek C. sieht sich nicht mehr in der Lage, jemals wieder arbeiten zu können. Er habe erhebliche Schmerzen im unteren Rücken und im Nacken als auch an seiner linken Hüfte. Beständig benötige er Schmerzmittel, sei nicht mehr leistungsfähig, sehr früh erschöpft und völlig deprimiert.
Im Rahmen des Rentenantragsverfahrens zur Gewährung einer Frührente aus gesundheitlichen Gründen bescheinigte die Orthopädie ein aufgehobenes Leistungsbild für die zuletzt ausgeübte Tätigkeit als angelernter Maurer, während auf dem allgemeinen Arbeitsmarkt jedoch noch sechs Stunden und mehr täglich Tätigkeiten verrichtet werden könnten. Der hinzugezogene Neurologe und Psychiater bescheinigte, dass wegen einer chronifizierten mittel- bis schwergradigen Depression und einer Somatisierungsstörung bei Chronischem Schmerzsyndrom keine Belastbarkeit für eine Tätigkeit vom wirtschaftlichen Wert bestehe. Die vom Kostenträger beauftragte Fachärztin für Psychosomatik kommt zu dem Ergebnis, dass die letzte sozialversicherungspflichtige Tätigkeit für unter drei Stunden verrichtet werden könne, Tätigkeiten auf dem allgemeinen Arbeitsmarkt jedoch mit sechs Stunden und mehr für leichte körperliche Arbeiten übernommen werden könne.

Es ergeben sich Fragen danach, was eine leichte körperliche Tätigkeit darstellt. In einer anderen Fallkonstellation war das Landessozialgericht Berlin-Brandenburg dieser Frage nachgegangen.[116] Hierbei ergaben sich nach Einschätzung des Sachverständigen für Berufskunde und Tätigkeitsanalyse unter Berücksichtigung der Leistungseinschränkungen zwei mögliche Berufsfelder des allgemeinen Arbeitsmarktes, die zu diskutieren gewesen

116 Landessozialgericht Berlin-Brandenburg 8. Senat vom 12.07.2018, L 8 R 883/14

waren: die Tätigkeit des Pförtners an der Nebenpforte und Mitarbeiter in der Sichtkontrolle von Kleinteilen.

Die Tätigkeit des Pförtners bestehe darin, bei Bedarf Einlass zu gewähren. Die Tätigkeit ist nicht von Heben und Tragen schwerer Lasten verbunden, stelle keine besonderen Anforderungen an das Kommunikationsvermögen und es bedarf einer durchschnittlichen Anforderung an Aufmerksamkeit, Zuverlässigkeit und Verantwortungsbewusstsein. Eigenständig kann die Position gewechselt werden, Zwangshaltungen sind nicht erforderlich. Nach Abgleich des Tätigkeitsprofils mit dem Leistungsprofils erscheint es, dass der Patient grundsätzlich in der Lage ist, diese Tätigkeit auszuüben.

Andererseits wird die Pfortentätigkeit von den meisten Unternehmen an Wach- und Sicherheitsunternehmen übergeben. Der Bundesverband der Sicherheitswirtschaft schätzt die Anzahl der Arbeitsplätze für Pförtner an der Nebenpforte mit etwa 850 bis 900 Arbeitsplätzen ein. Diese werden aber von Sicherheitsmitarbeiterinnen und -mitarbeitern ausgeführt, wozu Zugangsbedingungen zu erfüllen sind. Im Bewachungsgewerbe ist eine Zuverlässigkeitsprüfung vorgeschrieben, spezielle Kenntnisse im Bewachungsgewerbe sind erforderlich, gegebenenfalls ist eine Erlaubnis für das Führen von Waffen, Einsatz von Hunden oder es sind Kenntnisse bestimmter Anlagen erforderlich. Körperliche Fitness und Belastbarkeit sind unerlässlich, um sowohl dem Kunden einen optimalen Schutz zu bieten als auch selbst gefährliche Situationen unbeschadet zu überstehen. Zusammenfassend werden höhere Anforderungen an Qualifikation und Leistungsvermögen gestellt. Faktoren sind die technischen Fortschritte bei den Arbeitsmitteln, insbesondere im Bereich der Informationstechnologie. Zugleich zeigt sich eine Verdichtung der Arbeitsinhalte und eine horizontale Ausweitung und vertikale Vertiefung. Diese Entwicklung ist ein grundsätzliches Charakteristikum des allgemeinen Arbeitsmarktes.

Bezüglich der Sichtkontrolle ergeben sich unterschiedliche Branchen, in denen Mitarbeiterinnen und Mitarbeiter benötigt werden. In der Automobil-, Metall und Kunststoffindustrie lassen sich Qualitätskontrollen durchführen. Dabei ist Fingerfertigkeit, jedoch keine große Kraftanstrengung erforderlich. Es handelt sich um eine leichte körperliche Tätigkeit, die jedoch eine erhöhte Anforderung an Konzentration und Aufmerksamkeit einfordert. Technologiebasierte Lösungen sind etabliert.

Eine Gesamtbewertung ergibt sich einerseits aus der quantitativen Einschätzung und andererseits aus den Leistungseinschränkungen, bzw. der Summierung von Leistungseinschränkungen möglicherweise resultierend aus unterschiedlichen Fachgebieten. Es liegt nahe, dass eine Kombination von Leistungseinschränkungen sich summieren oder auch verstärken können, als dass eine zusammenfassende Bewertung dann zu einem anderen Ergebnis kommt, als es die Einzelanalysen anmuten lassen.

In der Gesamtbewertung ist zu prüfen, ob eine Summierung gewöhnlicher und ungewöhnlicher Leistungseinschränkung vorliegt, welches Restleistungsvermögen besteht und mit welchem Berufsfeld dies vereinbar ist. Die Zahl ungelernter, körperlich leichter Tätigkeit ist rückläufig. Höhere Qualifizierungen sind erforderlich. Persönliche Fähigkeiten und Fertigkeiten haben sich nach oben verschoben. Nicht zuletzt durch Digitalisierungsprozesse, dem Leistungsdruck und Anforderung an die persönlichen Fähigkeiten fordern eine höhere Eigenkompetenz und Bewältigung von auch unerwarteten Ereignissen ein. Ehemals typische Hilfs- und Anlerntätigkeiten stehen auf dem Markt nicht mehr zur Verfügung. Leichtere anlernbare Tätigkeiten, wie Museumsaufsicht, Service in Freizeit und Erholungseinrichtungen oder Lichtspielhäuser sowie Park- oder Fluraufsicht werden im Minijob-Bereich vermarktet oder durch Praktikanten oder studentische Hilfskräfte besetzt. Zugleich werden an diesen Jobangeboten hohe Anforderung an sozialer Kompetenz, spezielle Kenntnisse des Sachgebietes oder besondere Fremdsprachenkenntnisse gestellt.

Bei einer Summierung von Leistungseinschränkungen und fehlender Benennbarkeit einer Verweisungstätigkeit ergibt sich eher ein Anspruch auf Rente voller Erwerbsminderung. Liegt hingegen weder eine schwere spezifische Leistungsbehinderung noch eine Summierung ungewöhnlicher Leistungseinschränkungen vor, so ist der Rentenversicherungsträger zur Benennung eines konkreten Arbeitsplatzes dahingehend nicht verpflichtet.[117]

Einer moderaten Sichtweise der Aufhebung des Leistungsbildes konnte sich das Bundessozialgericht so nicht anschließen und verwies auf die Datenlage des allgemeinen Arbeitsmarktes. Der Grundgedanke diene der Abgrenzung der Aufgabenverteilung und Risikoabgrenzung zwischen Arbeitslosen- und Rentenversicherung. Erwerbsminderungsrenten sollen das Risiko abdecken, dass wegen Krankheit und Behinderung eingetreten ist, nicht dagegen das Risiko einer Reduzierung der Erwerbsmöglichkeiten oder der Arbeitslosigkeit. In der Bewertung gelte es, eben die jeweilige Arbeitsmarktlage nicht zu berücksichtigen. Dies aber schließt eine indivi-

117 Landessozialgericht Sachsen-Anhalt 3. Senat 01.02.2023, L 3 R 236/21

duelle Betrachtung nicht aus, die ein gänzliches Fehlen eines entsprechenden Arbeitsplatzes aufzeigt. Es schließt sich der Frage an, inwieweit der Arbeitsmarkt verschlossen ist. In der Bewertung der Erwerbsminderung kommt es nur auf den individuellen Gesundheitszustand und nicht auf die jeweilige Situation auf dem Arbeitsmarkt an.[118] Anders stellt es sich bei einer ungewöhnlichen Leistungseinschränkung dar. Sie widmet sich der Frage, inwieweit eine Erwerbstätigkeit überhaupt gegeben ist. Die vorliegenden Einschränkungen sind nach Art und Schwere in ihrer konkreten Bedeutung für die Einsetzbarkeit auf dem Arbeitsmarkt zu bewerten. Eine fehlende Extremität oder die Schwierigkeit der Gewöhnung und Anpassung an einen neuen Arbeitsplatz sind beispielhaft zu erläutern. Eine Summation gewöhnlicher Leistungseinschränkungen kann im Gesamtbild eine ungewöhnliche Leistungseinschränkung darstellen und ist dann individuell zu betrachten, somit zu einer Verweisungstätigkeit führen.

Neben dem Kraftaufwand sind in der Bewertung mitaufzunehmen, die Aspekte der Körperhaltung, wie stehend, gehend, sitzend aber auch gebückt oder überkopf arbeitend. Präzisionsarbeiten oder kleine Bewegungen, wie bei der Montage kleiner Teile stellen Anforderungen an die Feinmotorik. Größere, weniger präzise Bewegungen, wie beispielsweise in der Logistik, stellen Ansprüche an die Grobmotorik. Heben und Tragen schwerster Lasten umfassen Bewegungen und Belastungen des ganzen Körpers. Auch Umgebungsbedingungen wie physikalische Einflussgrößen (z. B. Lärm, Hitze, Kälte, Nässe u. a. m.) oder Gefahrenlagen (z. B. Chemikalien, Absturzgefahr, Strahlung u. a. m.) sind in die Bewertung mit aufzunehmen. Enge Zeitvorgaben, Akkordarbeiten oder monotone Arbeiten stellen besondere Herausforderungen dar. Während einfache Routinetätigkeiten eher eine geringe psychische Belastung darstellen, so stellen hohe Verantwortung und komplexe Arbeitsinhalte hohe Anforderungen an die psychische Belastungsfähigkeit (→ Tabelle 3).

Zu den leichten körperlichen Tätigkeiten zählen beispielsweise das Zureichen, Abnehmen, Transportieren, Reinigen, Bedienen von Maschinen, das Kleben, Sortieren, Verpacken, Zusammensetzen von Teilen und weitere Tätigkeiten, die diesen Merkmalen entsprechen. Es erscheint fragwürdig, dass aus dem Umstand, dass bestimmte leichtere manuelle Tätigkeiten in Arbeitsprozessen enthalten sind, entsprechende Arbeitsplätze vorhanden sind. Zahlenmäßig haben solche Arbeitsplätze zugenommen, wie sie bspw.

118 Bundessozialgericht 13, Senat 11.12.2019, B 13 R //18 R

beim Onlineversandhandel oder beim Paket- und Briefzustelldienst zu finden sind. Aber auch hier entwickeln sich Automatisierungspotentiale, so dass die körperliche Beanspruchung sinken wird, währenddessen die sich die mentalen Anforderungen steigern werden. Die Anforderungen an eine wettbewerbsfähige Ausübung dürften nicht geringer geworden sein und stellen bei gesundheitlicher Einschränkung eine Gefährdung dar, wenn auch formale Aspekte der Tätigkeit erfüllt sind.

Zur abschließenden Einschätzung fehlt es an einer empirisch erarbeiteten Bewertung und Definition des „allgemeinen Arbeitsmarktes" im Hinblick auf einen Katalog zumutbarer Verrichtungen bei körperlich leichter Arbeit. Der zugrundeliegende Beurteilungsrahmen zur Bemessung einer Arbeitsschwere zielt auf bewegungsbezogene, also körperliche Aspekte ab und berücksichtigt nicht psychomentale Anteile, dessen Fähigkeitsprofile wie auch sozial-kommunikative Kompetenz und individuelle Aspekte relevant sind.[119]

Einteilung	Grad	Beschreibung
leichte Arbeit	I	Als **leichte Arbeit** werden Tätigkeiten bezeichnet wie Handhaben leichter Werkstücke und Handwerkzeuge, Tragen von weniger als 10 kg, Bedienen leichtgehender Steuerhebel und Kontroller oder ähnlich wirkender Einrichtungen und lang dauerndes Stehen oder ständiges Umhergehen (bei Dauerbelastung). Es können auch bis zu 5 % der Arbeitszeit (oder zweimal pro Stunde) mittelschwere Arbeiten enthalten sein.
mittelschwere Arbeit	II	Als **mittelschwere Arbeit** werden Tätigkeiten bezeichnet wie Handhaben etwa 1 bis 3 kg schwergehender Steuereinrichtungen, unbelastetes Begehen von Treppen und Leitern (bei Dauerbelastung), Heben und Tragen mittelschwerer Lasten in der Ebene von 10 bis 15 kg oder Hantierungen, die den gleichen Kraft- oder Energieaufwand erfordern. Auch leichte Arbeiten mit zusätzlicher Ermüdung durch Haltearbeit mäßigen Grades sowie Arbeiten am Schleifstein, mit Bohrwinden und Handbohrmaschinen werden als mittelschwere Arbeit eingestuft. Es können auch bis zu 5 % der Arbeitszeit (oder zweimal pro Stunde) schwere Arbeitsanteile enthalten sein.

119 Sellnick, H.J.: Erwerbsminderung – Summierung von Leistungseinschränkungen und allgemeiner Arbeitsmarkt. In Forum Rehabilitation und Teilhaberecht (18.06.2020) Fachbeitrag A16-2020

Einteilung	Grad	Beschreibung
schwere Arbeit	III	Als **schwere Arbeit** werden Tätigkeiten bezeichnet wie Tragen von bis zu 40 kg schweren Lasten in der Ebene oder Steigen unter mittleren Lasten und Handhaben von Werkzeugen (über 3 kg Gewicht), auch von Kraftwerkzeugen mit starker Rückstoßwirkung, Schaufeln, Graben und Hacken.

Tab. 3: Beschreibung der körperlichen Arbeit nach Kraftaufwand. Belastende Körperhaltungen (Haltearbeit, Zwangshaltungen) erhöhen die Arbeitsschwere um eine Stufe. Be leichter bis mittelschwerer Arbeit ist der Anteil mittelschwerer Arbeit auf höchstens 50 % begrenzt. Davon abweichende Regelungen sind nur von den vom Arbeitsgesetz festgelegten Fällen, z. B. bei Nachtarbeit aufgrund von Tarifverträgen, bei gefährlichen Arbeiten, in außergewöhnlichen Fällen oder durch Bewilligung bzw. Ermächtigung möglich.[120]

7.5 Wegefähigkeit

Der Arbeitsmarkt gilt auch dann als verschlossen, wenn einer oder einem Versicherten die Wegefähigkeit fehlt. Zur Erwerbsfähigkeit gehört auch das Vermögen, einen Arbeitsplatz aufsuchen zu können. Dabei ist ein abstrakter Maßstab anzuwenden. Insofern eine Wegstrecke von knapp mehr als 500 m mit einem zumutbaren Zeitaufwand von 20 Minuten zu Fuß viermal täglich möglich sind und öffentliche Verkehrsmittel während der Hauptverkehrszeiten unter Berücksichtigung aller zur Verfügung stehenden Hilfsmittel und Mobilitätshilfen genutzt werden können, ist der Arbeitsmarkt erschließbar. Die Nutzung eines eigenen PKWs erweitert die Möglichkeiten, da nur eine geringere Wegstrecke in der Regel zu hinterlegen ist. Auch durch die verbindliche Zusage der Übernahme von Transportkosten als Teilhabeleistung der gesetzlichen Rentenversicherung kann Wegefähigkeit wiederhergestellt werden.

120 Deutsche Rentenversicherung Bund: Sozialmedizinisches Glossar der deutschen Rentenversicherung.: DRV-Schriften 81 (Dezember 2021)

7.6 Leistungsvermögen

Die Einschätzung des Leistungsvermögens bei Leistungen zur medizinischen Rehabilitation durch die Deutsche Rentenversicherung stellt im klinischen Alltag eine Herausforderung dar. Es zeigen sich sehr heterogene Bilder von Beurteilungen, die im sozialmedizinischen Team zu adressieren sind. Anschlussrehabilitationen nach endoprothetischer Versorgung oder Wirbelsäulenoperationen bei Patientinnen und Patienten, die noch im Berufsleben stehen, dienen der Rekonvaleszenz und der Wiedereingliederung in den beruflichen Kontext. Arbeitsfähige Rehabilitandinnen und Rehabilitanden haben den Anspruch, wieder gestärkt in ihre Berufswelt zurückkehren zu können, die Zeit der Selbstfürsorge dafür nutzen zu können, sich im Betrieb wieder positionieren zu können und auch neue Aspekte einzubringen. Bei anderen Reha-Patienten zeigt sich ein aufgehobenes Leistungsversmögen, die Leistungsfähigkeit im Erwerbsleben ist nicht mehr gegeben. Dazwischen finden sich Rehabilitandinnen und Rehabilitanden, bei denen beispielsweise eine stufenweise Wiedereingliederung, innerbetriebliche Umsetzung, eine teilweise Erwerbsminderungsrente, Nachsorgeangebote oder Leistungen zur Teilhabe am Arbeitsleben Module darstellen, die eine Reintegration in das Berufsleben unterstützen oder auch erst ermöglichen.

Eine Besonderheit bei der sozialmedizinischen Beurteilung ist die Doppelrolle, die Ärztinnen und Ärzte, Therapeutinnen und Therapeuten einnehmen. Sie sind zugleich Behandelnde und Begutachtende. Ein zu beobachtender Behandlungserfolg kann mit einem Berentungswunsch kollidieren. Eine unangemessen empfundene oder nicht gewünschte sozialmedizinische Beurteilung kann zu schlechten Bewertungen bei Befragungen der Deutschen Rentenversicherung (DRV) führen. Einschätzungen des sozialmedizinischen Teams stimmen mit den Auffassungen der Reha-Patienten nicht immer überein und die subjektive Verletzlichkeit und Dünnhäutigkeit ist auch infolge eines chronifizierten Schmerzsyndroms hoch. Es gelingt nicht immer, diesen Konflikt aufzulösen.

Fall | Bei Wolfgang M. (58) zeigt sich das Bild einer hochgradigen Osteochondrose des unteren Anteils der Halswirbelsäule mit knöcherner Spinalkanalstenose und begleitenden Bandscheibenprotrusionen in den unteren Abschnitten der Halswirbelsäule. Beschwerdeführend sind ein Schulter-Nacken-Syndrom und ein Spannungskopfschmerz. Neu-

rologische Ausfallserscheinungen oder Lähmungen zeigen sich nicht. Begleitend zeigt sich ein Rotatorenmanschettensyndrom, rechts mehr als links.
Der ehemalige Dreher arbeitet als Personal-Sachbearbeiter in einer Logistikfirma und ist dort seit vielen Jahren tätig. Mit der neuen Konzernleitung ist der Bereich in einen rein operationalen Bereich und in einen strategischen Bereich aufgeteilt. Vormals war es ihm möglich gewesen, gestalterisch das Personalwesen zu betreuen, was ihm nunmehr genommen wurde. Zugleich erfährt er in der Durchführung seiner Aufgaben einen hohen Druck, dem Betriebsergebnis entsprechend zu handeln, was ihn in innere Konflikte führt.
Im Rahmen der multimodalen Schmerztherapie im biospsychosozialen Modell konnte er unter einer angemessenen Bewegung einen Ausgleich mit Entspannungstechniken schaffen und in die Selbstfürsorge gehen, dahingehend, sich bezüglich seiner beruflichen Aufgaben selbst zu hinterfragen. In den Einzel- und Gruppengesprächen zeigte sich eine Diskrepanz zwischen den gestellten Arbeitsanforderungen und der individuellen Bewältigungsfähigkeit und auch die subjektive Prognose der Erwerbsfähigkeit war als pessimistisch einzuschätzen.
Zum Abschluss der Rehabilitationsmaßnahme erklärte sich der Patient dahingehend bereit, infolge der Gespräche und der positiven physischen Performance trotz des nachweislichen chronifizierten Schmerzsyndroms neue Aspekte in seine Arbeit aufzunehmen und lösungsorientiert in ihr Berufsleben zu gehen, möglicherweise einer neuen Beschäftigung nachzugehen, in der er sich in seinem Leistungsprofil gewürdigt sehe. Ein vollumfängliches Leistungsvermögen war zu attestieren.
Im Nachgang erklärte sich der Patient dahingehend, dass es ihm viel schlechter erginge, als dies vor der Rehabilitation der Fall war. Er sehe eine Verschlechterung seiner Gesamtsituation, begehrt eine Höherstufung des Grades der Behinderung, insbesondere dahingehend einen höheren Kündigungsschutz zu erlangen und begehrt eine Teilerwerbsminderungsrente, um die Stundenzahl der Beschäftigung senken zu können. Es sei ihm nicht mehr möglich, vollschichtig tätig sein zu können und auch nicht in allen anderen Berufen.

Einschätzungen des sozialmedizinischen Teams stimmen nicht immer mit den Einschätzungen der Rehabilitandinnen und Rehabilitanden überein.

In diesen Situationen ist sehr detailgetreu zu prüfen, worin die Diskrepanzen sich begründen, wie sie zu werten sind und welche Fähigkeiten und Fertigkeiten noch für das bestehende Berufsbild bestehen, welche Kompensationsmöglichkeiten sich aufzeigen und wo Grenzen liegen. Einerseits finden sich Anmerkungen, dass eine Wiederaufnahme der Tätigkeit nicht mehr vorstellbar erscheint, während andererseits die Evaluation im Team eine Reintegration in das Berufsfeld umfänglich umsetzbar erscheinen lassen. Andere zeigen schwerste Einschränkungen in ihrem Fähigkeitsprofil und weisen eine hohe Motivation und gute Kooperation auf, um wieder ihren Anforderungen der Arbeitswelt auch mit Einschränkungen gerecht zu werden. Zu den ärztlichen Aufgaben zählt es dabei auch, entsprechend den Folgestörungen bestimmte Tätigkeiten auszuschließen.

Eine Aufforderung zur Rehabilitationsmaßnahme durch die Krankenkasse gemäß § 51 SGB V ist für die Betroffenen mit erheblichen finanziellen, rechtlichen und psychosozialen Konsequenzen verbunden. Wird dieser Aufforderung nicht zeitgerecht nachgegangen, kann dies mit Wegfall des Krankengeldes oder dem Verlust des beitragsfreien Versicherungsschutzes sanktioniert werden. Es ergeben sich für die Rehabilitation unterschiedliche Konsequenzen. Es kommt zur Rehabilitation durch eine sanktionsbewertete extrinsische Motivation, die nicht zwingend mit der intrinsischen Motivation übereinstimmt. Es kommt zuweilen früher zu einer Rehabilitationsmaßnahme in einem Krankheitsverlauf, der mit einer noch weiter anstehenden Rekonvaleszenz verbunden ist. Bedeutsam ist die mögliche Umwandlung des Rehabilitationsantrages in einen Rentenantrag durch die Rentenversicherung gemäß § 116 SGB VI. Mögliche Konsequenzen sind das Ende des Erwerbslebens, Wegfall des Arbeitsplatzes bzw. der Teilhabe an der Arbeitswelt, der Wegfall des Arbeitslosengeldes gemäß § 145 SGB (Nahtlosigkeit) und langfristige Auswirkungen auf die zu erwartende Rentenhöhe.

Die **quantitative Leistungsfähigkeit** stellt die aus der Gesamtheit aller verfügbaren Leistungsvoraussetzungen resultierende zeitliche Kompetenz dar, eine konkrete Aufgabenstellung unter konkreten Anforderungen zu bewältigen, ohne dabei eine Beanspruchungsintensität mit Gesundheitsrisiko zu erreichen. In funktionell-anatomisch-orthopädischer Hinsicht sind Ausdauer, Kraft und Kondition in die Gesamtbewertung mit aufzunehmen. Leistungsfähigkeit ist zu beurteilen in Bezug auf Art und Umfang der geforderten Leistung einschließlich der Bedingungen bei ihrer Erbringung. Es gibt keine allgemeine menschliche Leistungsfähigkeit. Je nach Fragestellung sind physische, sensorische, kognitive oder psychische Aspekte in die Gesamtbewertung mit aufzunehmen.

Unter Berücksichtigung der Krankheitshistorie und des Rehabilitationsverlaufes ergibt sich in vielen Fällen ein vollständiges Leistungsvermögen sowohl für die letzte sozialversicherungspflichtige Tätigkeiten als auch für alle anderen Tätigkeiten. Sind wesentliche Merkmale im bisherigen Berufsfeld in dieser Weise nicht mehr adressierbar und können auch durch Arbeitsplatzgestaltung und Umstrukturierung nicht ausreichend kompensiert werden, ist das Leistungsbild nicht aufgehoben, aber auch nicht vollständig gegeben. Sind nahezu alle Merkmale im bisherigen Berufsfeld in dieser Weise nicht mehr adressierbar und können auch durch Arbeitsplatzgestaltung und Umstrukturierung nicht ausreichend kompensiert werden, erscheint das Leistungsbild aufgehoben.

Neben den physischen Leistungsvoraussetzungen sind sensorische, kognitive und psychische Aspekte als auch bestehende Resilienzfaktoren in die Gesamtbewertung in besonderen Situationen mit aufzunehmen. Auch unter den optimierten Bedingungen einer Rehabilitation, insoweit frei von Arbeitsplatzkonflikten, Stressfaktoren und psychosozialen Belastungen zeigt sich teils, dass die mit der Rehabilitation einhergehenden Anforderungen eine besondere Herausforderung darstellen. Diese Begleitfaktoren sind dann als relevant einzuschätzen, womit das quantitative Leistungsvermögen auch für körperlich leichte Tätigkeit als eingeschränkt, jedoch nicht aufgehoben einzuschätzen ist.

Zeigt sich darüber hinaus, dass eigenes Tun, medizinische oder therapeutische Maßnahmen keine entscheidende Verbesserung herbeiführen können, jedoch zwingend erforderlich sind, um eine Verschlimmerung zu vermeiden, sind diese Begleitfaktoren als höchst relevant einzuschätzen, womit das quantitative Leistungsvermögen auch auf dem allgemeinen Arbeitsmarkt auch für körperlich leichte Arbeiten als aufgehoben einzuschätzen ist.

Die sozialmedizinische Leistungsbeurteilung ist bedeutsam für die Reintegration in das Erwerbsleben. Für eine angemessene Beurteilung bedarf es einer interdisziplinären Abstimmung und Erörterung individueller erkrankungsbedingter Einschränkungen und die damit verbundenen Fähigkeiten und Fertigkeiten, die Anforderungen am bestehenden Arbeitsplatz und die Selbsteinschätzung mit aufzunehmen.[121]

7.7 Ergotherapeutisches Assessment

Je nach Erkrankungsbild zeigen sich unterschiedliche Einschränkungen hinsichtlich Arbeits- und Funktionsfähigkeit. Ein Team, welches die Behandlungsproblematik in der Teilhabe an der Arbeitswelt adressiert, ist mit Berufskontexten vertraut. Hierzu stehen unterschiedliche Messverfahren zur Überprüfung und Dokumentation der kognitiven und funktionellen Leistungsfähigkeit zur Verfügung. Arbeitsanamnese, Analyse bestehender Ressourcen bei motorischen, kognitiven und psychosozialen Einschränkungen tragen dazu bei, einen an der Erkrankung angepassten Arbeitsplatz zu gestalten bzw. zu definieren.

Fall | Joachim M. (43) erlitt nach einem Fahrradunfall eine dislozierte Klavikularfraktur rechts, die mittels winkelstabiler Platte stabilisiert worden war, eine Olekranonfraktur rechts, die mittels Zuggurtungsosteosynthese versorgt werden konnte, zwei Rippenfrakturen und eine Lungenkontusion rechts sowie eine nicht dislozierte vordere Beckenringfraktur links. Er kommt zur Anschlussrehabilitation nach einem 11-tägigen Aufenthalt in einem Akutkrankenhaus.
Er ist verheiratet, hat zwei schulpflichtige Kinder und arbeitet als Sachgebietsleiter in einem Finanzamt. Es zeigt sich zu Beginn beschwerdeführende Schmerzen im Beckenbereich mit Schmerzen beim Sitzen und Aufstehen. Bezüglich der oberen Extremität zeigten sich Einschränkungen in den Aktivitäten des täglichen Lebens, er hat erhebliche Schwierigkeiten bei der Körperpflege durch die funktionellen Einschränkungen am rechten Arm. Bezüglich des Gangbildes bedurfte er eine Unterstützung hinsichtlich des freien Gehens ohne Gehstützen. Dem Anliegen, Ordner aus dem Schrank zu nehmen und auf den Tisch zu legen konnte im Arbeitsplatztraining begegnet werden.

121 Dauelsberg, T.; Schneider, S.; Walther, J.: Erwerbsprognose und Rückkehr zur Arbeit. In: Forum 1–5, published online: 22. Januar 2024: https://doi.org/10.1007/s12312-024-01297-x

Zur Beurteilung körper- und umweltbezogener Merkmale wie Körperhaltung, Körperfortbewegung, komplexe Körpermerkmale oder physische Ausdauer stellt **IMBA** (Integration von Menschen mit Behinderung in der Arbeitswelt) ein geeignetes Verfahren dar, arbeitsrelevante physische Leistungsfähigkeit abzubilden. Schlüsselqualifikationen wie Auffassung, Konzentration und Kulturtechniken können in der Arbeitswelt prognostische Hinweise zur Befähigung und Eignung für bestimmte Tätigkeiten liefern. Hieraus entwickelt sich ein individuelles Leistungsprofil, das mit konkreten Arbeitsplatzanforderungen mit **MELBA** (Merkmalprofil zur Eingliederung Leistungsgeminderter und Behinderter in der Arbeit) in Beziehung gesetzt werden kann.

In DRV-Einrichtungen werden IMBA und MELBA zur Identifikation beruflicher Problemlagen neben anderen weiteren Tools eingesetzt. Eine umfangreiche Ergänzung, die eine sehr detaillierte breitgefächerte Interpretation erlaubt, stellt das **Ergotherapeutische Assessment** dar. Es wurde in den 1990er Jahren entwickelt und bildet die Domänen der körperlichen Selbstversorgung, der eigenständigen Lebensführung, der sensomotorischen Funktionen, der neuropsychologisch-kognitiven Funktionen, der psychosozialen Funktionen und der arbeitsrelevanten Tätigkeiten ab. Vier Schweregradkategorien wie vollständig unabhängig, im vertrauten Umfeld kompensierbar eingeschränkt, deutlich eingeschränkt mit relevanten Teilleistungen oder massiv eingeschränkt, werden den unterschiedlichen Items zugeordnet. Zur Präzision sind freie Kommentare einzutragen. Es gibt diesbezüglich ein Eingangsassessment und ein Entlassungsassessment, so dass sich der Verlauf demonstrieren lässt. Hierdurch lässt sich ein Stärken- und Schwächenprofil inklusive Behandlungsverlauf und Zielformulierung erstellen. Der Checklistencharakter verhindert relevante Beurteilungsbereiche zu übergehen.[122]

122 Lehnguth, R.: der Allrounder für die Erwachsenenreha. In: Ergotherapie 2010 (5): S. 28–29

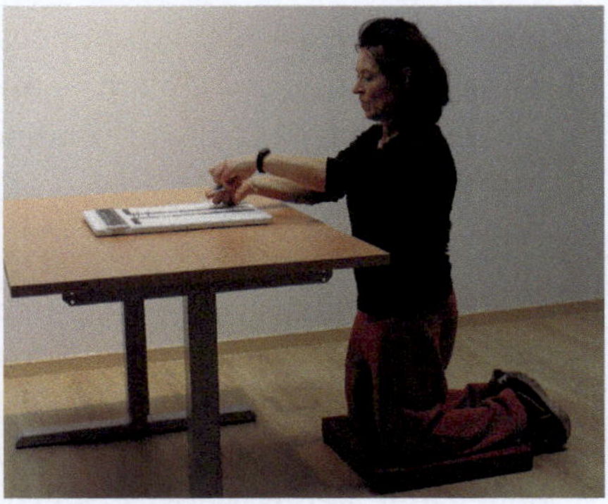

Abb. 14: Diagnostik- und Trainingseinheit im Ergotherapeutischen Assessment. Im MBOR-Raum werden arbeitsrelevante Bewegungs- und Haltungsmuster im Studio untersucht und es wird die Leistungsfähigkeit insbesondere hinsichtlich berufsrelevanter sensomotorischer Funktionen eingeschätzt. Es können komplexe Arbeitsabläufe und Berufsgruppen abgebildet werden. Hier werden feinmotorische Tätigkeitsmerkmale in knieender Position überprüft, wie beispielsweise bei der Lagerauffüllung von Klein- und Kleinstteilen (eigene Darstellung).

In einer Feldstudie an 189 Männern und 140 Frauen zeigte sich, dass das Ergotherapeutische Assessment über 90 % der funktionellen Veränderungen bei den Patientinnen und Patienten abbilden. Über die Hälfte der Teilnehmer bewerteten das Instrument positiv, zwei Fünftel eher neutral und nur 4 % als negativ. Nahezu zwei Drittel teilten die Auffassung, dass sich die Kommunikation unter Zugrundelegung des Assessments verbessert. Insgesamt findet das Instrument eine hohe Akzeptanz, wobei den Themengebieten der Gesamteinschätzung des Behandlungserfolges und der Kategorienverschiebungen Grenzen gesetzt sind, die auch bei einer mehrwöchigen Rehabilitationsmaßnahme nicht aufzuheben sind.[123] In der Praxis stellt es ein praktikables und standardisiertes Assessment dar, das in die Gesamtbewertung des Teams mit aufgenommen werden kann und die Fragestellungen der Rehabilitandinnen und Rehabilitanden aktiv adressiert.

7.8 Erwerbsminderung

Infolge des demographischen Wandels werden im Rentensystem Anpassungen vorgenommen, insofern einerseits das Renteneintrittsalter schrittweise erhöht wird und andererseits die Möglichkeit der Frühberentung begrenzt wird. Dies erfordert in Fragen der Rehabilitation eine verbesserte

123 Voigt-Radloff, S.; Schochat, T.; Heiss H.W.: Das Ergotherapeutische Assessment: Feldstudie zu Akzeptanz, Praktikabilität und Prozessqualität. In: Rehabilitation 2000 (39): S. 255–261

Behandlungseffizienz und einen optimalen Behandlungserfolg, der auch dadurch definiert ist, Erwerbsminderung zu vermeiden. Stationäre Rehabilitationsmaßnahmen refinanzieren sich bereits dadurch, als dass eine Frührentenzahlung bei Erwerbsminderung um etwa drei bis vier Monate hinausgezögert wird.[124]

Wissen | Liegen bei einem Beschäftigten oder einer Beschäftigten eine schwere oder chronische Erkrankung vor, die es nicht mehr oder nur stundenweise erlauben, einer Beschäftigung nachzugehen, dann zahlt die gesetzliche Rentenversicherung unter bestimmten Voraussetzungen eine Rente wegen **Erwerbsminderung**. Zu den allgemeinen Voraussetzungen gehört, dass die Beitragsleistungen erzielt worden sind und die Regelarbeitsgrenze noch nicht erreicht worden ist. Zudem gilt der Grundsatz „Reha vor Rente". Durch medizinische oder berufliche Rehabilitation kann womöglich die Erwerbsfähigkeit wiederhergestellt werden. Ist dies nicht möglich, wird geprüft, in welchem Umfang ein Leistungsvermögen in der letzten sozialversicherungspflichtigen Tätigkeit und auf dem allgemeinen Arbeitsmarkt gegeben ist oder ob eine Rente wegen voller oder teilweiser Erwerbsminderung zu bewilligen ist.

Insbesondere Personen mit einer niedrigen sozialen Position, die durch niedrigen Bildungsgrad, geringes Einkommen oder niedrige Position im Berufsleben gekennzeichnet sind, unterliegen höheren gesundheitlichen Belastungen sowohl im Arbeitsleben als auch hinsichtlich des Gesundheitsverhaltens.[125] Es steht zu erwarten, dass sich durch eine Anhebung der Altersgrenze für die Altersrente die Problematik verschärft, wenn sich die Rahmenbedingungen für Arbeit im Alter nicht verändern. Mehrere Studienlagen zeigen, dass nach schwerer Erkrankung eine Rückkehr in das Erwerbsleben von sozioökonomischen Faktoren, wie niedrige soziale Schicht, niedriges Einkommen, geringerer Bildungsgrad und angehörig einer Berufsgruppe mit geringer Qualifikation und hoher körperlicher Beanspruchung

124 Diehl; C., Kreiner; C.; Diehl R.; Kurs- und Lehrbuch Sozialmedizin. Deutscher Ärzteverlag 2021: S. 325

125 Götz, S.; Dragano N.; Wahrendorf M.; Soziale Ungleichheiten der Erwerbsminderung bei älteren Arbeitnehmern.In: Z Gerontol Geriat 2019 (52, Suppl 1): S. 62–69

abhängig ist und dadurch erschwert ist. Die Problematik verschärft sich für jene, die zwar prinzipiell über das mittlere Alter der Frühberentung hinaus arbeiten könnten, jedoch aus gesundheitlichen Gründen nicht über die Regelaltersgrenze arbeiten können. Dies betrifft vorwiegend Menschen im fünften Lebensdezennium, Menschen, die prinzipiell mitten im Leben stehen und einen Beitrag für die Solidargemeinschaft insbesondere durch ihre jahrzehntelange Erfahrung leisten können. Ausländische Staatsangehörige nehmen Rehabilitation im Vorfeld der Erwerbsminderungsrente seltener als deutsche Angehörige in Anspruch. Es ergeben sich Schnittstellenprobleme zwischen den Akteuren.[126]

Andererseits gibt es positive Ergebnisse zu berichten. Rehabilitanden beziehen bei chronischem Rückenschmerz nach einer Maßnahme im Mittel 7,1 Monate später die Rente als Nicht-Rehabilitanden.[127] In einer kardiologischen Gruppe zeigte sich, dass eine über die Rehamaßnahme hinausgehende Teilnahme an Nachsorgeprogrammen, die insbesondere einer engen persönlichen Unterstützung unterliegen, den Effekt unterstützen, um eine Erwerbsminderungsrente zu vermeiden.[128] Bei psychischen Erkrankungen stellt sich die Problematik schwieriger dar. Eine alleinig symptomorientierte Rehabilitation führt bei Patientinnen und Patienten mit einer vollen Erwerbsminderungsrente nicht zu einer erhöhten Wiedereingliederungsquote. Es erscheint sinnvoll, hier ein individualisiertes Case-Management aufzubauen und eine enge Begleitung zu ermöglichen, um doch noch eine Wiedereingliederung in die Arbeitswelt zu erzielen.[129] Insgesamt zeigen randomisierte, kontrollierte Studien, deren Übersichten und Metaanalysen, dass multidisziplinäre Rehabilitationsprogramme bei Erkrankungen wie chronische Rückenschmerzen, Depression und Krebserkrankung die Teil-

---

126 Brzoska, P.; Razum, O.; Inanspruchnahme medizinischer Rehabilitation im Vorfeld der Erwerbsminderungsrente. Vergleich ausländischer und deutscher Staatsangehöriger unter besonderer Berücksichtigung von (Spät-)Aussiedler/-innen. In: Z Gerontol Geriat 2019 (52, Suppl 1): S 70-71

127 Dannenmaier, J.; Tepohl, L.; Immel, D. et al. Effekt der Rehabilitation auf den verzögerten Eintritt in die Berentung aufgrund von Erwerbsminderung. In: Rehabilitation 2020 (59): S. 10–16

128 Schöer, S.; Mayer-Berger, W.; Pieper C.; Weniger Erwerbsminderungsrenten nach der kardiologischen Rehabilitation durch intensivierte Nachsorge? In: Rehabilitation 2021 (60): S. 273–280

129 Kobelt, A.; Grosch; E; Hesse, B.; Gebauer, E.; Gutenbrunner C.; Wollen psychisch erkrankte Versicherte, die eine befristete Rente wegen voller Erwerbsminderung beziehen, wieder ins Erwerbsleben eingegliedert werden? In: Psychother Psych Med 2009 (59): S. 273–280

habe am Arbeitsleben und die berufliche Wiedereingliederung verbessern sowie Fehlzeiten reduzieren.[130]

Erwerbsminderungsrenten stellen einen Faktor der Krankheitskosten eines chronischen Rückenleidens dar. Rückenschmerzbedingte Erwerbsminderungsrenten haben einen erheblichen Effekt für die Betroffenen. Für Menschen mit Erwerbsminderung mindert sich das zur Verfügung stehende Einkommen, es gefährdet die finanzielle Absicherung im Alter und der Lebensstandard wird erheblich eingeschränkt. Medizinische Rehabilitationsmaßnahmen erfolgen nach dem Prinzip „Reha vor Rente". Bei einem Drittel der Erwerbsminderungsrentner fand im Vorfeld keine medizinische Rehabilitationsmaßnahme statt. Erwerbsminderungsrenten erfordern einen gesellschaftlichen Beitrag. Es stellt sich die Frage, ob eine medizinische Rehabilitation die Erlangung einer Erwerbsminderungsrente verzögert oder auch vermeidet. In einer Studie wurden die Daten der AOK und der Deutschen Rentenversicherung in Baden-Württemberg aus den Jahren 2004 bis 2012 aufgearbeitet, die sich Patienten widmeten, die ein chronisches Rückenleiden aufgewiesen haben. Endpunkt war die Erlangung einer Erwerbsminderungsrente innerhalb von zwei Jahren. In dieser Kohorte wurden jene beobachtet, die eine Erwerbsminderungsrente erlangt hatten. Bei 29 % der Fälle erfolgte eine medizinische Rehabilitation, die in dieser Studie als Rehabilitanden betrachtet wurden. Die Dauer bis zur Berentung betrug bei Rehabilitanden 58,4 Monate und bei Nicht-Rehabilitanden 51,3 Monate. Somit wurden Rehabilitanden 7,1 Monate später berentet. Es ergeben sich Limitationen hinsichtlich der regionalen Ausrichtung. Es ergeben sich Hinweise, dass medizinische Rehabilitation einen gesamtgesellschaftlichen Beitrag leistet.[131]

Es erscheint, dass somatisch bedingte Einschränkungen in der Abwägung, früher aus dem Arbeitsleben auszuscheiden, von nachrangiger Bedeutung sind. Gesundheit und Krankheit werden multidimensional im sozioökonomischen Kontext interpretiert. Subjektive Bewertung der persönlichen Leistungsfähigkeit, persönliche Einstellung zur chronischen Erkrankung und individuelle Bewältigungs- und Anpassungskompetenz vor dem Hintergrund einer den Bedürfnissen einer älterwerdenden Generation nicht gerecht wer-

---

130 Bethge, M; Rehabilitation und Teilhabe am Arbeitsleben. In: Bundesgesundheitsbl 2017 (60): S. 427–435

131 Dannemaier, J.; Tephol, L. et al. Effekt der Rehabilitation auf den verzögerten Eintritt in die Berentung aufgrund von Erwerbsminderung. In: Rehabilitation 2020 (59): S. 10–16

denden Arbeitswelt haben einen Einfluss auf die individuelle Entscheidung. Studienlagen zeigen, dass der subjektive Bewertungsprozess durch ärztliche Beratung und soziale Unterstützung positiv beeinflusst werden kann. Insofern erscheinen eine zeitnahe und transparente Aufklärung der Patientinnen und Patienten im Rehabilitationsprozess, eine gemeinsame Betrachtung medizinischer und beruflicher Rehabilitation und Berücksichtigung der individuellen multidimensionalen Bilanzierung erfolgversprechend.

Andererseits zeigen die abschließenden Gutachten eine zuweilen unzureichende Darstellung der Funktions- und Teilhabeeinschränkungen, die dem tatsächlichen Sachverhalt nicht gerecht werden, sodass der Beweis einer Gesundheitsstörung mit den entsprechenden Leistungseinschränkungen nicht zweifelsfrei erbracht werden kann, wie sich dies beispielsweise bei psychischen Störungen aufweisen lässt.[132] Bei somatischen Indikationen wird hier kein besserer Befund zu erheben sein.

In einer für die Patientinnen und Patienten belastenden Situation, sich krankheitsbedingt nicht mehr leistungsfähig zu fühlen und auch zu sein, stellt die Erwerbsminderungsrente eine Option dar, um eine vermeintliche finanzielle Sicherheit zu erlangen, sich eines wesentlichen Stressfaktors zu entledigen. Das Folgerisiko ist das soziale Abseits, bei dem weder eine ausreichende finanzielle Sicherung noch eine soziale Aufwertung erzielt wird. Das Gefühl, nicht mehr leistungsfähig zu sein, sich isoliert zu fühlen, kann zu Gefühlen von Angst, Scham, Einsamkeit führen, das Gefühl von der Welt nicht mehr verstanden zu werden. Inaktivität und sozialer Rückzug verstärken Krankheit und Einsamkeit.

Die wahrgenommene Einsamkeit und die Lebenszufriedenheit sind nicht allein abhängig von Haushaltseinkommen. Es sind die verminderten finanziellen Ressourcen, das Haushaltsauskommen sowie der individuelle Gesundheitszustand, die sich maßgeblich auf die Lebenszufriedenheit bei Erwerbsminderungsrente auswirken.[133]

Zusammenfassend ergeben sich Hinweise darauf, dass Rehabilitanden später eine Erwerbsminderungsrente beziehen, wodurch längere Beitragszahlungen an die gesetzliche Kranken- und Rentenversicherung geleistet

---

132 Schöwe, L.; Kröger, C.; Kobelt-Poenicke A.; Berentung wegen voller Erwerbsminderung: Erfüllen psychiatrische Gutachten die Qualitätskriterien für die sozialmedizinische Begutachtung? In: Rehabilitation 2022 DOI: 10.1055/a-1932-3079

133 Lippke, S.; Ricken, L.; Zschucke, E.; Hessel A.; Schütz, N.: Gesundheit und Lebenszufriedenheit bei Erwerbsminderungsrentneren und -rentnerinnen: Die Bedeutung von finanziellen Ressourcen und Einsamkeit. In: Rehabilitation 2020 (59): S. 341–347

werden können. Dies deutet darauf hin, dass die medizinische Rehabilitation eine kosteneffektive und wirksame Maßnahme sein kann.

7.9 Return to life

Übergreifendes Ziel der Deutschen Rentenversicherung ist die Erhaltung bzw. die Wiederherstellung der Erwerbsfähigkeit. Deshalb ist es entscheidend, dass medizinische Rehabilitationsmaßnahmen und berufliche Teilhabeleistungen eng verzahnt werden. Idealerweise zeigt sich nach der Rehabilitation ein vollständiges Leistungsvermögen. Zeigt sich ein aufgehobenes Leistungsvermögen für den bisherigen Beruf, jedoch ein vollständiges Leistungsprofil auf dem allgemeinen Arbeitsmarkt, bietet sich eine leichte Tätigkeit unterstützt durch Leistungen zur Teilhabe am Arbeitsleben an. Zeigen sich quantitative Einschränkungen, jedoch keine Aufhebung im bisherigen beruflichen Kontext, ist die Teilerwerbsminderungsrente zu erwägen. Ist das Leistungsbild für den bisherigen Tätigkeitsbereich aufgehoben, jedoch auf dem allgemeinen Arbeitsmarkt mit quantitativen Einschränkungen gegeben, besteht eine Verfügbarkeit auf dem allgemeinen Arbeitsmarkt für leichtere Tätigkeiten mit Teilerwerbsminderungsrente. Ist das Leistungsbild sowohl in der bisherigen Tätigkeit als auch auf dem allgemeinen Arbeitsmarkt vollständig aufgehoben, ergibt sich eine volle Erwerbsminderungsrente.

letzte Tätigkeit	allgemeiner Arbeitsmarkt	nach der Reha
> 6 Stunden	> 6 Stunden	Rückkehr an den alten Arbeitsplatz
< 3 Stunden	< 3 Stunden	volle Erwerbsminderungsrente
< 3 Stunden	> 6 Stunden	verfügbar für den allgemeinen Arbeitsmarkt (leichtere Tätigkeit, evtl. LTA)
3–6 Stunden	3–6 Stunden	Teilerwerbsminderungsrente
< 3 Stunden	3–6 Stunden	verfügbar für den allgemeinen Arbeitsmarkt (leichtere Tätigkeit) + Teilerwerbsminderungsrente

Tab. 4: Übersicht für die Voraussetzungen zur Gewährung von Erwerbsminderungsrenten. Die Einschätzung der quantitativen Leistungsfähigkeit bezieht sich auf die letzte sozial-

versicherungspflichtige Tätigkeit und auf eine Tätigkeit auf dem allgemeinen Arbeitsmarkt (aus Gottfried [2021]).

Aus dieser Leistungsbeurteilung ergeben sich unterschiedliche Aspekte dahingehend, berufliche und finanzielle Perspektiven zu erarbeiten. Als wesentliche Prämisse gilt es, den Arbeitsplatz zu erhalten. Die **stufenweise Wiedereingliederung** gibt den Rehabilitandinnen und Rehabilitanden die Möglichkeit, nach langer Krankheit wieder in die Berufswelt zurückzukehren. Dies ist dann gegeben, wenn nach ärztlicher Feststellung arbeitsfähige Versicherte ihre bisherige Tätigkeit ganz oder teilweise verrichten können. Art und Umfang der möglichen Tätigkeiten können begrenzt werden. Hierbei handelt es sich um eine dreiseitige, freiwillige Vereinbarung zwischen Patienten, Arbeitgeber und Kostenträger nach ärztlicher Einschätzung. In dieser Zeit sind die Beschäftigten weiter arbeitsunfähig und deren Zustimmung ist freiwillig. Das Unternehmen kann die Wiedereingliederung ablehnen, beispielsweise bei einem unpassendem Leistungsprofil. Beginnend mit zwei Stunden kann die Steigerung der Arbeitsstunden individuell gestaltet werden. Die Gesamtdauer der Wiedereingliederungsmaßnahme ist abhängig von der Krankheitsursache und kann bei psychischen Erkrankungen auch mehrere Monate andauern. Kostenträger ist, mit Beginn der Maßnahme innerhalb vier Wochen nach Abschluss der Rehabilitation, die Rentenversicherung, bei späterem Beginn die Krankenkasse.

Ein ergänzendes, verankertes und arbeitgeberseitiges Modul stellt das Betriebliche Eingliederungsmanagement (BEM) nach § 167 SGB IX dar, bei dem der Arbeitgeber mit Zustimmung und Beteiligung der betroffenen Person die Möglichkeiten klären kann, wie die Arbeitsunfähigkeit möglichst überwunden und einer weiteren Arbeitsunfähigkeit vorgebeugt werden kann. Es bedient unterschiedliche Aspekte wie Prävention von Arbeitsunfähigkeit, Erhalt von Arbeitsfähigkeit und Arbeitsplatz, Wiedereingliederung in die Arbeitswelt sowie die Ursachenforschung hinsichtlich möglicher betrieblicher Gründe für Arbeitsunfähigkeit und Nutzung betrieblicher Unterstützungsmöglichkeiten. Diese Maßnahme ist verpflichtend für den Arbeitgeber und freiwillig für den Arbeitnehmer, wenn mindestens sechs Wochen am Stück oder unterbrochen (einschließlich Reha und Kuren) Arbeitsunfähigkeit eingetreten war.

Eine weitere Möglichkeit stellt die **Umgestaltung des Arbeitsplatzes** oder die innerbetriebliche Umsetzung dar, um Arbeitnehmerinnen und Arbeitnehmern entsprechend ihren individuellen Möglichkeiten zu begegnen und zu entsprechen. Hier sind der Ideenreichtum und das Engagement des Unternehmens gefragt. Hierzu gibt eine ganze Anzahl an arbeitgeberseitigen Möglichkeiten im Hinblick auf den spezifischen Arbeitsplatz zu reagieren. Dies betrifft nicht nur die Schaffung eines ergonomischen Arbeitsplatzes. Sie reicht über Verbindlichkeiten von Arbeitszeit und Ruhephasen bis hin zur Schaffung einer Betriebshygiene.

Wenn die Erwerbsfähigkeit wegen Krankheit oder körperlicher, geistiger oder seelischer Behinderung erheblich gefährdet oder gemindert ist und wenn eine geminderte Erwerbsfähigkeit durch **Leistungen zur Teilhabe am Arbeitsleben** abgewendet werden kann, sind die persönlichen Voraussetzungen erfüllt. Versicherungsrechtliche Voraussetzungen, wie eine Wartezeit von 15 Jahren, der Bezug von Rente wegen verminderter Erwerbsfähigkeit oder wenn ohne Leistungen zur Teilhabe am Arbeitsleben eine Rente wegen verminderter Erwerbsfähigkeit wäre, müssen erfüllt sein. Auch im Anschluss an ein medizinisches Heilverfahren, wenn dies für die erfolgreiche berufliche Wiedereingliederung innerhalb eines halben Jahres erforderlich ist, erscheint eine solche Maßnahme geeignet. Die Voraussetzungen sind erfüllt, wenn die letzte berufliche Tätigkeit nicht mehr ohne Gefahr für die Gesundheit verrichtet werden kann. Der einzuschaltende Reha-Fachberater ist Bindeglied zwischen den Erwartungen und Wünschen des Versicherten sowie der gesetzlichen Vorgaben und Weisungen. Es verfolgt das Ziel der dauerhaften Integration in die Arbeitswelt. Grundlage ist die Einschätzung des qualitativen und quantitativen Leistungsvermögens.

Das Repertoire ist vielfältig und reicht über die Arbeitsplatzgestaltung oder innerbetriebliche Umsetzung sowie Gewährung von Hilfsmitteln über die Schaffung eines ergonomischen Arbeitsplatzes hinaus. Die Grenze zwischen Arbeitsschutz und Gewährung von Hilfsmitteln am Arbeitsplatz sind teils unscharf und erscheinen verhandelbar. Kraftfahrzeughilfen ergeben sich insbesondere dann, wenn die Nutzung öffentlicher Verkehrsmittel behinderungsbedingt, nicht mehr möglich ist bzw. der Fußweg zur Haltestelle nicht zurückgelegt werden kann (Wegefähigkeit). Das kann eine Bereitstellung eines Kraftfahrzeuges oder die Erlangung einer Fahrerlaubnis oder auch die Inanspruchnahme eine Beförderungsdienstes bedeuten. Leistungen zur Erlangung eines Arbeitsplatzes bis hin zum Gründungszuschuss bei Aufnahme einer selbstständigen Tätigkeit sind ergänzende Module. Menschen mit besonderem Unterstützungsbedarf können individuell betrieblich qualifiziert werden, frei nach dem Motto: erst platzieren, dann qualifizieren. Qualifizierungsmaßnahmen oder Weiterbildungsmaßnahmen können einen Arbeitsplatz erhalten. Berufsförderungswerke oder vergleichbare Einrichtungen der beruflichen Rehabilitation können neue Ausbildungswege aufzeigen. Es existieren diesbezüglich weitere und umfassende Fördermöglichkeiten, die trägerübergreifend und individuell zu gestalten sind.

Fall | Yussuf K. (48) ist Stahlarbeiter in einem großen Betrieb, der über einen Elektrolichtbogenofen Stahlblöcke in unterschiedlicher Größe herstellt und verarbeitet. Er prüft und verarbeitet Stahlblöcke, die dann versandfertig ausgeliefert werden. Im Walzwerk werden Metallblöcke unter großer Hitze erstellt. Diese werden über Winden und Kräne in Wasser und Ölen ausgekühlt, gefräst und geschnitten. Mit den Jahren ist es zu einem vermehrten Verschleiß des Rückens und der großen Gelenke gekommen, was zu längeren Krankheitsphasen und zu einer stationären Rehabilitationsmaßnahme führte. Im Rahmen des betrieblichen Eingliederungsmanagements und auch in Zusammenhang mit dem Reha-Fachberatungsdienst wurde erarbeitet, Exoskelette einzuführen, um mechanische Unterstützungsstrukturen zu implementieren, wissend darum, dass Langzeitergebnisse fehlen, die Anpassung der Exoskelette zeitaufwändig sind und diese einer Akzeptanz bedürfen.

„2022 gingen bei der Rentenversicherung 330.624 Anträge auf Leistungen zur Teilhabe am Arbeitsleben (LTA) ein. Bewilligt wurden 228.625 Leistungen durch die Rentenversicherung. 120.078 Leistungen zur Teilhabe am Arbeitsleben wurden abgeschlossen. Männer nahmen deutlich häufiger LTA in Anspruch als Frauen: 2022 wurde nur etwa ein Drittel der LTA von Frauen absolviert. In der beruflichen Rehabilitation waren Frauen durchschnittlich ein Jahr jünger als Männer: Das Alter der Frauen lag 2022 im Mittel bei 48,5 Jahren. Männer waren durchschnittlich 49,7 Jahre alt. Etwa ein Fünftel der LTA waren 2022 berufliche Bildungsleistungen. Orthopädische und rheumatische Erkrankungen standen als Indikation und Ursache bei beruflicher Bildung an erster Stelle. Bei Frauen traf dies in 61 % der Diagnosen zu. Bei Männern lag der Anteil mit 66 % leicht höher. Gut drei Viertel aller Teilnehmenden schlossen ihre berufliche Bildungsleistung erfolgreich ab. Noch zwei Jahre nach Abschluss einer beruflichen Bildungsleistung nahm die pflichtversicherte Beschäftigung zu und lag bei 59 %. Sechs Monate nach einer beruflichen Bildungsleistung war über die Hälfte der Teilnehmenden

(52 %) pflichtversicherungspflichtig beschäftigt. Zwölf Monate danach lag der Anteil bei 56 %."[134]

➲ Take-Home-Message

Im historischen Kontext hat sich die Arbeitswelt in den vergangenen 100 Jahren erheblich gewandelt und ist mit erheblichen individuellen und gesellschaftlichen Folgen verbunden. Mit der Entwicklung digitaler Möglichkeiten, werden sich weitere Verschiebungen ergeben. Belastung und Beanspruchung stellen eine individuelle Größe dar, was sich in den gesellschaftlichen Kontext einpflegt. Arbeitsunfähigkeit beschreibt die Situation, die Tätigkeit nicht mehr oder nur unter der Gefahr der Verschlimmerung der Erkrankung ausführen zu können und ist Teil medizinischer Behandlung. Die jeweilige Arbeitsschwere ist individuell zu bewerten. Bei chronischen Erkrankungen ergeben sich Fragestellungen hinsichtlich der qualitativen und quantitativen Leistungsfähigkeit. Unterschiedliche Assessments, aber auch Krankheitshistorie und Rehabilitationsverlauf, sind in die Bewertung mit aufzunehmen. Die individuelle Bestimmung des Leistungsvermögens stellt eine Herausforderung für die beteiligten Akteure dar und bedarf einer kritischen Analyse.

134 Reha-Bericht 2023 der deutschen Rentenversicherung: S. 10

Teil III | Mit chronischen Schmerzen leben

8 Orthopädische Rehabilitation

Fall | Bei Torgan B. (22) war vor einem Jahr ein Bandscheibenvorfall mit Schmerzausstrahlung in die linke untere Extremität nachzuweisen. Bei ausbleibender Besserung unter konservativer und semikonservativer Therapie kam es zur operativen Versorgung. Vorherrschend beschreibt er einen Verlust an Lebensfreude und erfahre den Schmerz als ständigen Begleiter. Den geliebten Karatesport könne er nicht mehr durchführen und nicht mehr bei der Fußballmannschaft dabei sein. Der Patient erlernte den Beruf des Rohrleitungsbauers. Das Unternehmen beschäftigt sich mit Hoch-, Tief- und Stahlbetonbauten und den damit verbundenen Rohrleitungsbau aller Art, wie Kanal-, Gas-, Wasser-, Kabelbau und Fernwärme. Vornehmlich ist er im Tiefbaubereich von Großbauprojekten eingeteilt. Es beinhaltet die Konstruktion von Großrohrleitungen bis hin zu Hausanschlüssen. Ebenso gehört es zu seinen Aufgaben, bei Notfällen, wie etwa einem Rohrbruch, zur Verfügung zu stehen und die Arbeiten auch bis tief in die Nacht erfolgreich zu beenden. Seit einem Jahr ist er arbeitsunfähig. Nunmehr beginnt die stationäre Rehabilitation.

8.1 Zuweisung zur medizinischen Rehabilitation

Zuweisungsgründe für die stationäre Rehabilitation gibt es viele. Vielfach erfolgt dies auf Wunsch der Patientinnen und Patienten oder durch Verordnung einer Vertragsärztin oder eines Vertragsarztes. Häufig ist es die Anschlussrehabilitation im Rahmen der Endoprothetik oder der Wirbelsäulenchirurgie.

Ferner erfolgt die Zuweisung auf Anregung der Krankenkasse gemäß § 51 SGB V. Dies liegt dann vor, wenn nach ärztlichem Gutachten die Erwerbsfähigkeit erheblich gefährdet oder gemindert ist und die versicherte Person mit Fristsetzung aufgefordert wird, einen Antrag auf Leistungen zur medizinischen Rehabilitation und zur Teilhabe am Arbeitsleben zu stellen. Wird diese Frist nicht eingehalten, verlieren Versicherte Anspruch auf Krankengeld. Eine weitere Zuweisung erfolgt durch die Arbeitsagentur gemäß

§ 145 (2) SGB III, wenn sie eine als über sechs Monate andauernde Minderung der Leistungsfähigkeit auf unter 15 Stunden wöchentlich festgestellt hat und die Kundin oder der Kunde mit Fristsetzung aufgefordert wird, einen Antrag auf Leistungen zur medizinischen Rehabilitation oder zur Teilhabe am Arbeitsleben zu stellen.

Im Rahmen der Pflegebegutachtung kann sich eine medizinische Rehabilitation ergeben. So müssen die Gutachterinnen und Gutachter der Medizinischen Dienste bei jeder Pflegebegutachtung prüfen, ob und in welchem Umfang Leistungen zur medizinischen Rehabilitation geeignet, notwendig und zumutbar sind, um Pflegebedürftigkeit zu verhüten oder zu vermindern. Empfiehlt der Medizinische Dienst eine medizinische Rehabilitation, gilt diese Empfehlung seit 2008 als Antrag nach § 14 SGB IX (bei Einwilligung des Versicherten).

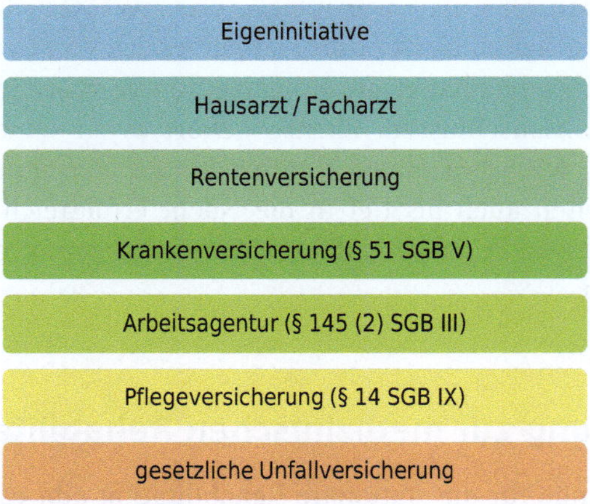

Abb.15: Es zeigen sich unterschiedliche Zuweisungsgründe zur Rehabilitation entweder im Sinne einer eher präventiv ausgerichteten Rehabilitation, um die Arbeitsfähigkeit und Leistungsfähigkeit zu erhalten oder auf Anraten der unterschiedlichen Versicherungssysteme, um Leistungsfähigkeit wiederherzustellen, vorzeitige Rente aus Gesundheitsgründen zu vermeiden oder dauerhafte Pflege oder deren Verschlimmerung zu vermeiden (eigene Darstellung).

Sonderformen sind medizinische Rehabilitation im Rahmen der gesetzlichen Unfallversicherung. Die gesetzlichen Unfallversicherungsträger steuern die Heilbehandlung des Unfallverletzten aktiv mit dem Ziel der bestmöglichen Wiedereingliederung in Arbeit, Beruf und Gesellschaft. Sie sorgen für eine möglichst frühzeitig nach dem Versicherungsfall einsetzende ärztliche und – soweit erforderlich – eine besondere unfallmedizinische Behandlung, einschließlich rehabilitativer Maßnahmen. Ein abgestuftes System steht den Versicherten zur Verfügung, wie bspw. die Berufsgenossenschaftliche Stationäre Weiterbehandlung (BGSW) oder die Arbeitsplatzbezogene Muskuloskelettale Rehabilitation (ABMR). Es existieren noch weitere Gründe der medizinischen Rehabilitation, die Sonderformen darstellen.

8.2 Faktencheck

Im Jahr 2021 erlangten etwa 20,3 Millionen Versicherte eine Rente. Hiervon entfielen knapp 1,8 Millionen Rentenansprüche auf erwerbsgeminderte Personen. Gut 5,5 Millionen Rentenansprüche gelangten aufgrund des Todes auf Witwen und Witwer oder Waisen. Der durchschnittliche Rentenzahlbetrag für Rentnerinnen und Rentner betrug am 01.07.2022 jeweils 1.066 Euro für Einzelrentner und 1.594 Euro für Mehrfachrentner. Der durchschnittliche Rentenzahlbetrag bei Erwerbsminderungsrenten betrug 877 Euro monatlich. Bundesweit wurden im Auftrag der DRV-Bund knapp 900.000 Rehabilitationsmaßnahmen durchgeführt. In 36 % betrifft es die Anschlussrehabilitation. Bei knapp 40.000 Fällen erfolgte diese bei Abhängigkeitserkrankung. Knapp 30.000 Fälle widmeten sich der Kinderrehabilitation. Anträge zur Erlangung einer Erwerbsminderung haben sich von gut 450.000 im Jahr 2.000 auf etwa 350.000 im Jahr 2021 verringert. Etwa die Hälfte der Anträge werden bewilligt. Der Hauptanteil bewilligter Erwerbsminderungsrenten verteilt sich im Jahr 2021 zu 41,7 % auf psychosomatische Erkrankungen, zu 15,3 % auf Neubildungen und zu 11,5 % auf das muskuloskelettale System.[135]

Im Vergleich 2.000 zu 2021 sank der Anteil der medizinischen Rehabilitation bei Krankheiten des Muskel-Skelett-Systems von 41,8 % auf 35,5 %. Gründe liegen zum einen in der Verlagerung des Chronischen Schmerzsyndroms in das Themengebiet der Psychosomatik, das eine Steigerung von 15,3 % auf 21.3 % im beobachteten Zeitraum aufzuweisen hatte. Knapp 1,4 Millionen Anträge auf medizinische Rehabilitation wurden 2021 bei der Rentenversicherung gestellt. Genau 891.176 Leistungen zur medizinischen Rehabilitation führte die Rentenversicherung 2021 durch. Pandemiebedingt

135 Ergebnisse auf einen Blick 2023; Statistik der Deutschen Rentenversicherung; BND_FY_609056_00

wurde 2021 das Niveau von 2019 mit knapp 1,6 Millionen gestellten Anträgen nicht erreicht. Auf die Rehabilitation von Kindern und Jugendlichen entfielen 28.295 Leistungen. Der prozentuale Anteil von Kinder- und Jugendrehabilitationen an allen Reha-Leistungen der Rentenversicherung rangierte auch 2021 bei 3 %. Die ambulanten Reha-Leistungen machten 16 % aller medizinischen Reha-Leistungen in 2021 aus. Der überwiegende Teil medizinischer Rehabilitation erfolgt jedoch nach wie vor stationär. Die Anschlussrehabilitation (AHB) umfasste mit 321.107 Leistungen mehr als ein Drittel aller medizinischen Reha-Leistungen (37 %). Im Anschluss einer Rehabilitationsmaßnahme führte die Rentenversicherung 178.902 Leistungen nach § 17 Sozialgesetzbuch (SGB) VI (Leistungen zur Nachsorge) durch.[136]

Zielsetzung der rehabilitativen Maßnahmen ist die Wiedererlangung der Arbeitsfähigkeit und Teilhabe am Erwerbsleben. Zu beobachten ist eine Reduktion der Antragszugänge zu Leistungen zur medizinischen Rehabilitation von gut 500.000 im Jahr 1996 auf etwa 350.000 im Jahr 2021. In der gesellschaftlichen Kontextualisierung sind diese Zahlen heute schwer interpretierbar. Die demographische Situation, die gesellschaftliche Neigung zu einer verfrühten Beendigung der Beschäftigung war deutlich größer und erfuhr eine gesellschaftliche Akzeptanz, was sich angesichts der demographischen und wirtschaftlichen Veränderungen gewandelt hat. Im Verteilungsmuster waren in den 1990er Jahren muskuloskelettale Erkrankungen Hauptursache einer Erwerbsminderungsrente, während es in den 2021 die psychischen Störungen sind, die zu einer Frühberentung aus gesundheitlichen Gründen führen. Die Datenlage gibt Hinweise darauf, dass sich auf orthopädischem Gebiet die Erlangung einer Erwerbsminderungsrente verringert.[137]

8.3 Soziale Ungleichheiten

Zahlreiche Studien belegen, dass sozial benachteiligte Personen eine schlechtere Gesundheit aufweisen, gesundheitliche Versorgung später erreichen, häufiger zu Allgemeinmedizinern und seltener zu Fachärzten gehen und im geringeren Maße von Versorgungsleistungen profitieren. Auch im

136 Reha-Bericht 2022 der Deutschen Rentenversicherung Bund (rehabericht_2022.pdf)

137 Dannenmaier, J.; Tephol, L. et al.: Effekt der Rehabilitation auf den verzögerten Eintritt in die Berentung aufgrund von Erwerbsminderung. In: Rehabilitation 2020 (59): S. 10–16

rehabilitativen Kontext ergeben sich Hinweise, dass soziale Ungleichheiten existieren könnten. Dem Antragsverfahren folgt zuweilen eine Ablehnung, der durch Einleitung eines Widerspruchsverfahrens eine Bewilligung folgen kann. Dies kann für den einen oder die anderen Antragsteller eine Herausforderung darstellen. Aus den Variablen Bildung, Berufsstatus und Einkommensindex wurde in einer Studie 2.376 Personen der Untersuchung einem sozioökonomischen Status (SES) hoch, mittel und niedrig zugeordnet. In dieser Studie zeigt sich, dass ein geringer sozioökonomischer Status und ein geringer schulischer Bildungsabschluss mit einer erhöhten Beantragung von Rehabilitationsleistungen einhergehen. Diese Gruppierung weist auch einen ungünstigeren Gesundheitszustand auf. In der Summe ergeben sich keine Hinweise auf einen sozial ungleichen Zugang oder eine sozial ungleiche Inanspruchnahme von Leistungen zur medizinischen Rehabilitation. Es verbleibt jedoch unklar, ob dies dem objektiven Bedarf dieser Statusgruppe gerecht wird.[138]

8.4 Placeboeffekt

Es gibt aber auch kritische Stimmen bezüglich der Rehabilitation. In einer Metaanalyse wurden die Ergebnisse aus insgesamt 28 Studien hinsichtlich des Schmerzes und Funktionalität untersucht. Diese wurden durch insgesamt 26 Studien mit Scheinbehandlungen, jedoch im ambulanten Setting ergänzt. Kurz nach der Reha gaben die Untersuchungsteilnehmer weniger Schmerzen an als vorher, wenngleich dies als mittlerer Effekt bei der Standard-Reha als auch bei Reha mit innovativen Elementen zu interpretieren ist. Mittel- und langfristig wurde der Effekt kleiner. Hinsichtlich Funktionalität zeigten sich zu allen Zeitpunkten nur kleine Effekte. Dennoch lassen sich nennenswerte Effekte auf einzelne Probanden ausmachen. Die Bedeutung relativiert sich angesichts gleichwertiger Ergebnisse unter Scheintherapie, die sich ebenso erfolgreich darstellen. Die Autoren beschreiben aber auch eine Heterogenität der Ergebnisse. Hauptursache werden in soft skills, wie Kommunikations- und Teamfähigkeit, Charisma, Diversitätskompetenz, Belastbarkeit und Resilienz, Adaptionsfähigkeit und Flexibilität, Entwicklungs- sowie Problemlösungsfähigkeit der jeweiligen Einrichtung gesehen.

138 Fach, E.M.; Markert, J.; Spanier, K.; Bethge M.; Schlumbohm, A.; Richter, M.: Soziale Ungleichheiten im Zugang und in der Inanspruchnahme von medizinischen Rehabilitationsmaßnahmen. In: Rehabilitation 2021 (60): S. 310–319

Im bio-psychosozialen Modell zeigt sich eine Verbesserungsrate um 15 % als durch Abwarten. Kombination aus Bewegungstherapie, Psychotherapie und multidisziplinäre Therapie zeigt sich gegenüber der Vergleichsgruppe hinsichtlich Schmerzlinderung signifikant überlegen. Trotz dieser positiven Aspekte schlussfolgern die Autoren, dass zumindest die Standard-Reha bei chronischem nichtspezifischem Rückenschmerz über einen Placeboeffekt nicht hinausgehe. Die Autoren erwähnen aber auch, dass wenn auch Schmerzen und Funktionseinschränkungen über einen Placebo-Effekt verfügen, sich doch noch die Arbeitsfähigkeit etwa durch Einstellungsänderung oder gestärkte Bewältigungsstrategien verbessern.[139]

8.5 Erkrankungsmuster

Die orthopädische Rehabilitation beschäftigt sich mit dem Themengebieten des chronifizierten Rückenschmerzes auf dem Boden degenerativer Veränderungen oder Bandscheibenschädigungen im multidisziplinären Ansatz. Oft sind diese Beschwerden mit degenerativen Veränderungen der großen Gelenke vergesellschaftet. Hier zeigen sich Schmerzerfahrungen, die eher nozizeptiv aber auch neuropathisch zuzuordnen sind. Eine komplexe Entität stellen jene dar, die eine somatoforme Schmerzstörung aufweisen, die im Sinne des ICD 11 einem Chronischem Schmerzsyndrom zuzuordnen sind. Diese Gruppe weist eine erhebliche noziplastische Komponente auf, die neben einer statischen und dynamischen Allodynie ergänzend vegetative, affektive und kognitive Begleitsymptome aufweisen. Eine große Gruppe stellen Anschlussrehabilitationen nach stationärer Behandlung dar. Im Wesentlichen sind dies Patientinnen und Patienten, die einer endoprothetischen Versorgung des Hüftgelenkes, des Kniegelenkes und des Schultergelenkes unterliegen. Eine ganze Anzahl erlangten einen Wirbelsäuleneingriff oder werden als konservativer Therapieversuch einer relativen OP-Indikation bei Wirbelsäulenschädigung der Rehaklinik zugeführt. In den letzten Jahren zunehmend sind Rehabilitanden mit Mobilisationseinschränkungen, die im Rahmen der Pflegebegutachtung detektiert und einer stationären Rehabilitation zugeführt werden.

139 Höder, J.: Erfolge der Rehabilitation bei chronischen unspezifischen Rückenschmerzen in Deutschland – Metaanalyse der Verläufe von Schmerzintensität und Funktionskapazität. In: Rehabilitation2021 (60): S. 177–184

Die ICD 10-Diagnose „Rückenschmerz (ICD 10 – M54)" ist unspezifisch und umfasst Schmerzen im Schulter-Nackenbereich, reine Nackenbeschwerden, seltener allgemeine Schmerzen der Brustwirbelsäule und sehr häufig Schmerzen im unteren Rücken mit oder ohne Ausstrahlung in die unteren Extremitäten. Es sind in diesem Kontext aber auch Bandscheibenvorfälle mit radikulärer Symptomatik mit oder ohne Wurzelkompressionssyndrom, manifeste Osteoporose auch mit Frakturen, Entzündliche Systemerkrankungen des muskuloskelettalem Systems, operative Stabilisierungen in Verbindung mit Spinalkanalstenose als auch konservative Therapieverfahren oder operative Lösungen nach Wirbelkörperfrakturen gemeint.

8.6 Multimodale Schmerztherapie

Fall | Ingeborg K. (80) ist Buchillustratorin und leidet seit Jahren über ein chronisches Rückenleiden und eine Polyarthrose. „Ich weiß gar nicht, wenn das Morphium weiter erhöht worden wäre ... ich welchem Zustand ich heute wäre. Mit der Berufstätigkeit wurde es immer schlimmer. Es wurden mir immer stärkere Medikamente verschrieben. Ich konnte nicht mehr dabei sein und habe nur noch geschlafen." Sie leidet an einer chronischen schmerzhaften Erkrankung ihres Skelettsystems. Verschleißerscheinungen an der Wirbelsäule und an Gelenken machen ihr sehr zu schaffen. Sie erhielt immer stärker wirkende Schmerzmittel, die ihr das Bewusstsein nahmen.

Die multimodale Schmerztherapie adressiert drei sich ergänzende Aspekte. Die medizinische Behandlung erlaubt die medizinischen Aspekte, die Anwendung von Hilfsmitteln und die Verordnung von Physiotherapie, Balneotherapie und Ergotherapie. Die psychologisch-psychotherapeutische Behandlung adressiert den psychisch-emotionalen Kontext während die physiotherapeutisch-ergotherapeutische Behandlung den Körper adressiert. Im biopsychosozialen Modell beeinflussen körperliche Ursachen, bestehende Risikofaktoren und organmedizinische Aspekte den Menschen. Eigenheiten des Erlebens und des Verhaltens, der individuelle Lebens- und Bewältigungsstil haben Einfluss auf das Schmerzerleben. Familiäre, berufliche, gesellschaftliche sowie umweltbezogene Lebensbedingungen wirken auf das Schmerzerleben ein. Es gilt, all diese Parameter in den

Ausgleich zu bringen und Resilienzen zu fördern. Zugleich finden sich in den jeweiligen Bereichen die individuellen Ressourcen, um schrittweise eine Besserung und Linderung zu erreichen.

Der akute Schmerz, wie er etwa bei einer Sprunggelenksverrenkung entsteht, benötigt Schonung, Ruhe und Kühlung. Der chronische Schmerz bei degenerativen Veränderungen der Wirbelsäule fordert Aktivität, Bewegung und Annahme. Dabei gilt es, zu fordern und nicht zu überfordern. Es muss ein Gleichklang gefunden werden. Falsche Muster der Schmerzbewältigung müssen abgelegt und neue Bewältigungsstrategien gelernt werden und dann auch angewendet werden. Um diese neuen Wege zu erlernen, braucht es Zeit. Studienlagen weisen darauf hin, dass es einige Wochen benötigt, um dieses Therapieziel zu erlangen. Es geht um die Verbesserung der Situation.

Schmerzerleben hat einen kontextuellen Bezug und hat einen Einfluss auf die individuelle Lebenssituation. Der Schmerz erlebt sich in der eigenen Persönlichkeit, entwickelt eine eigene Dynamik. Schmerz betrifft jeden und jede im Einzeln-Sein. Schmerz ist ein individuelles, im höchsten Maße persönliches Erleben. Wir haben auch keine objektivierbaren Messgrößen, es steht uns kein metrisches System zur Quantifizierung von Schmerz zur Verfügung. Schmerz ist auch nicht als lineare Funktion zu beschreiben. Es gibt keine Aussage darüber, was ein doppelt starker Schmerz ist. In den Begrifflichkeiten über die Stärke von Schmerz verbleibt eine Unschärfe.

In unseren sozialen Beziehungen befinden sich zahlreiche Ressourcen, die generell das Gefühl von Gesundheit stärken. Positive Feststellungen – wie, „Es gibt da jemanden, der an mich denkt." „Andere sorgen sich um mich, unterstützen mich." „Ich werde gewertschätzt und ich bin ein Teil einer Sozialgemeinschaft." „Ich erfahre Unterstützung." – können sehr hilfreich sein.

Die emotionale Unterstützung gibt uns das Gefühl wertvoll zu sein, unsere Interessen werden wahrgenommen. Es gibt andere, die sich um einen sorgen. An einer anderen Stelle können Informationen eingeholt oder professionelle Hilfe eingefordert werden. Diese soziale Unterstützung schenkt Geborgenheit und stärkt damit unsere Gesundheit. Das individuelle Netzwerk kann sehr unterschiedlich sein. Im Schmerz kann dies für die Umwelt zu Belastungen führen. Der Partner oder die Partnerin, werden zu Pflegekräften und gemeinsame Aspekte können durch das Leiden nicht mehr adressiert werden. Der kranke und leidende Vater oder die Mutter mit chronischem Schmerz kann den Kindern nicht mehr begegnen. Das individuelle Verhalten ändert sich. Freundschaften zerbrechen. Die Teilhabe am Arbeitsleben geht verloren, an Freizeitaktivitäten kann nicht mehr teilgenommen werden. Man kann sich nicht mehr am Vereinsleben oder dem Gemeindeleben beteiligen. Natürlich kann man sich mit wenigen sozialen Kontakten auch wohlfühlen. Es kann wohltuend und befreiend sein. Dies setzt eine hohe Resilienz, eine hohe Zufriedenheit mit sich selbst und gleichzeitig eine tiefe Verbundenheit mit anderen voraus.

Ein sich chronifizierender, ein dauerhafter, Schmerz birgt auch Risiken in sich, ist mit drohenden Gefahren verbunden. Einsamkeit ist ein subjektives Erleben, das auch schmerzhaft ist. Das Empfinden von Einsamkeit korreliert eng mit dem Schmerzerleben. Das emotionale Bedürfnis nach sozialer und emotionaler Nähe wird nicht erfüllt. Einsamkeit kann einen subjektiven oder tatsächlichen Mangel an engen Beziehungen entspringen. Arbeitslosigkeit, Urbanisierung mit vielen Singlehaushalten sowie Migrationshintergrund sind Risikofaktoren, die das Gefühl der Einsamkeit unterstützen. Freunde entfremden sich und nehmen nicht mehr am individuellen Leben teil. Man fühlt sich aus sozialen Gruppen ausgeschlossen, hat keine Community mehr. Unabhängig von Schmerz kann Einsamkeit jeden treffen. Einsamkeit kann ansteckend sein. Viele vermeiden den Kontakt zu einsamen Menschen. Die soziale Isolation wird verstärkt. Die soziale Isolation stellt ein Gesundheitsrisiko dar und ist vergleichbar mit den Folgen von übermäßigem Übergewicht und auch körperlicher Inaktivität. Das Risiko von Depression und Sucht ist erhöht, hat Einfluss auf den Schlaf und stellt einen Risikofaktor für körperliche Erkrankungen wie Schlaganfall, Bluthochdruck und Immunschwäche dar. Gefühle von Schuld zermürben die eigene Seele. Selbst die Schuld an dieser Situation zu tragen, belastet und es treten Gefühle von Scham hinzu. Die Angst versagt zu haben, nicht wissend, ob man jemals wieder aus der Situation herauskommt. Und dann ist dann noch die Wut darüber. Gefühle, die jeder und jede kennt, wenn der Schmerz verbleibt, dauerhaft peinigt.

Es entwickelt sich ein Circulus Vitiosus, ein Teufelskreis. So hat ein Rückenschmerz doch irgendeine Ursache, was bedeutet, dass ein Schaden im eigenen Körper besteht. Um den Schmerz zu verringern, sagt das eigene Gedächtnis, dass es besser sei, sich nicht mehr zu bewegen. Das Muster für akuten Schmerz, die Schonung, hat doch im bisherigen Leben immer gut funktioniert. Es kommt unter der Schonhaltung zu Muskelabbau, Muskelverkürzungen und Verringerung der Beweglichkeit. Dies verursacht weitere Schmerzen und der Teufelskreis dreht sich weiter.

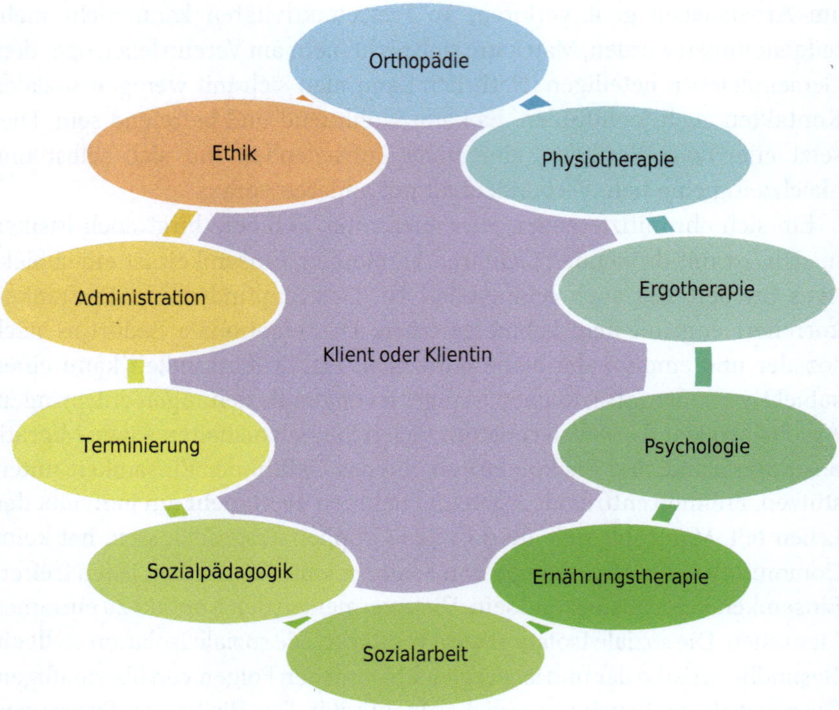

Abb. 16: In der interdisziplinäre Teamsitzung kommen alle Fachgebiete zusammen, die von ihren Eindrücken berichten, das individuelle Leistungsbild reflektieren, neue Therapieansätze definieren und eine prognostische Einschätzung abgeben (eigene Darstellung).

Bei der **multimodalen Schmerztherapie** stellt die Information über die Erkrankung einen zentralen Aspekt dar. Wesentliche Anteile der Behandlung erfolgen durch Physiotherapie, Krafttraining und Ausdauertraining. Bewegung ist Leben und Leben ist Bewegung. Diesen aktivierenden Momenten stehen die Entspannungstechniken gegenüber, die zum Ausgleich dienen. Verhaltenstherapeutische Momente erlauben es, mit dem Leiden umzugehen, sich in Annahme zu üben und somit Linderung zu erfahren. Die Medizinische Behandlung stellt sich in diesem Kontext als ein kleines Modul dar. Einerseits und medizinisch bedeutsam ist die Schmerztherapie, die sich am Stufenschema der Weltgesundheitsorganisation orientiert. Viele dieser Maßnahmen sind ärztlich zu verordnen und ärztlich zu überwachen. Einsetzende Komplikationen sind zu erkennen und ihnen zu begegnen.

Zentrales Anliegen einer multimodalen Schmerztherapie ist es, Patientinnen und Patienten in unterschiedlichen Sichtweisen zu behandeln und das zugleich. Die einzelnen Disziplinen sprechen miteinander und interagieren in Teamsitzungen für den Patienten miteinander. Schwerpunkte sind sowohl psychotherapeutische Einschätzung, schmerzbewältigende Maßnahmen, funktionell-sportliche Verfahren sowie eine adäquate medikamentöse Einstellung. In einer regelmäßig stattfindenden Teamsitzung sind alle Fachdisziplinen beteiligt und tauschen sich über die gemachten Erfahrungen aus, um Therapiemaßnahmen zu optimieren. Sportliche Betätigung und Bewegung auf Land oder im Wasser sowie die gezielte Physiotherapie erscheinen in der Orthopädie als die wichtigen Module, chronischem Schmerz zu begegnen. Die Interdisziplinäre multimodale Schmerztherapie führt zu einer signifikanten Besserung in Bezug auf die Schmerzintensität und -beeinträchtigung. Der Effekt auf die Schmerzintensität war über den Zeitraum von drei Monaten nach Therapieende anhaltend und die Beeinträchtigung sank in diesem Zeitraum weiter signifikant. Erwartung war ein signifikanter Prädiktor für die Abnahme der Schmerzintensität und erklärte ca. 15 % der Varianz. In der klinischen Praxis sollten daher valide Methoden etabliert werden, negative Erwartungen zu reduzieren und positive Erwartungen zu fördern, berichten Neuro- und Verhaltenswissenschaftler aus Essen.[140] Andere empfehlen, die multimodale Schmerztherapie durch spirituelle und auch religiöse Aspekte bei bestehender Bedürftigkeit und Akzeptanz zu ergänzen.[141] Weitergehende Studien, die diesen ergänzenden Aspekt betrachten und die Effizienz erarbeiten, stehen noch aus.

Fall | Hans-Günter S. (58) berichtet, dass das gemeinsame Essen, der Austausch mit anderen Patienten ihm unheimlich geholfen hat. Sein Leben bestand bisher darin, sich vom Sessel auf die Terrasse zu bewegen, um dort eine zu Rauchen. Mehr war durch die Schmerzen nicht drin. Das belastete auch die Partnerschaft und die Frau wurde zur Pflegerin. Der Tagesablauf war bestimmt durch seinen Schmerz. Das Nordic Walking

---

140 Maser, D.; Müller D.; Bingel, U. Müßgens D.: Ergebnisse einer Pilotstudie zur Rolle der Therapieerwartung bei der interdisziplinären multimodalen Schmerztherapie bei chronischem Rückenschmerz. In: Schmerz 2022 (36): S. 172–181

141 Kieselbach, K.; Frede, U.: Spirituelle Intervention in der multimodalen Schmerztherapie. In Schmerz 2024: https://doi.org/10.1007/s00482-024-00788-z

hat ihn begeistert. Beim ersten Mal war es nur eine kleine Runde. „Jetzt mache ich 5 bis 7 Kilometer am Tag." Hans-Günter S. weiß, dass er sich auch nach der Reha um seinen Körper kümmern und in Bewegung bleiben muss. Mit Schmerzen von um die 4 von 10 kann er gut leben, damit habe er wieder Lebensqualität.

„Wichtige Strategie im chronischen Schmerzerleben ist zunächst, sich selbst authentisch gegenüber zu sein. Es geht in der Reha nicht darum, eine Rolle zu spielen. Sie sind in dieser Phase Ihres Lebens Gastgeber für sich selbst und sollten dies auch so gestalten. Wenn Sie sich selbst der beste Gastgeber sind, dann können Sie auch ein guter Gast für sich selbst sein. Die Mitarbeiterinnen und Mitarbeiter auf allen Ebenen möchten Ihnen mit Empathie begegnen und Sie auch ernst nehmen. Alle Empfehlungen und auch Entscheidungen sollen transparent dargestellt werden, denn es geht darum, der Würde der einzelnen Person zu begegnen. Stärken Sie sich in ihrer Eigenkompetenz, denn Sie sind diejenigen, die sich am besten kennen, am besten über sich bescheid wissen. Wir wollen Ihnen in unserem Hause auf Augenhöhe begegnen" ist meine wesentliche Message in den Patientenseminaren.

8.7 Schmerzprävention

Fall | Carola L. (41) feierte noch mit den Kindern unterm Weihnachtsbaum den Heiligabend. Es gab Geschenke und – damit es nicht so anstrengend an dem Abend wird – gibt es immer Würstchen mit Kartoffelsalat. Das hat schon Tradition. Es war auch wirklich schön gewesen und hat viel Spaß gemacht. In der Nacht aber kam der Schmerz. Ein Messerstich kam in den Rücken und sie schreckte auf. Die Hausmittel funktionierten nicht wirklich und so stellte sie sich am ersten Weihnachtsfeiertag in der Notaufnahme des Krankenhauses vor. In den Untersuchungen zeigte sich ein Bandscheibenvorfall in der Lendenwirbelsäule. Schmerzmittel, Physiotherapie und auch eine Injektionsbehandlung in der radiologischen Abteilung führten zu keiner Besserung, so dass man sich zu einer Operation entschloss und die Bandscheibenoperation durchgeführt hatte.

Bei der Aufnahme in der Rehaklinik zur Anschlussrehabilitation hatte sie noch Schmerzen von 2 von 10 entsprechend der nummerischen Analogskala und benötigte keine Schmerzmittel. Der Heilverlauf gestaltete sich unkompliziert. Sie profitierte von den Maßnahmen in der Reha und hatte auch nur noch wenige bis keine Schmerzen nach Abschluss der Rehamaßnahme. Schmerzmittel hatte sie in den vergangenen Tagen gar nicht mehr benötigt. Sie arbeitet als Heilerziehungspflegerin in einer Kindertageseinrichtung. Diese Arbeit macht ihr sehr viel Spaß. Sie ist zuversichtlich, dass sie nach ein paar Wochen und Physiotherapie wieder die Arbeit aufnehmen kann.

Fall | Bei Michael K. (47) wurde im Rahmen der Vorsorgeuntersuchung bei einer Darmspiegelung ein Polyp abgetragen. Zwei Tage später stellte er sich mit Schmerzen im Unterbauch vor. In der Operation zeigte sich eine Verletzung des Darmes, die übernäht werden konnte. Vier Tage später fand sich eine Nahtinsuffizienz, eine Eröffnung der durchgeführten Naht am Darm. Im Rahmen der dann durchgeführten Notfalloperation wurde das entsprechende Darmsegment entfernt und ein künstlicher Darmausgang angelegt. In der folgenden Nacht geriet er in ein Koma und musste künstlich beatmet werden. Nach zwölf Tagen zeigte sich ein Untergang des künstlichen Darmausganges und es musste ein weiteres Segment des Dickdarmes entfernt und ein künstlicher Darmausgang angelegt werden. Nach einer Rehabilitationsmaßnahme wurde der künstliche Darmausgang mit dem Restdarm wieder verbunden.
Seither leidet er an wiederkehrenden kolikartigen Bauchschmerzen, die zwei- bis fünfmal pro Woche auftreten und ihn in seinem Alltag erheblich beeinträchtigen. Seinen Beruf als Zimmermann habe er aufgeben müssen und er erlangt eine Erwerbsminderungsrente. Zusätzlich beklagt er ein erhebliches psychisches Leiden, was von Frustration und Depression gekennzeichnet sei. Er habe fortwährend wiederkehrende Bauchschmerzen. Regelmäßig sei er auf Schmerzmittel angewiesen. Die Lebensqualität habe sich erheblich verschlechtert.

Einen akuten Schmerz nicht zu einem chronischen Schmerz werden zu lassen erscheint individuell und gesellschaftlich ratsam. Die Optimierung der Akutschmerztherapie stand in den vergangenen Jahrzehnten im Fokus wissenschaftlicher Untersuchungen. Eine Vielzahl von Fragen konnte erfolgreich beantwortet werden und ist in Leitlinien hinterlegt. Die Prävention chronischer postoperativer Schmerzen als eine Ursache des chronischen Schmerzsyndroms hat hohe klinische Relevanz. Es wäre wünschenswert, jene Patientinnen und Patienten zu identifizieren, die ein erhöhtes Risiko für einen chronifizierten Schmerz haben (stratifizierte Prävention). Die hierzu einzuleitenden Maßnahmen sollten sich als effektiv erweisen (evidenzbasierte Prävention). Idealerweise sollten die gewonnenen Erkenntnisse speziell auf die jeweilige patientenseitige Situation unter Berücksichtigung der sie begleitenden Risikofaktoren ausgerichtet sein (individualisierte Prävention).

Wir befinden uns am Beginn einer systematischen Erfassung fortbestehender Schmerzen nach operativen Maßnahmen. Studienlagen weisen darauf hin, dass etwa jeder zehnte Patient nach einer Operation über chronische Schmerzen leidet. Bei jedem 100. Patienten entwickelt sich ein chronisches Schmerzsyndrom mit einer entscheidenden Verschlechterung der Lebensqualität. Bei etwa 16 Millionen Operationen entspricht dies etwa 160.000 Patientinnen und Patienten. Diese Zahlen relativieren sich dahingehend, als dass meist Schmerz Ursache einer operativen Maßnahme darstellt. Operationen wie Magen-Darm-Eingriffe, Gallenblasenentfernung, Bauchwandbrüche, Endoprothesenversorgung, Schädeleröffnung, Wirbelsäulenoperationen, Brustwanderöffnung, Brustoperationen (Entfernung der Brustdrüse) aber auch Zahnextraktionen können Ursache für einen chronischen Schmerz darstellen, die sich auch zu einem neuropathischen oder noziplastischen Schmerz entwickeln können. Bei diesen Operationen bewegen wir uns bei Inzidenzraten eines chronischen Schmerzsyndroms mit Werten von mindestens 5 von 10 auf der nummerischen Analogskala von 2 bis 10 % der Eingriffe. Bei einer erforderlichen Schädeleröffnung steigert sich dies auf bis zu 25 % der Fälle.

Erkrankungen und die damit erforderliche operative Behandlung stellen einen Risikofaktor für einen chronifizierten Schmerz dar. Sie stellen sich chronifiziert dar, wenn sie nach dem initialen Ereignis mehr als drei Monate bestehen, muss sich auf die anatomische Region beziehen, andere Ursachen sind auszuschließen und sie können sich zu einem neuropathischen oder noziplastischen Schmerz entwickeln. Hieraus entwickeln sich teils stärkste funktionelle Einschränkungen und Verringerung der Lebensqualität. Der Übergang eines akuten postoperativen Schmerzes zur Entwicklung eines chronifizierten Schmerzsyndroms ist komplex. Es ergeben sich Hinweise auf einen peripheren, also am Ort der Entstehung sich entwickelnden Schmerz und der zentralen, im Gehirn sich entwickelnden Sensibilisierung. Gewebetraumatisierungen aber auch psychomentale und psychosoziale Faktoren treten hinzu. Medikamente allein werden in dieser Situation nicht helfen. Vieles spricht dafür, interdisziplinäre Präventionsstrategien frühzeitig einzubringen.

Es sind Risikofaktoren für eine Schmerzchronifizierung zu beschreiben. Patientinnen und Patienten, die bereits in der frühen postoperativen Phase ein intensiveres Schmerzerleben erfahren, entwickeln häufiger ein chronifiziertes Schmerzsyndrom. Es gibt Hinweise darauf, dass ein verbessertes postoperatives Schmerzmanagement dieses Risiko vermindert, gesichert ist diese Auffassung allerdings nicht. Auch die Anwendung von hochdosierten und hochpotenten Opioiden in der frühen postoperativen Phase können zu einem gegenteiligen Effekt führen. Im Hinblick auf die Chronifizierung sind die präoperative Schmerzempfindlichkeit und Schmerzmodulation mit in die Bewertung aufzunehmen. Es wäre angebracht anhand präoperativer Testungen, insbesondere zu elektiven Operationen Patientinnen und Patienten mit Neigung zu einer Chronifizierung zu identifizieren. Die Ergebnislage erscheint diesbezüglich aktuell jedoch heterogen.

Psychosoziale Faktoren treten bei einer Chronifizierung hinzu. Studienlagen weisen auf Angst und Schmerzkatastrophisierung als bedeutende prädiktive Faktoren hin. Ein interessanter Aspekt stellt dabei dar, dass Patienten, die sich einer orthopädischen Operation unterziehen, hiervon stärker betroffen sind. Es wird angenommen, dass diese Patienten präoperativ bereits unter einem chronifizierten Schmerz leiden und die beiden Aspekte noch bedeutsamer für einen postoperativen chronischen Schmerz sein können. Wenige Studien beschäftigen sich mit der Frage nach protektiven psychosozialen Faktoren. Sie beschreiben Optimismus und Selbstwirksamkeit als wirksame Faktoren. Weitere Studien verfolgen diesen Aspekt und stärken die Auffassung, dass es sich lohnt, sich intensiver mit Resilienzfaktoren zu beschäftigen.

Die üblichen Verdächtigen, wie genetische Faktoren, Alter und Geschlecht hingegen zeigen unterschiedliche Ergebnisse, teils widersprüchlich und können nicht als starke Risikofaktoren beschrieben werden. Untersuchungsergebnisse geben möglicherweise Hinweise, wie genderspezifisch oder altersspezifisch auf chronifizierten Schmerz einzugehen ist. In multivariaten Regressionsanalysen zeigen sich als relevante Faktoren die geistige und körperliche Gesundheit, das Alter oder der präoperative Schmerz sowohl im OP-Gebiet oder an anderen Stellen bei chirurgischen Eingriffen als relevant.[142]

8.8 Anschlussrehabilitation

Fall | Ansgar K. (63) hat seit gut einem Jahr belastungsabhängige Schmerzen an der linken Hüfte, zuletzt auch in Ruhe. Nachts wurde er immer wieder durch Schmerzen wach. An den Treppen wurde es immer schwieriger. Im Röntgenbild war der Gelenkspalt nahezu aufgebraucht und es zeigten sich deutliche Arthrosezeichen. Mit dem Orthopäden vereinbarte er einen Termin zur Operation. Ambulant wurde er vorbereitet. Am Dienstag wurde er aufgenommen und noch am selben Morgen operiert. Am gleichen Abend saß er bereits zum Abendbrot am Tisch. Jeden Tag Physio und am Freitag ging es bereits in die Reha.

Die Anschlussrehabilitation folgt unmittelbar oder zeitnah zu einer stationären Behandlung. Klassischerweise zählen zu den Hauptindiktionen die endoprothetische Versorgung an Hüfte, Knie oder Schulter. Es folgen operative Versorgungen von Wirbelsäulenerkrankungen oder -verletzungen bzw. deren konservative Behandlung. Folgen von Unfallverletzungen treten hinzu.

Mit der Übernahme aus der stationären Behandlung erfolgt die Aufnahmeuntersuchung mit einem standardisierten Aufnahmeprotokoll und Planung der Rehabilitation entsprechend den individuellen Möglichkeiten ggf. unter Bereitstellung von Hilfsmitteln. Zentrales Anliegen ist es, die Mobilisation auf flacher Ebene und an Treppen zu verbessern, verbunden mit dem Ziel, die Integration in das bisherige soziale und berufliche Umfeld zu ermöglichen. Visiten dienen dem Schmerzmanagement und dem Erkennen von Komplikationen einschließlich der Versorgung durch die lokalen Anbieter im Netzwerk um den Klinikstandort. Sozialrechtliche Fragen werden individuell betrachtet und geklärt, um eine regelhafte und geordnete Entlassung zu gewährleisten.

---

142 Pogatzki-Zahn, E.: Prädiktion und Prävention chronischer postoperativer Schmerzen. In: Schmerz 2021 (35): S. 30–43

8.9 Medizinisch-berufliche Rehabilitation

Ausgeprägte berufliche Problemlagen stellen eine Herausforderung für die Reintegration und die sichere, dauerhafte Teilhabe am Arbeitsleben dar. Medizinisch-beruflich orientierte Rehabilitation (MBOR) hat sich als ein erfolgreiches Konzept etabliert. Zu den zentralen Zielformulierungen zählen, die Krankheit oder die Behinderung zu überwinden, ein Ausscheiden aus dem Erwerbsleben zu verhindern und die Wiedereingliederung in das Erwerbsleben zu gewährleisten. Zielgruppe der MBOR sind Personen mit deutlicher Diskrepanz zwischen gemindertem Leistungsvermögen und Anforderungen des alten oder angestrebten Arbeitsplatzes, sowie Versicherte mit besonderen beruflichen Problemlagen (BBPL). Ins Programm der MBOR werden Versicherte aufgenommen, die von der Deutschen Rentenversicherung Bund direkt in dieses Programm eingewiesen werden, sowie Versicherte, bei denen sich die Notwendigkeit einer medizinisch-beruflich orientierten Rehabilitation zu Beginn der Maßnahme durch Einsatz entsprechender Screeningverfahren zeigt. In der MBOR wird der Berufsbezug in allen Therapien und Schulungen hergestellt, Arbeitsplatzsituationen werden analysiert, Bewegungsabläufe und ggf. Kompensationstechniken angeleitet und geübt. Die Hinzuziehung der konsiliarischen Kapazität aus der Klinik sichert eine fundierte multimodale sozialmedizinische Einschätzung ab.

Mit besonderen beruflichen Problemlagen (BBPL) sind problematische sozialmedizinische Verläufe gemeint – wie häufige Arbeitsunfähigkeit, unterbrochene Erwerbsbiografien – oder starke Zweifel, die geforderten Leistungen noch erbringen zu können. Indikatoren für solche Problemlagen sind wiederkehrende oder längere Arbeitsunfähigkeitszeiten, eine negative subjektive Erwerbsprognose, hohe psychosoziale Belastungen am Arbeitsplatz, Konflikte im Beruf, einhergehende Arbeitsplatzunzufriedenheit sowie chronische Über- oder Unterforderung, erhöhtes Stresserleben und Ängste oder Burn-out-Risiken.

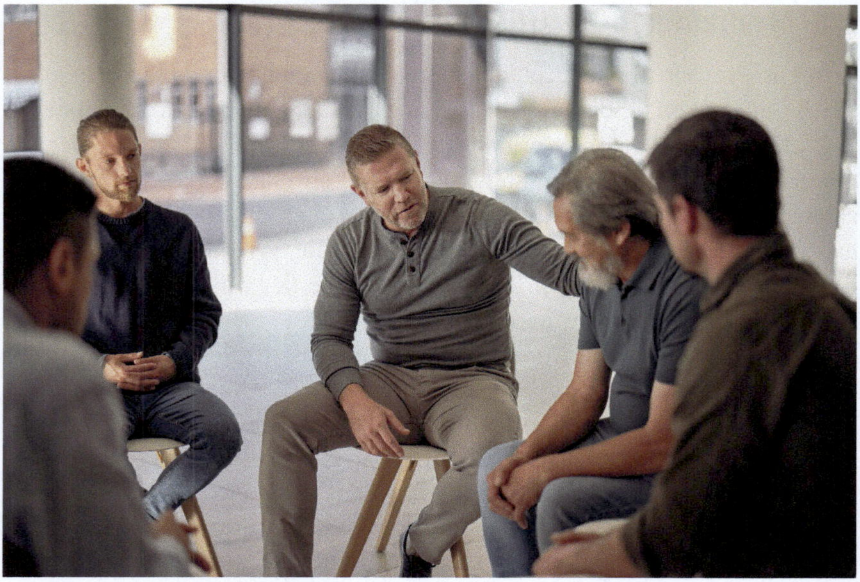

Abb. 17: Probleme in der Therapie verbalisieren. Wesentlicher Bestandteil der medizinisch beruflich-orientierten ist der Arbeitsplatzbezug. In Einzel- wie auch in gruppentherapeutischen Gesprächen wird das individuelle Leiden im Hinblick auf die konkrete Arbeitswelt hinterfragt, Lösungsansätze erarbeitet und Bewältigungsstrategien vermittelt. Zuweilen kann auch eine Neuausrichtung Teil der Lösung sein. Die Gespräche sind ergebnisoffen zu gestalten und sollen Raum zur eigenen Reflexion geben.

Die MBOR erweitert das potenzielle Leistungsspektrum der medizinischen Rehabilitation um explizit arbeitsbezogene Leistungen. Medizinische Rehabilitation wird um die Sichtweise der individuellen beruflichen Aspekte ergänzt und dient konsequent der Besserung oder Wiederherstellung der Erwerbsfähigkeit auch unter Anpassung des Arbeitsplatzes an die dauerhaft geminderte Erwerbsfähigkeit.

Fall | Sandra K. (44) beklagt Schmerzen sowohl im unteren Nacken, in der Brustwirbelsäule hauptsächlich zwischen den Schulterblättern und auch im unteren Rücken. In der bildgebenden Diagnostik zeigt sich eine multisegmentale Osteochondrosis. Keine Bandscheibenprotrusion, kein Bandscheibenprolaps. Sie hat Schmerzen sowohl im Stehen, im Gehen und beim Sitzen. Sie ist Physiotherapeutin und arbeitet vormittags im

Krankenhaus und nachmittags in der Praxis. Seit ihrer Corona-Infektion beklagt sie einen reduzierten Allgemeinzustand und Luftnot. Selbst bei geringer Belastung käme sie an ihre Grenzen. Morgens seien die Schmerzen noch erträglich, nehmen aber im Laufe des Tages zu. Die Schmerzintensität beschreibt sie mit 5 von 10 entsprechend der nummerischen Analogskalen, waren aber in den letzten Wochen auch immer wieder mal bei 8 von 10.
Nach der Fachhochschulreife erlernte sie zunächst den Beruf der Industriekauffrau, in dem sie 5 Jahre tätig war. Sie hatte für sich erkannt, mehr mit Menschen arbeiten zu wollen und wechselte zur Personalsachbearbeitung, was ihr inhaltlich viel Spaß macht. Allerdings war sie im vergangenen Jahr oft krank gewesen. Vor knapp einem Jahr hatte sie sich die Rippen gebrochen, als sie auf Eis ausgerutscht war. Das hatte knapp 6 Wochen gedauert. Dann hatte sie eine Corona Infektion, die 8 Wochen der Genesung bedurften und ihr echt zugesetzt habe. Damit sind aber auch ihre Rückenschmerzen unerträglich geworden, weshalb sie nunmehr seit 4 Monaten krankgeschrieben sei. Die Krankenkasse habe sie aufgefordert, eine medizinische Rehabilitation anzutreten. Aktuell fühlt sie sich in ihrem Leistungsvermögen erheblich eingeschränkt. Sie erhofft sich sehr, eine Klärung oder Besserung ihrer beruflichen Situation zu erfahren, damit sie wieder in ihrem Beruf arbeiten kann.

Die Medizinisch-orientierte Rehabilitation (MBOR) umfasst in der Stufe A ein berufsbezogenes Screening, ergänzt durch berufsbezogene Diagnostikbausteine. Sozialrechtliche Fragestellungen werden in einem Individualgespräch angesprochen und thematisiert. Ergonomische Aspekte werden niederschwellig angeboten. Diese Voraussetzungen erfüllen definitionsgemäß alle orthopädisch ausgerichteten Rehabilitationskliniken. Etwa 30 % derer, die einer orthopädischen Rehabilitation bedürfen, weisen eine besondere berufliche Problemlage auf. Ihnen ist die erweiterte Stufe B angedacht, bei der eine vertiefte berufsbezogene Diagnostik vorgesehen ist. Die Sozialberatung ist mehr erwerbsorientiert ausgerichtet. Berufsbezogene Kleingruppen erarbeiten Themen der Arbeitswelt, bei der die jeweilige berufliche Situation, ihre jeweiligen Problemlagen gemeinsam diskutiert werden und ressourcenorientierte Lösungsmodelle erarbeitet werden. Berufsbezogene Aspekte werden in einem ergotherapeutischen Assessment diagnostiziert, reflektiert und trainiert. Intensive Trainings an nachgestellten Arbeitsplätzen werden seitens der Patientinnen und Patienten als motivierend erlebt. Andererseits stellen fachspezifische Kompetenzen eine Herausforderung dar. Diesen Übergang schaffen Konzepte, die Belastungserprobungen mit externen Anbietern zur Verfügung stellen (Stufe C).[143]

Stufe	Angebote	Anteil
A | beruflich orientierte Basisangebote	• berufsbezogenes Screening • berufsbezogene Diagnostikbausteine • sozialrechtliche Information/Motivierung • einzelne niederschwellige Leistungen (z. B. ergonomische Schulung)	100 %
B | Stufe A plus MBOR-Kernangebote	• vertiefte berufsbezogene Diagnostik • erwerbsorientierte Sozialberatung • berufsbezogene Gruppen • Arbeitsplatztraining	bis zu 30 % (Rehamittelwert Somatik mit indikationsspezifischer Streuung/Anteil in der Orthopädie)
C | Stufe B plus spezifische Angebote	• Belastungserprobung intern, extern	in Einzelfällen

Tab. 5: Stufenmodell der Medizinisch-beruflich orientierten Rehabilitation (MBOR). Beruflich orientierte Basisangebote werden von allen Rehabilitationskliniken angeboten. MBOR-spezifische Angebote gewähren eine Vertiefung in die Themen der Arbeitswelt. Spezifische Angebote mit nahegelegenen Arbeitgebern erlauben eine verbesserte Einschätzung der individuellen Leistungsfähigkeit an einem konkreten Arbeitsplatz (aus der Publikation von Manteuffel 2013).

Zur Evaluation beruflicher Problemlagen stehen eine ganz Anzahl an Instrumenten zur Verfügung. **SIMBO-C** (Screening-Instrument für Beruf und Arbeit in der Rehabilitation für chronische Erkrankungen) vereint mehrere Kriterien, wie Alter, Therapiemotivation sowie gesundheitsbezogene Beeinträchtigungen im Beruf und sozialmedizinische Parameter. Bereits im Antragsverfahren der Deutschen Rentenversicherung (DRV) zur medizi-

143 von Manteuffel, L.: Arbeitswelt wird zum Kernthema. In: Dtsch. Ärztebl. 2013 (46): S. A 2196–2198

nischen Rehabilitation wird dieser Fragebogen bei orthopädischen Erkrankungen für die Steuerung in MBOR-Schwerpunkteinrichtungen genutzt.[144] Als weitere Instrumente sind das **Würzburger Screening** und der **Work Ability Index** zu nennen. Es existieren weitere Erfassungsmodule, die Aussage geben über Gesundheit, Beruf und Erwerbsprognose. Als Indikatoren besonderer beruflicher Problemlagen können dabei die folgenden Merkmale herangezogen werden: mindestens dreimonatige Arbeitsunfähigkeit vor der Rehabilitation, Arbeitslosigkeit bei Antragstellung und die sozialmedizinische Einschätzung eines eingeschränkten Leistungsvermögens in der letzten beruflichen Tätigkeit.[145]

Es zeigt sich aus der klinischen Praxis heraus ein gesellschaftlicher Wertewandel. Wertevorstellungen der Verlässlichkeit, Verbindlichkeit, Loyalität, Gehorsam und dem Streben nach Karriere sind Existenzen in der Berufswelt derer, die nun am Ende ihres beruflichen Weges stehen. Fragen der Selbstverwirklichung, der Eigenverantwortung und Flexibilität hatten insbesondere zu Beginn ihrer beruflichen Tätigkeit keinen Platz und erfahren heute eine hohe Priorität. Ehemalige Aspekte des beruflichen Werdeganges treten heute in den Hintergrund und erlangen durch gesellschaftliche Individualisierungstendenzen, Reflexion und Diskussion der Entwicklung neuer Lebensentwürfe und die sich veränderte Arbeitswelt bis hin zur Digitalisierung nur noch eine geringe Priorität. Ganze Lebenskonzepte werden hier auf den Kopf gestellt und es gilt, dies im chronischen Schmerz auszuhalten und zu durchleben. Das stellt für die Patientinnen und Patienten in der Herbstphase ihres beruflichen Werdeganges eine Herausforderung dar. Der damit resultierende Konflikt tritt in Beziehung mit der gesellschaftlichen Veränderung, deren Normen und Werte.

Zugleich zeigt sich eine erhebliche gesundheitliche Einschränkung, die Einfluss haben auf den Lebensalltag und die Berufswelt. Ziel ist es, bei den Rehabilitandinnen und Rehabilitanden die Bereitschaft zu fördern, berufsbezogene Fragestellungen aufzugreifen und sich mit den individuellen Bedingungen der eingeschränkten Gesundheit und deren Auswirkungen

---

144 Streibelt, M.; Gerwinn, H.; Hansmeier T.; Thren, K.; Müller-Fahrnow, W.: SIMBO: Ein Screening-Instrument zur Feststellung des Bedarfs an Medizinisch-Beruflich Orientierten Maßnahmen in der medizinischen Rehabilitation – Analysen zur Konstruktvalidität und Prognosegüte. In: Rehabilitation 2007 (46): S. 266–275

145 Bethge, M.: Rehabilitation und Teilhabe am Arbeitsleben. In: Bundesgesundheitsbl 2017 (60): S. 427–435

auf das Erwerbsleben auseinanderzusetzen und lösungsorientierte Bewältigungsstrategien zu erarbeiten.

Die **Maslowsche Bedürfnispyramide**, benannt und entwickelt von dem Psychologen *Abraham Maslow (1908–1970)*, beschreibt die Anordnung der menschlichen Bedürfnisse, die oftmals in den Wirtschaftswissenschaften, speziell in der Wirtschaftspsychologie, behandelt wird. Die Bedürfnispyramide besteht aus 5 Ebenen. Die erste, basale Ebene umfasst die körperlichen Bedürfnisse. Also Dinge wie Hunger, Durst, Schlaf oder Kleidung. Die zweite Ebene umfasst die Sicherheitsbedürfnisse, also beispielsweise Arbeitsplatzsicherheit oder generell den Schutz vor Gefahr. Die dritte Ebene umfasst die sozialen Bedürfnisse, Familie und Freunde oder die Liebe. Die vierte Ebene umfasst die individuellen Bedürfnisse, Dinge wie Prestige, Ansehen, Erfolg oder Wertschätzung, die fünfte Ebene und somit die Spitze der Pyramide umfasst die Selbstverwirklichung. Hierzu zählen Dinge, die das eigene Wohlbefinden fördern, zum Beispiel Hobbys, Interessen und Persönlichkeitsentfaltung.

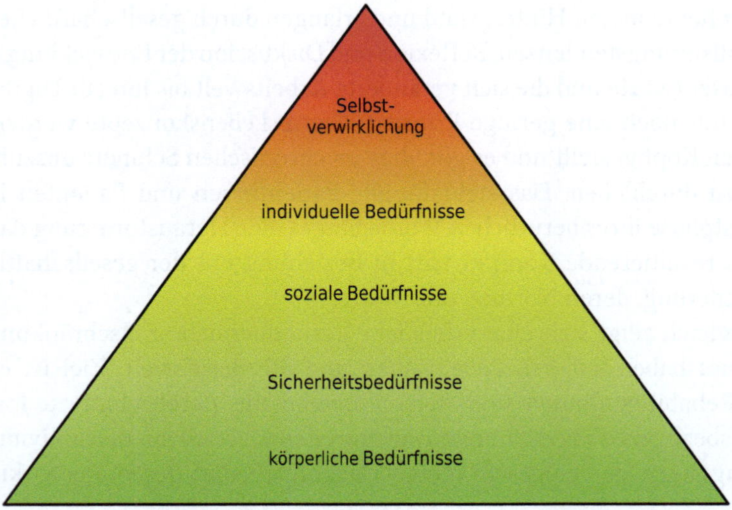

Abb. 18: Die Maslowsche Bedürfnispyramide beschreibt fünf Oberkategorien. Die ersten drei Stufen bezeichnen Defizit- oder Mangelbedürfnisse, währenddessen die verblieben zwei Stufen Wachstumsbedürfnisse beschreiben. Diese Sichtweise wird häufig zitiert, aber auch kritisiert. Bei aller Verallgemeinerung der Bedürfnisse von Menschen stellt es ein Register der persönlichen Betrachtung dar, um die individuelle Positionierung zu reflektieren (eigene Darstellung).

Dabei besagt die Maslowsche Bedürfnispyramide, dass Menschen erst die Bedürfnisse der niedrigeren Ebene erfüllen, ehe sie sich der nächsten Ebenen widmen. Bevor also beispielsweise Sicherheitsbedürfnisse erfüllt sein müssen, haben körperliche Bedürfnisse eine höhere Priorität. Solange also die untere Ebene nicht erfüllt ist, sind die nächsthöheren Bedürfnisebenen nicht erstrebenswert. Ist die untere Ebene hingegen vollständig erfüllt, entsteht die Motivation für die nächste Ebene. Da jedoch die Lebensumstände eines Menschen sehr vielseitig sind, ergeben sich unterschiedliche Bedürfnismuster. Mit jeder weiteren Entwicklung ergeben sich neue Fragen und schwierige und gewundene Aufgaben. Liebgewordene Axiome werden auseinandergebrochen, die unentwegte Auseinandersetzung mit scheinbaren Paradoxa, Widersprüchen und Zweideutigkeiten, lassen bisher Gesichertes zerbrechen. Zentrale Bedeutung haben die individuellen Lebensumstände, die es Menschen ermöglichen, sich mehr oder weniger mit Grenzsituationen konstruktiv zu beschäftigen. Die Auseinandersetzung mit diesen Grenzerfahrungen ermöglicht persönliche Reifung, Wachstum und Entwicklung.[146]

In der Medizinisch-beruflich orientierten Rehabilitation werden die Schwerpunkte auf die Förderung der Motivation für Arbeits- und berufsbezogene Angebote gelegt. Wesentlicher Bestandteil sind Themen der Arbeitswelt, die in berufsbezogenen Gruppen adressiert werden. Die Ziele werden hinsichtlich der individuellen Tätigkeitsmerkmale ausformuliert und diese werden gemeinschaftlich festgelegt. Berufsbezogene Aspekte werden adressiert. Die Herausforderung stellt sich dahingehend, die gewonnen Erfahrungen in das bisherige soziale und berufliche Umfeld zu integrieren und umzusetzen. Ergänzend zum Angebot der orthopädischen Rehabilitation werden berufsbezogene Bewegungsmuster vor dem Hintergrund der eigenen, individuellen Leistungsfähigkeit trainiert. Arbeitsplatzkonflikte und Stresserleben werden reflektiert und gegenüber der Leistungsfähigkeit abgegrenzt. Arbeitsplatzbezogene Ängste sollen durch kognitive Erklärungsmodelle und verhaltenstherapeutische Maßnahme hinterfragt werden und Maßnahmen zu Selbstmanagement und Selbstwirksamkeit eingeleitet werden. „Empirische Studien konnten für einzelne Indikationsbereiche (insbesondere Orthopädie, vereinzelt auch Kardiologie und Psychosomatik) den inkrementellen Nutzen einer MBOR oder einzelner Elemente einer MBOR gegenüber der herkömmlichen Medizinischen Rehabilitation im

146 Enke, A.; Der Mensch will sich selbst verwirklichen. In: Lebensqualität 2010 (04): S. 37–41

Sinne verbesserter beruflicher Wiedereingliederungschancen bestätigen. Einer Metaanalyse zu Effekten der MBOR in der Orthopädischen Rehabilitation zufolge, können die Return-to-Work (RTW)-Quoten um bis zu 20 Prozentpunkte höher ausfallen. Allerdings werden Effekte in dieser Größenordnung nur in Studien mit kontrollierten Interventionen berichtet, in denen diese Leistungen additiv erbracht werden. Zudem zeigen sich entsprechende Effekte nur bei solchen Rehabilitanden, die nachweislich BBPL aufweisen“ berichten *Wolfgang Bürger* et al. aus Karlsruhe.[147]

Zur berufsbezogenen Diagnostik stehen unterschiedliche Assessments zur Verfügung. Das **Ergotherapeutische Assessment** erlaubt eine komplexe Befunderhebung, die durch berufsrelevante sensomotorische Funktionen ergänzt wird, die Körperbewegung, Körperhaltung und komplexe Merkmale beinhaltet. Ein ergotherapeutisch berufsbezogen ausgerichtetes Zirkeltraining bei Patienten mit chronischen Rückenschmerzen zeigt gemäß Studienlage ein 20–43-prozentiger Zuwachs der arbeitsbezogenen Leistungsfähigkeit. 82 % beschreiben eine Besserung der individuellen Leistungsfähigkeit. 98 % haben eine Besserung ihrer Körperhaltung erfahren.[148]

In einem speziell ausgerichteten Raum werden arbeitsplatzbezogene Bewegungsmuster nachempfunden, diagnostiziert und trainiert. Die körperliche Leistungsfähigkeit wird in einem Eingangs- und Ausgangsassessment evaluiert. Psychosoziale Beratung durch Sozialpädagogik und Psychotherapie erweitern das Spektrum. Für Gruppeninterventionen sind entsprechende Räumlichkeiten und Präsentationsmöglichkeiten vorgehalten. Die gruppentherapeutischen Maßnahmen dienen dazu, die individuellen Kompetenzen und Ressourcen einzuschätzen, eine zielgerichtete und nachhaltige Verhaltens- und Einstellungsänderung zu erarbeiten und Strategien zu entwickeln, belastenden Situationen am Arbeitsplatz zu begegnen. Das Arbeitsplatztraining widmet sich den eigenen physischen und psychischen (einschließlich kognitiven) Fähigkeiten. Die Arbeitsabläufe sollen verbessert werden und Verhaltensweisen hinsichtlich ergonomischer Aspekte zielgerichtet verbessert und automatisiert werden. Zielsetzung ist die Stärkung der für die berufliche Tätigkeit relevanten physischen und psychischen Kompetenzen.

---

147 Bürger, W.; Nübling, R.; Streibelt, M.: Medizinisch berufliche Orientierung (MBOR) in der Psychosomatischen Rehabilitation im Vergleich zu somatischen Indikationen. In: Rehabilitation 2022 (61): S. 264–275

148 Geiger, G.; Mittler, M.; Aliyev, R.M.: Ergotherapeutisch berufsbezogenes Zirkeltraining bei Patienten mit chronischen Rückenschmerzen. In: Phys Med Rehab Kuror 2012 (22): S. 177–182

Übergeordnete Zielsetzung ist die Formulierung der eigenen beruflichen Interessen, Förderung einer realitätsgerechten Selbsteinschätzung und Erkennen des eigenen beruflichen Potentials. Die proaktive Einstellung beruflicher Problemlagen sollte gefördert werden und gegenüber den bisherigen oder potenziell anderen Betrieben reflektiert werden, so dass insbesondere bei einer längeren Arbeitslosigkeit eine Wiedereingliederung in den Arbeitsmarkt ermöglicht wird.

➲ Take-Home-Message

Es gibt eine ganze Anzahl an Zuweisungsgründen zur medizinischen Rehabilitation. Nahezu eine Million an Rehabilitationen werden in Deutschland durchgeführt, zu einem guten Drittel nach einer akutstationären Behandlung. Vielfach stellt sich die Frage einer ausreichenden Leistungsfähigkeit im beruflichen Kontext. Zielsetzung ist die Wiedererlangung der Arbeitsfähigkeit und Teilhabe am Arbeitsleben. Sozialen Ungleichheiten ist zu begegnen. Kritiker beschreiben einen Effekt, der über den einer Placebowirkung nicht hinausginge. Die Multimodale Schmerztherapie nach dem bio-psychosozialen Modell hat sich etabliert. Die Medizinisch-beruflich orientierte Rehabilitation (MBOR) adressiert spezifisch die individuelle Arbeitswelt im gesellschaftlichen Kontext. Zur Graduierung stehen unterschiedliche Assessments zur Verfügung.

9 Rehabilitation

Fall | Horst J. (53) hatte vor zwei Jahren einen Motorradunfall, bei dem er sich hüftgelenksnah einen Oberschenkelbruch auf der rechten Seite zugezogen hatte. Seinerzeit wurde dies mit einem Nagel versorgt. Zwischenzeitlich ist der Bruch geheilt, er hat jedoch immer mehr Schmerzen und wendet sich an einen Orthopäden.
Er beklagt wiederkehrende Schmerzen an der rechten Hüfte und sei auf die Einnahme von Schmerzmitteln täglich angewiesen. An Wanderungen des Vereins könne er seit dem Unfall nicht mehr teilnehmen. Beim Tennisverein hat er sich abgemeldet. Er ginge noch ins Sportstudio. Da habe er wenigstens noch ein paar Kontakte außerhalb der Arbeit in seinem Leben. Für den Gartenverein fühlt er sich nicht geeignet und im Kirchenchor sind die Männer zwischen 70 und 90 Jahre alt.
Sein Leben sei einsamer geworden. Als Finanzberater müsste er zwar nicht so viel Gehen, und dennoch spürt er seine Hüfte im Bürostuhl. Er verspüre auch mehr und mehr Rückenschmerzten. Durch die lange Rehabilitation nach dem Unfall wurde die avisierte Abteilungsleitung an einen anderen Bewerber vergeben. Aufgrund der Schmerzen käme es immer wieder zu Zeiten der Arbeitsunfähigkeit. Das stört ihn selbst und auch seinen Arbeitgeber.
Die Ehe sei schwierig. Sie mögen Beide das Motorradfahren über die Landstraßen. So ein bisschen Freeclimbing war ihr Ding. Sie hatten viel Spaß, den sie nun nicht mehr so haben. Er spüre selbst, wie dünnhäutig er geworden ist. Immer wieder käme es zu Streitigkeiten mit seiner Partnerin.
Der Orthopäde untersucht den Patienten und erkennt ein Schonhinken der rechten Hüfte mit einer Beinverkürzung um 15 mm. Die Bewegung der Hüfte ist eingeschränkt und auch in alle Richtungen schmerzhaft. Im Röntgenbild erhärtet sich der Verdacht einer posttraumatischen Arthrose. Infolge des Unfalles und der erforderlichen Behandlung ist zwar der Bruch gut abgeheilt, aber der Hüftkopf und die Hüftpfanne sind deutlich verschlissen.

9.1 Sozialmedizinischer Kontext

Es ergeben sich bei genauer Betrachtung mehrere Problemlagen, die die Teilhabe am Arbeitsleben gefährden, aber auch im gesellschaftlichen Kontext zu berücksichtigen sind. Sind es zunächst Rücken- und belastungsabhängige Hüftgelenksschmerzen, so haben diese Leiden Einfluss auf das Leben.

Fall | Als Finanzberater hat Horst J. beim Wandel zur Digitalisierung im Finanzsektor gut mithalten können. Große Erfolge konnten erzielt werden, so dass er sehr auf die Abteilungsleitung gehofft hatte. Durch den Unfall kam es aber zu einer längeren Pause und sein berufliches Ziel wurde ihm nicht erfüllt. Die Abteilungsleitung wurde an einen anderen Bewerber vergeben.
Hat er früher wegen beruflicher Ereignisse mal nicht gut schlafen können, so sind es jetzt die Schmerzen, die ihm den Schlaf rauben. Hinzu kommen ein erhöhter Blutdruck und ein beginnender Diabetes, was ihn sehr belastet. Er habe auch an Antrieb und Ausdauer verloren. Zwar sei sein Arbeitsplatz ergonomisch gut ausgerüstet und er könne die Position seines Arbeitstisches immer seinen Bedürfnissen entsprechend anpassen, jedoch könne er nicht mehr so lange und zügig am Stück arbeiten. Auch im Alltag fällt ihm das Tragen von Getränkekisten und das Treppensteigen zunehmend schwerer. Freizeit- und Hobbyaktivitäten sind deutlich eingeschränkt, wenngleich er noch Autofahren könne und auch das Trike benutzen könne.
Anfangs habe er die Beschwerden verdrängt, nahm mehr Medikamente gegen die Schmerzen ein und habe auch vermehrt Alkohol getrunken. Er habe sich immer weniger getraut, sich zu bewegen, was auch zu einer deutlichen Gewichtszunahme geführt hatte. Auch fühle er sich nicht mehr so attraktiv wie früher. Er habe Angst, dass – wenn es weiter so läuft – er seine Frau und den Job verlieren würde. Seine vorhandenen Bewältigungskompetenzen sind zunehmend überfordert.

In dieser komplexen Betrachtung erscheint es zweifelhaft, dass ein neues künstliches Hüftgelenk die Problemlage ausreichend adressiert. Es zeigen sich eine ganze Anzahl an therapeutischen Ansätzen, hier eine Verbesserung zu erzielen. Dabei kann ein neues künstliches Hüftgelenk eine Option darstellen. Dieser Eingriff stellt eine Möglichkeit dar, wenn unter konservativen Maßnahmen keine Besserung zu erzielen ist.

Der Fall kennzeichnet sich durch mittelgradige bis stärkere körperliche Schädigungen, die in Zusammenhang mit der vorliegenden Gesundheitsstörung stehen. Privat wie beruflich liegen keine bis geringere psychosoziale Belastungen vor. Es zeigen sich keine belastenden Konflikte in der Familie oder im Freundes- und Bekanntenkreis. Ebenso existieren keine Arbeitsplatzkonflikte. Die entscheidende psychosoziale Belastung ergibt sich jedoch aus der Diskrepanz zwischen gewohnter beruflich-sozialen Aktivität und den vorhandenen körperlichen und sozialen Kompetenzen mit Beeinträchtigung der Teilhabe im Erwerbs- und Privatleben. Der Leidensdruck ergibt sich durch die Ungewissheit, wie es gesundheitlich und damit auch beruflich und sozial weitergeht. Finden sich hier grundsätzlich Stress- und Konfliktbewältigungsstrategien zeigen sich dennoch maladaptive Krankheits- und Schmerzbewältigungsstrategien. Schmerzchronifizierung ist die Folge. Die subjektiv wahrgenommene Schmerzintensität und -beeinträchtigung fällt hoch bis sehr hoch aus.

Wissen | Avoidance-Endurance-Modell des Schmerzerlebens[149][150]

Biographische Ereignisse, Lebenserfahrung und persönliche Lernprozesse formen Schmerzverständnis und -verarbeitungsmuster. Im Umgang mit Stress finden sich konstruktiv-adaptive als auch negativ-maladaptive Verarbeitungsmuster. Das Avoidance-Endurance-Modell identifiziert unterschiedliche Verhaltensmuster bei Schmerz.

Wissen | Furcht-Vermeidungs-Typ *(fear-avoidance-responses)*

Ausgelöst durch bedrohliche Interpretation der Schmerzen sowie die Aufmerksamkeitsverlagerung auf den Schmerz kommt es zur Vermeidung von Aktivitäten. Die Angst vor dem Schmerz führt zur

149 Westphal, S.; Schäfer, S.; Steinmetz A.; Zurück ins Leben trotz Schmerzen – Rehabilitation. In: Manuelle Medizin 2022 (60): S. 136–142

150 Wolff, S.V.; Willburger, R. et al. Avoidance-Endurance-Fast-Screen (AE-FS). In: Schmerz 2018 (32): S. 283–292

Bewegungsvermeidung. Situationen, die Schmerzen auslösen können, werden frühzeitig abgebrochen oder ganz vermieden.

Wissen | Depressiv-suppressiver Typ *(distress-endurance-responses)*

Gedanken an Schmerz und Schmerzerleben werden unterdrückt, um so weit als möglich Arbeits- und Sozialleben aufrecht zu erhalten. Trotz depressiv-gereizter Stimmungslage zeigt sich ein ausgeprägtes Durchhalteverhalten trotz starker Schmerzen.

Wissen | Depressiv-heiterer-Typ *(eustress-endurance-responses)*

Fokussierte Ablenkung und Aufrechterhaltung zeigt sich ein Durchhalteverhalten trotz starker Schmerzen. Mit Zuversicht und positiver Stimmung wird versucht, den Schmerz zu unterdrücken oder zu ignorieren. Scheinbar zeigt sich eine schnellere Erholung. Langfristig kommt es zu komplizierten Behandlungsverlauf bei suboptimaler Belastung.

Wissen | Adaptiver-Typ

Unterschiedliche Coping-Strategien stehen zur Verfügung. Flexibel können Vermeidungs- und Durchhaltestrategien angewendet werden, die zu nachhaltigen Verhaltensstrategien und zu einer langfristigen Schmerzreduktion führen.

9.2 Prinzipien

Das **Prinzip der Rehabilitation** baut auf die vorhandenen Fähigkeiten und Ressourcen auf, mit dem Ziel sowohl im individuellen Ansatz als auch im Sinne der Solidargemeinschaft das eigene Potential zu aktivieren und zu stärken, Bewältigungsstrategien zu entwickeln sowie die Effektivität im täglichen Leben zu fördern. Bestehende Beeinträchtigungen sind zu adressieren, um die soziale Rolle im gesellschaftlichen Lebenskontext wieder zu gewinnen. Rehabilitation versteht sich als Instrument zur Versorgung und Reintegration chronisch erkrankter Menschen oder Menschen mit Behinderungen und hat eine wesentliche Funktion zum Nutzen des Einzelnen als auch der Solidargemeinschaft. Sie dient auch der Prävention weiterer Krankheitsentwicklungen. Zeigt sich in der Medizin das Bestreben auf eine Abheilung einer Erkrankung ohne bleibende Schäden *(restitutio ad integrum)*, so ergeben sich auch Aspekte, in der individuellen Situation eine Besserung im Krankheitsleiden zu erzielen *(resitutio ad optimum)*.

Grundlage zur Beurteilung einer **Rehabilitationsbedürftigkeit** sind mehr die individuellen Krankheitsauswirkungen und Krankheitsfolgen auf allen bio-psychosozialen Ebenen der Internationalen Klassifikation der Funktionen *(ICF – International Classifikation of Functioning)* als die alleinige Beurteilung von Diagnose *(ICD – International Statistical Classification of Diseases and Related Health Problems)* und Prozedur *(ICPM – International Classification of Procedures in Medicine)*.

Wissen | Die Beschreibung einer Funktion beschreibt nicht die Aktion, die damit verbunden ist. In der Knieendoprothetik spielt das Bewegungsausmaß eine wichtige Rolle. Bei etwa 150.000 endoprothetischen Primär-Versorgungen des Kniegelenkes wird als wesentlicher Indikator für das Outcome, also für das Ergebnis nach einem Jahr eine erreichte Kniegelenksbeugung (Flexion) von 90° zum Zeitpunkt der Entlassung angesetzt. Dabei konnten im Erfassungsjahr 2021 insgesamt 92,35 % eine Beugefähigkeit von 90° erreichen.
Die mit dem Bewegungsausmaß einhergehende Aktion stellt die Gehfähigkeit dar. Die Rate derer, die nach der Operation gehunfähig waren, war um 22 % erhöht, als es anhand der Vorjahresergebnisse zu erwarten gewesen wäre, bei gleicher Grundgesamtheit der operierten Patientinnen und Patienten. Gründe hierfür könnten in einer pandemiebedingten verfrühten Krankenhausentlassung zum Schutz vor Ansteckung oder in einer verspäteten Versorgung durch Aufschub planbarer Operationen während der Covid-19-Pandemie liegen.
Offen bleibt weiterhin die Frage, ob der Gelenkersatz zur Verbesserung von Lebensqualität und der Schmerzen der Patientinnen und Patienten

geführt hat und die Erwartungen an das neue Gelenk erfüllt werden, da es an einem Assessment hierzu fehlt.[151]

Rehabilitation ist dann angezeigt, wenn bestehende gesundheitliche Beeinträchtigungen (körperlich, geistig oder seelisch) einer mehrdimensionalen und interdisziplinären Versorgung bedürfen, um Beeinträchtigung zur Teilhabe am gesellschaftlichen und beruflichen Leben zu vermeiden, zu verbessern, zu beseitigen, auszugleichen oder eine Verschlimmerung zu verhüten und das unter Berücksichtigung der individuellen Kontextfaktoren.

Fall | Natalia K. (56) ist als Produktionshelferin in einem kunststoffverarbeitenden Betrieb zur Herstellung von Bauteilen von Staubsaugern tätig. Hierbei stanzt sie Bauteile aus, entgratet diese und übernimmt einzelne Montagearbeiten. Aufgrund eines jahrzehntelangen Rückenleidens und zunehmender Schulterleiden ist sie seit zehn Monaten arbeitsunfähig erkrankt. Die Wiedererlangung der Arbeitsfähigkeit ist gefährdet. Seit dem Tod ihres Ehemannes vor vier Jahren ist sie alleinstehend und lebt in einer 3-Zimmer-Mietwohnung. Sie erfährt Unterstützung durch ihre beiden erwachsenen Kinder, die im gleichen Ort wohnen.

9.3 Voraussetzungen

Entscheidende Voraussetzung für eine Rehabilitation ist es, als Rehabilitand oder Rehabilitandin konstruktiv und aktiv mitwirken zu wollen und dies auch zu können. Die **Rehabilitationsfähigkeit** beinhaltet sowohl somatische als auch psychische Kompetenz zur erfolgreichen Teilnahme am Rehabilitationsprozess. Angesichts des Bestrebens einer möglichst frühzeitigen Verlegung hat dies bei der Anschlussrehabilitation etwa nach Operationen an Hüft- oder Kniegelenken als auch nach stattgehabter Wirbelsäulenoperation eine Bedeutung. Die Rehabilitationsvoraussetzungen können je nach Träger und den damit verbundenen Rehabilitationszielen sowie auch von

151 Institut für Qualitätssicherung und Transparenz im Gesundheitswesen (IQTIG); Bundesqualitätsbericht 2022 vom 28. Oktober 2022 QS-Verfahren 15: Knieendoprothesenversorgung (QS TEP)

Indikation und Alter unterschiedlich sein. Bei langandauernder Arbeitsunfähigkeit ergibt sich die Fragestellung einer dauerhaften Erwerbsunfähigkeit, die es im Rahmen einer Rehabilitationsmaßnahme einzuschätzen gilt.

Die **Rehabilitationsziele** unterscheiden sich je nach Sozialleistungsträgern entsprechend ihrer Hauptaufgabe. Bei der Krankenversicherung dient die Maßnahme vorrangig dazu, Behinderung oder Pflegebedürftigkeit abzuwenden oder ihre Folgen zu mildern. Rentenversicherungen haben das Ziel einer Erwerbsunfähigkeit entgegenzuwirken. Gesetzliche Unfallversicherungen haben den Unfallverletzten beruflich und sozial zu integrieren. Pflegeversicherungen möchten Pflegebedürftigkeit vermeiden oder ihr Fortschreiten verhindern. Die Arbeitslosenversicherung strebt die Wiedererlangung einer sozialversicherungspflichtigen Tätigkeit an. Es kommen weitere Träger mit unterschiedlichen Bedürfnissen an die Rehabilitation hinzu.

Die **Rehabilitationsprognose** dient zur Einschätzung der Wahrscheinlichkeit, inwieweit das jeweilige Ziel erreicht werden kann. Konstruktive Rehabilitationsziele sind im individuellen Arzt-Patienten-Verhältnis in einem gemeinsamen Abstimmungsprozess zu konkretisieren, um eine positive Rehabilitationsprognose zu erlangen. Übergeordnetes und für die Solidargemeinschaft erstrebenswertes Ziel ist es, eine verlängerte Erwerbsfähigkeit zu gewähren.

Wissen [152] | Etwa 1.100 Vorsorgeeinrichtungen behandeln knapp 1,6 bis 2 Millionen Rehabilitandinnen und Rehabilitanden. Die mittlere Verweildauer beträgt etwa 25 bis 30 Tage und die durchschnittliche Bettenauslastung beträgt etwa 80 %. Etwa 600 Kliniken befinden sich in privater Trägerschaft, gut 300 Kliniken in freigemeinnütziger und etwa 200 Kliniken in öffentlicher Trägerschaft. Hauptanliegen sind Erkrankungen des muskuloskelettalen Systems und des Bindegewebes, gefolgt von psychiatrischen Erkrankungen und Verhaltensstörungen. Es folgen Erkrankungen des Herz-Kreislaufsystems und der Lunge sowie Krebserkrankungen.

Die Kliniken refinanzieren sich in der Regel durch indikationsspezifische Tagessätze zuweilen auch durch Fallpauschalen. Bundesweit

152 Osterloh, F.: Behandlungsstau durch Corona. In: Deutsches Ärzteblatt 2021 (15): S. A 768–771

fallen Kosten von etwa 40 Milliarden Euro an, geleistet von den unterschiedlichsten Kostenträgern, Tendenz steigend. Mehr als die Hälfte der Kosten leisten Träger der Eingliederungshilfe, die in erster Linie Maßnahme für die Teilhabe behinderter Menschen finanzieren. Auf die Rentenversicherung entfallen knapp 20 % der Gesamtkosten, um vornehmlich eine Wiedereingliederung in das Berufsleben zu ermöglichen. Gesetzliche Unfallversicherung, gesetzliche Krankenversicherung und die Bundesagentur für Arbeit sind weitere Kostenträger.

9.4 Gesundheitsökonomische Aspekte

Die für die Rehabilitationsmaßnahmen zuständigen **Sozialleistungsträger** refinanzieren sich zu weiten Teilen paritätisch aus Arbeitgeber- und Arbeitnehmeranteilen. Die gesetzliche Unfallversicherung finanziert sich ausschließlich durch Arbeitgeberbeiträge. Die gesetzliche Rentenversicherung erhält zusätzlich einen Bundeszuschuss. Leistungen zur medizinischen Rehabilitation werden durch den zuständigen Rehabilitationsträger bewilligt. Das Antragsverfahren für geriatrische Rehabilitation und Anschlussrehabilitation ist vereinfacht worden, somit ist es ein niederschwelliges Angebot geworden. Ein neues Verfahren stellt das Persönliche Budget dar, bei dem Leistungsempfänger die bewilligte Leistung als Geldbetrag erhält und somit über Inhalt und Art frei verfügen kann. Dies kann auch als trägerübergreifendes Angebot im Sinne einer Komplexleistung umgesetzt werden und grundsätzlich alle Leistungen zur Teilhabe am Leben und an der Arbeitswelt beinhalten.

Infolge des demographischen Wandels werden im Rentensystem Anpassungen vorgenommen, insofern einerseits das Renteneintrittsalter schrittweise erhöht wird und andererseits die Möglichkeit der Frühberentung begrenzt wird. Dies erfordert in Fragen der Rehabilitation eine verbesserte Behandlungseffizienz und einen optimalen Behandlungserfolg, der auch dadurch definiert ist, Erwerbsminderung zu vermeiden. Stationäre Rehabilitationsmaßnahmen refinanzieren sich bereits dadurch, als dass eine

Frührentenzahlung bei Erwerbsminderung um etwa drei bis vier Monate hinausgezögert wird.[153]

Insbesondere Personen mit einem niedrigen sozialen Status, die durch niedrigen Bildungsgrad, geringes Einkommen oder niedrige Position im Berufsleben gekennzeichnet sind, unterliegen höheren gesundheitlichen Belastungen sowohl im Arbeitsleben als auch hinsichtlich des Gesundheitsverhaltens.[154] Es steht zu erwarten, dass sich durch eine Anhebung der Altersgrenze für die Altersrente die Problematik verschärft, wenn sich die Rahmenbedingungen für Arbeit im Alter nicht verändern. Mehrere Studienlagen zeigen, dass nach schwerer Erkrankung eine Rückkehr in das Erwerbsleben von sozioökonomischen Faktoren, wie niedrige soziale Schicht, niedriges Einkommen, geringerer Bildungsgrad und angehörig einer Berufsgruppe mit geringer Qualifikation und hoher körperlicher Beanspruchung abhängig ist und dadurch erschwert ist. Die Problematik verschärft sich für jene, die zwar prinzipiell über das mittlere Alter der Frühberentung hinaus arbeiten könnten, jedoch aus gesundheitlichen Gründen nicht über die Regelaltersgrenze arbeiten können. Dies betrifft vorwiegend Menschen im 5. Lebensdezennium, Menschen, die prinzipiell mitten im Leben stehen und einen Beitrag für die Solidargemeinschaft insbesondere durch ihre jahrzehntelange Erfahrung leisten können. Ausländische Staatsangehörige nehmen Rehabilitation im Vorfeld der Erwerbsminderungsrente seltener als deutsche Angehörige in Anspruch. Es ergeben sich Schnittstellenprobleme zwischen den Akteuren.[155]

Andererseits gibt es positive Ergebnisse zu berichten. Rehabilitanden beziehen bei chronischem Rückenschmerz nach einer Maßnahme im Mittel 7,1 Monate später die Rente als Nicht-Rehabilitanden.[156] In einer kardiologischen Gruppe zeigte sich, dass eine über die Rehamaßnahme hinausgehende Teilnahme an Nachsorgeprogrammen, die insbesondere einer engen

153 Diehl; C., Kreiner; C.; Diehl R.; Kurs- und Lehrbuch Sozialmedizin. Deutscher Ärzteverlag 2021, S. 325

154 Götz, S.; Dragano N.; Wahrendorf M.; Soziale Ungleichheiten der Erwerbsminderung bei älteren Arbeitnehmern.In: Z Gerontol Geriat 2019 (52, Suppl 1): S 62–69

155 Brzoska, P.; Razum, O.; Inanspruchnahme medizinischer Rehabilitation im Vorfeld der Erwerbsminderungsrente. Vergleich ausländischer und deutscher Staatsangehöriger unter besonderer Berücksichtigung von (Spät-)Aussiedler/-innen. In: Z Gerontol Geriat 2019 (52, Suppl 1): S 70–71

156 Dannenmaier, J.; Tepohl, L.; Immel, D. et al. Effekt der Rehabilitation auf den verzögerten Eintritt in die Berentung aufgrund von Erwerbsminderung. In: Rehabilitation 2020 (59): S. 10–16

persönlichen Unterstützung unterliegen, den Effekt unterstützen, um eine Erwerbsminderungsrente zu vermeiden.[157] Bei psychischen Erkrankungen stellt sich die Problematik schwieriger dar. Eine alleinig symptomorientierte Rehabilitation führt bei Patientinnen und Patienten mit einer vollen Erwerbsminderungsrente nicht zu einer erhöhten Wiedereingliederungsquote. Es erscheint sinnvoll, hier ein individualisiertes Case-Management aufzubauen und eine enge Begleitung zu ermöglichen, um doch noch eine Wiedereingliederung in die Arbeitswelt zu erzielen.[158] Insgesamt zeigen randomisierte, kontrollierte Studien, deren Übersichten und Metaanalysen das multidisziplinäre Rehabilitationsprogramme bei Erkrankungen wie chronische Rückenschmerzen, Depression und Krebserkrankung die Teilhabe am Arbeitsleben und die berufliche Wiedereingliederung verbessern sowie Fehlzeiten reduzieren.[159]

Andererseits zeigen die abschließenden Gutachten eine zuweilen unzureichende Darstellung der Funktions- und Teilhabeeinschränkungen, die dem tatsächlichen Sachverhalt nicht gerecht werden, so dass der Beweis einer Gesundheitsstörung mit den entsprechenden Leistungseinschränkungen nicht zweifelsfrei erbracht werden können, wie sich dies beispielsweise bei psychischen Störungen aufweisen lässt.[160] Bei somatischen Indikationen wird hier kein besserer Befund zu erheben sein.

Fall | Horst J. (53): Zu einem Hüftgelenkersatz konnte sich der Patient nicht entschließen. Mit seinem Hausarzt hat er sich mit den Themen Bewegung, Ernährung und Gewichtsreduktion auseinandergesetzt. Rehasport und Ernährungsberatung zeigten ihm neue Wege. In einer stationären Rehamaßnahme wurde eine multimodale Schmerztherapie

157 Schöer, S.; Mayer-Berger, W.; Pieper C.; Weniger Erwerbsminderungsrenten nach der kardiologischen Rehabilitation durch intensivierte Nachsorge? In: Rehabilitation 2021 (60): S 273–280

158 Kobelt, A.; Grosch; E; Hesse, B.; Gebauer, E.; Gutenbrunner C.; Wollen psychisch erkrankte Versicherte, die eine befristete Rente wegen voller Erwerbsminderung beziehen, wieder ins Erwerbsleben eingegliedert werden? In: Psychother Psych Med 2009 (59): S 273–280

159 Bethge, M; Rehabilitation und Teilhabe am Arbeitsleben. In: Bundesgesundheitsbl 2017 (60): S. 427–435

160 Schöwe, L.; Kröger, C.; Kobelt-Poenicke A.; Berentung wegen voller Erwerbsminderung: Erfüllen psychiatrische Gutachten die Qualitätskriterien für die sozialmedizinische Begutachtung? In: Rehabilitation 2022 DOI: 10.1055/a-1932-3079

nach dem bio-psychosozialen Modell durchgeführt, wovon er sehr profitierte. Zugleich konnte er sich in Einzel- und Gruppengesprächen mehr und mehr bewusstwerden, welche Ziele er weiterverfolgen möchte. Perspektiven haben sich aufgebaut. Nach vier Monaten der Arbeitsunfähigkeit konnte er gemeinsam mit der Sozialarbeiterin einen Plan zur stufenweisen Wiedereingliederung erstellen und mit dem Arbeitgeber noch während der Rehabilitation vereinbaren.

9.5 Gesellschaftliche Bedeutung

In Fragen der Rehabilitation ergibt sich eine umgekehrte Allokationsproblematik. Es geht in dieser Frage um den Erhalt von Arbeitsfähigkeit und Teilhabe am System der sozialversicherungspflichtigen und somit auch steuerlichen Gemeinschaftsaufgabe. Begrenzte Ressource ist die Teilhabe am Arbeits- und Gemeinschaftsleben. Insofern müssen Rahmenbedingungen geschaffen werden, um eine Arbeitsfähigkeit zur erhalten und auch altersentsprechende Rahmenbedingungen zu schaffen. Angesichts einer Verlängerung der Lebensarbeitszeit, stellt dies für die Gesellschaft eine besondere Herausforderung dar.

Es erscheint, dass somatisch bedingte Einschränkungen in der Abwägung, früher aus dem Arbeitsleben auszuscheiden, von nachrangiger Bedeutung sind. Gesundheit und Krankheit werden multidimensional im sozioökonomischen Kontext interpretiert. Subjektive Bewertung der persönlichen Leistungsfähigkeit, persönliche Einstellung zur chronischen Erkrankung und individuelle Bewältigungs- und Anpassungskompetenz vor dem Hintergrund einer den Bedürfnissen einer älterwerdenden Generation nicht gerecht werdenden Arbeitswelt haben einen Einfluss auf die individuelle Entscheidung. Studienlagen zeigen, dass der subjektive Bewertungsprozess durch ärztliche Beratung und soziale Unterstützung positiv beeinflusst werden kann. Insofern erscheinen eine zeitnahe und transparente Aufklärung der Patientinnen und Patienten im Rehabilitationsprozess, eine gemeinsame Betrachtung medizinischer und beruflicher Rehabilitation und Berücksichtigung der individuellen multidimensionalen Bilanzierung erfolgversprechend.

In einer für die Patientinnen und Patienten belastenden Situation, sich krankheitsbedingt nicht mehr leistungsfähig zu fühlen und auch zu sein, stellt die Erwerbsminderungsrente eine Option dar, um eine vermeintliche finanzielle Sicherheit zu erlangen, sich eines wesentlichen Stressfaktors zu entledigen. Die Folge ist das soziale Abseits, bei dem weder eine ausreichende finanzielle Sicherung noch eine soziale Aufwertung erzielt werden. Das Gefühl, nicht mehr leistungsfähig zu sein, sich isoliert zu fühlen, kann zu Gefühlen von Angst, Scham, Einsamkeit führen, das Gefühl von der Welt nicht mehr verstanden zu werden. Inaktivität und sozialer Rückzug verstärken Krankheit und Einsamkeit.

➲ Take-Home-Message

Aus individueller, medizinischer und sozioökonomischer Sicht stellen Teilhabe am Leben und am Arbeitsleben wichtige Faktoren für individuelle und gesellschaftliche Gesundheit dar. Partizipation am gesellschaftlichen Leben, aktiv auf andere Menschen zuzugehen, Erwartungen realistisch einschätzen und soziale Unterstützung stellen wichtige patientenseitige Faktoren dar, individuelle Resilienzfaktoren zu stärken. Zugleich sind auf dem Arbeitsmarkt Rahmenbedingungen, wie Räume für lebenslanges Lernen, den Bedürfnissen älterer Arbeitnehmerinnen und Arbeitnehmer angepasste Arbeitsplätze, Besserung der Sozialkompetenz in den Betrieben sowie altersgerechte Arbeitszeitmodelle neu zu denken und umzusetzen.

10 Perspektiven

10.1 Assistenzsysteme

Robotische Assistenzgeräte in der Rehabilitation stellen einen zukünftigen Faktor der Eingliederung von Menschen mit physischen Beeinträchtigungen dar. Jeder intensivtherapierte Patient kostet der Gesellschaft weniger als der austherapierte Pflegepatient. Intensive Therapie auch unter Nutzung technologiebasierter Systeme stellt die Möglichkeit der Reintegration in die Arbeitswelt dar. Innovative Rehabilitation findet ihre Ansätze in einer motivierenden Behandlung. Jeder Gewinn an Autonomie ist eine sinnvolle Investition, um Ausgrenzung und Pflegebedarf zu vermeiden. Innovationen brauchen Spielraum und Kreativität, müssen ihren Effizienz beweisen.

Fall | Armin K. (62) ist Schauspieler und erlitt nach einem Kletterunfall eine inkomplette Querschnittslähmung. Täglich trainiert er am Exoskelett auf dem Laufband. „Dadurch erlebe ich eigentlich zuerst einmal, aufrecht zu stehen, was natürlich im Rollstuhl sonst nicht möglich ist. Dadurch nehme ich mehr wahr, was durch die Bewegung dann aktiviert wird. Ich spüre, dass ich etwas auslösen kann, dass ich mich bewegen kann, dass ich auch Wege gehen kann, die nicht eben sind. Und ich spüre auch, dass die Zirkulation aktiviert wird. In den Bereichen, wo die Lähmung vorhanden ist, wird auch die Sensorik wahrnehmbar. Und ich kann auch meine Leistungsfähigkeit überprüfen."[161]

Insbesondere in der orthopädischen und neurologischen Rehabilitation stehen neben der individuellen Physiotherapie und gruppentherapeutischen Maßnahmen auch spielbasierte technologische Ansätze für Bewegungsmonitoring, Rehabilitation und Präventionstraining zur Verfügung. Eine spielerische Anreicherung des Trainings kann den Spaßfaktor erhöhen. Innerhalb des Trainings kann es durch höhere Motivation und Immersion im Training zu einer verminderten Schmerz Wahrnehmung und damit zu einer Verschlechterung des Gesundheitszustandes bis hin zu einer erneuten

---

161 Gait training with the Lokomat® ProSensation DEMO / Hocoma DIH Webinars. In: https://www.youtube.com/watch?v=GzfyfpIJ5wM

Verletzung kommen. Es erscheint vielversprechend, in hybriden expertenbasierten Systemen auf der Basis maschinellen Lernens zu trainieren, da sie rein menschlichen und rein maschinellen Ansätzen überlegen zu sein scheinen.[162]

> **Wissen** | *Samuel Koch* hat mit seinen 35 Jahren schon einiges geschafft. Der ehemalige Kunstturner verunglückte 2010 bei „Wetten, dass..?". Trotz seiner Querschnittslähmung kämpfte er sich zurück ins Leben und legte 2014 die Schauspielprüfung ab. Das Energiebündel ist nicht nur festes Ensemblemitglied des Nationaltheaters Mannheim, sondern auch Bestsellerautor. Und jetzt plant er mit seiner eigenen Live-Show durch Deutschland zu touren: „Schwerelos: Wie das Leben leichter wird." das ist der Titel seiner Show, bei der es um die Kraft des Umdenkens geht.[163]

Technologiebasierte Systeme stellen eine Ergänzung zum individuellen Bedarf der Rehabilitation dar. Die individuelle Ausrichtung ist entscheidend, um schrittweise eine Teilhabe am gesellschaftlichen Leben zu erlangen. Das Besondere ist das ganzheitliche Konzept, um Unabhängigkeit und Selbstständigkeit zu erlangen. Wichtig ist die Vermeidung von Pflege und die Förderung der Rehabilitation. Die Moderne Therapie ist eine Ergänzung zur klassischen Rehabilitation. Menschen mit einer hohen intrinsischen Motivation profitieren besonders. Technologiebasierte Systeme ersetzen nicht Therapeuten, sie erweitern die Effizienz therapeutischen Handelns und dies sektorübergreifend stationär und ambulant.

---

162 Korn, O.; Wiillwacher, S.: Smarte Systeme in rehabilitation und Prävention. Wie künstliche Intelligenz und Gamification das Bewegungstraining individualisieren. In: M. A. Pfannenstiel (Hrsg.), Künstliche Intelligenz im Gesundheitswesen. Springer Nature 2022: https://doi.org/10.1007/978-3-658-33597-7_42

163 Landesschau Baden Württember vom 18.04.2023: Schauspieler Samuel Koch tourt mit Live-Show. In: https://www.ardmediathek.de/video/landesschau-baden-wuerttemberg/schauspieler-samuel-koch-tourt-mit-live-show/swr-bw/Y3JpZDovL3N3ci5kZS9hZXgvbzE4NDI3NDc

10.2 Individuelle Herausforderung

Insbesondere Trainingssysteme und positive körperbetonte Performanceerfahrung haben in der orthopädischen Rehabilitation einen hohen Stellenwert, fördern die intrinsische Motivation und stellen ein entscheidendes Modul in der Behandlung des Chronischen Schmerzsyndroms dar. Schmerzen sind jedoch als weit mehr als eine physiologische Größe zu betrachten und zu behandeln.

Chronischer Schmerz hat einen existentiellen Charakter, er hat Einfluss auf das Selbstwertgefühl, das Verständnis für sich selbst und die Lebenswünsche und -erwartungen. Chronische Schmerzen als eine Störung der funktionalen Größe, die hauptsächlich biomedizinisch begründet ist, erscheint funktionell therapierbar und damit abänderbar. Im akutmedizinischen Bereich, insbesondere im Fachgebiet der Orthopädie ergeben sich zu weiten Teilen funktionell-anatomische Fragestellungen, denen zu begegnen ist. Eine Fraktur, ein Knochenbruch, ist einzurichten und erforderlichenfalls zu operieren. Eine Instabilität der Wirbelsäule ist erforderlichenfalls auszugleichen und zu fixieren, um eine nachhaltige Besserung, bestenfalls eine Schmerzaufhebung zu erzielen. Unter diesem Aspekt erscheint eine rein funktional-anatomische Sichtweise angebracht, trifft aber Personen mit einem chronifizierten Schmerzerleben nicht.

Bei der Behandlung des Chronischen Schmerzsyndroms gilt das biopsychosoziale Modell als das gängigste Konzept, der jeweiligen individuellen Herausforderung zu begegnen und die interdisziplinäre multimodale Schmerztherapie als das aktuell beste Behandlungskonzept. Die Bewertung des Chronischen Schmerzsyndroms als eigenständige Erkrankung unterstützt den Deutungs- und Behandlungsansatz im Hinblick auf eine holistische Betrachtung. Andererseits zeigt sich weiterhin eine fachbezogene Sichtweise, wodurch ein fragmentierter Eindruck resultieren kann. Dieser doch erheblichen Diskrepanz ist im interdisziplinären Team zu entsprechen. Der Schmerzerkrankung ist in ihrer Bedeutung umfassend zu entsprechen und es gilt, ein ganzheitlich ausgerichtetes Therapiekonzept zu erarbeiten.

Chronisches Schmerzerleben kann verschiedene Auswirkungen haben und erfasst alle Lebensbereiche der Erkrankten. Das Leben ist nicht nur von Schmerz durchdrungen, das Leben ist existenziell in seinen Grundfesten erschüttert.

Fall | Claudia G. (32) ist Taxifahrerin und leidet an einem Sharp-Syndrom, einer seltenen Autoimmunerkrankung, die das Bindegewebe betrifft. In der Reha hat sie Grenzerfahrungen reflektiert: „Also, wenn mein Sohn dann sagt: „Mama, können wir Fahrrad fahren?", und ich musste ihm sagen: „Mir tut alles weh", hat er es hingenommen. Er sagte: „Ist nicht schlimm. Dann machen wir es ein andermal." Aber ich fühlte mich schlecht. Und genauso gegenüber meinem Mann, der dann abends nach Hause kam und den Rest vom Haushalt machen musste, weil ich es nicht geschafft habe, obwohl ich den ganzen Tag zu Hause war. Er hat nie was gesagt. Im Gegenteil, er hat noch gefragt, ob er mir einen Tee machen soll oder einen Kaffee. Also er war sehr zuvorkommend, aber ich fühlte mich schlecht.[164]

Chronischer Schmerz hat Einfluss auf die Alltagskompetenz. Der Arbeitsplatz kann verloren gehen, soziale Kontakte sind schmerzbedingt nicht aufrecht zu erhalten, das persönliche und gesellschaftliche Gefüge ist beeinträchtigt. Der Selbstwert, die eigene Identität, gerät in Gefahr. Unmittelbare Anliegen des Lebens erscheinen gefährdet. Auch wenn bei chronischem Schmerz nicht der unmittelbare Tod bevorsteht, so kommen Gefühle von Autonomieverlust und Sinnlosigkeit. Das innere Koordinatensystem entspricht nicht mehr den gewünschten Erwartungen und Zielen. Die Allgegenwärtigkeit des Schmerzes, die wechselnde Intensität und der damit verbundene innere Stress fordern und überfordern. Der Umgang wird zur lebenslangen Aufgabe und nicht selten wird das Leben als fragmentiert – in eine Zeit davor und danach – wahrgenommen. Es ist ähnlich der Situation nach einem schweren traumatischen Ereignis oder dem Verlust eines nahestehenden Menschen.

Es erscheint naheliegend im Moment der inneren Verzweiflung am Schmerz, dem tief empfundenen emotionalen Leid mit Empathie zu begegnen und die holistische Sichtweise, um eine spirituelle Sichtweise zu ergänzen. In der Verzweiflung wegen des Schmerzs kann es sich anfühlen, als sei ein Teil des eigenen Seins gebrochen oder gestorben. Richtet sich der Blick der Behandelnden nach vorn, so verweilen Erkrankte teils noch in der Vergangenheit, trauern um das, was sie verloren haben.

---

164 Claudia Gross sah zunächst keinen Sinn in psychologischen Gespr...um eine neue Sichtweise zu bekommen. – Krankheitserfahrungen.de

Es sind in diesem Kontext eben keine dysfunktionalen Überzeugungen, kein Ausdruck einer unzureichenden Krankheitsverarbeitung oder Anpassungsstörung. Die Palliativmedizin ist für den existentiellen Charakter von Leid und Verzweiflung sensibilisiert und das gilt für chronische Schmerzpatienten auch. Der innerste Kern des Menschen ist getroffen. Viele Betroffene äußern diese tiefe Zerrissenheit nicht, aus Angst davor pathologisiert zu werden oder schmerzhafte Ratschläge zu erfahren. In Momenten der Trauer, der Verzweiflung und des Schmerzes ist Klage erlaubt, ergibt sich ein Recht auf Jammern und Leiden. So wie bei der Trauer das Trauern wichtig ist, so ist die nichtwertende Klage, das Jammern, das sich Hingeben der Verzweiflung. Unzensiert das Leiden zu benennen und die Gefühle auszusprechen, den Raum hierzu zu geben und es zuzulassen, birgt Chance zur inneren Ruhe, Trost und den inneren Impuls zur Neuorientierung. Eine solche Sichtweise unterscheidet sich zum therapeutischen Aktionismus und Optimierung von Bewältigungsstrategien. Die zugelassene Trauer um den Verlust des alten Lebens ohne Schmerz kann den Weg für ein erfülltes Leben ebnen, bei dem auch der Schmerz seinen Platz hat. „Langfristig gesehen ist die Unterstützung des betroffenen Menschen in seiner Verzweiflung jedoch kein Zeitverlust, da die Auseinandersetzung damit zentrale Voraussetzung für seine weiteren Schritte ist, nicht zuletzt auch für den Schritt einer Neuausrichtung seines Lebens.“[165]

10.3 Gesellschaftliche Aufgabe

Das Chronische Schmerzsyndrom, insbesondere das chronische Rückenleiden ist eine evidente gesamtgesellschaftliche Größe von hoher ökonomischer Relevanz. Ungefähr 23 Millionen Menschen sind von chronischen Schmerzen betroffen. Etwa jede fünfte Person hat aufgrund chronischer Schmerzen ihren Job verloren. Lediglich ein knappes Drittel der Menschen mit chronischen Schmerzen arbeitet in Vollzeit. Die Verbliebenen arbeiten in Teilzeit, sind frühberentet oder arbeitslos. Versorgungssysteme und gesundheitliches Angebot sind unzureichend. Bis zu 60 % der Erkrankten erleiden keine oder nur unzureichende medizinische Versorgung. Die Lü-

165 Kieselbach, K.; Koesling, D.; Wabel, T.; Frede, U.; Bozzaro, C.: Chronischer Schmerz als existenzielle Herausforderung. In: Schmerz 2023 (37): S. 116–122

cke zwischen Behandlungsnotwendigkeiten und Gesundheitsangebot klafft weiter auseinander.

Patientinnen und Patienten mit chronischem Rückenleiden sehen sich individuell, sozial und gesamtgesellschaftlich ausgegrenzt und losgelöst. Das Gefühl der Nutzlosigkeit oder die Angst, den anderen zur Last zu fallen sind evidente Erfahrungen. Es entwickelt sich das Gefühl der Verlorenheit in sich selbst und in der Gesellschaft. Diese empfundene Ausgrenzung führt zu Hoffnungslosigkeit und an den Rand der Verzweiflung. Obwohl das Leben so tief und durchdringend beeinflusst wird, hat er keine tödlichen Auswirkungen. Zugleich ist gesellschaftliche Teilhabe erheblich erschwert. Nicht selten berichten Patienten, dass sie auch zu gemeinsamen Treffen mit Freunden oder Verwandten aufgrund eines Schmerzes nicht teilnehmen können.[166]

Schmerz hat eine für die Gesellschaft über ökonomische Aspekte hinausgehende Bedeutung. Chronischer Schmerz hat eine Bedeutung über das Individuum hinaus und hat Einfluss auf soziale Beziehung und das gemeinschaftliche Miteinander. Einfache Lösungen diesbezüglich existieren nicht. Der Wunsch nach der einen Behandlung im Hinblick auf Behebbarkeit des Leidens bleibt unerwünscht. So sehr das interdisziplinäre multimodale Therapiekonzept unter biopsychosozialen Aspekten zu einer Verbesserung der individuellen Situation führt, so bleibt sie letztendlich nicht evidenzbasiert und nur begrenzt einer Qualitätssicherung zugänglich.

Die gesellschaftliche Bedeutung des Chronischen Schmerzsyndroms gestaltet sich mehrdimensional und kann in seiner Art nicht vollständig aufgelöst werden. Die Literatur weist auf einen Zusammenhang zwischen **Sozialstruktur** und Gesundheit hin, bei dem Armut, Bildung und Ernährung als relevante Größen zu benennen sind. Sozioökonomische, ethnische, geschlechterspezifische, umweltbezogene und altersbedingte Faktoren treten hinzu, die Fragen nach einer sozialen Kluft hinsichtlich Chronischem Schmersyndrom aufkommen lassen.

Wissen | „Eine entscheidende Variable, ob eine Person tatsächlich von chronischen Schmerzen betroffen ist und wie sie in einem solchen Falle mit ihnen umgeht bzw. überhaupt umgehen kann, ist eng an die

166 Kieselbach, K.; Schiltenwolf, M.; Bozzaro, C.: Versorgung chronischer Schmerzen. In: Schmerz 2016 (30): S. 351–357

Art und Weise geknüpft, wie Menschen in dem ihnen vorgegebenen gesellschaftlichen Rahmen ihr Leben gestalten können." (*D. Kiesling* vom Institut für Ethik und Geschichte der Medizin aus Freiburg 2019)

Mit dem stetigen wissenschaftlichen und medizinischen Fortschritt ergeben sich Möglichkeiten und eine Lebensweise, die es zuvor nicht gab. Entscheidende Beiträge zur medizinischen Versorgung und Lebensverlängerung sind geschaffen worden. Individuelle Gestaltungsmöglichkeiten für das eigene Leben erscheinen insbesondere unter liberalen und wohlhabenden gesellschaftlichen Rahmenbedingungen immens und teils auch unbegrenzt. Technologieentwicklungen der Kommunikation lassen auch das Individuum teilhaben an der Globalisierung. Der Ort des Lebens und das persönliche Handeln erscheint frei wählbar und unbegrenzt. Zugleich zeigt sich aber auch eine individuelle und gesellschaftliche Überforderung dahingehend, sich den Veränderungen anzupassen. Die aktuelle gesellschaftliche Struktur zeigt sich mit Anforderungen an Flexibilität, Produktivität, Eigeninitiative, Kreativität und Schnelligkeit konfrontiert, bei der eben nicht alle mithalten können.

Auch wenn relevante Berufe des niedrigqualifizierten Dienstleistungs- und Produktionsgewerbes besonders von chronischem Rückenleiden betroffen sind, zeigt sich eine Allgegenwärtigkeit des Schmerzsyndroms über alle Gesellschaftsschichten hinweg. Konnotationen zeigen sich hinsichtlich Überforderung, Stress, Arbeitsplatzkonflikt, Verdichtung, Unzufriedenheit, Enttäuschung in der Arbeitswelt als Faktoren, die zur Entstehung und Verstetigung chronischer Schmerzen beitragen. Umweltbezogene Faktoren aber auch die Belastungen im sozialen Umfeld, wie finanzielle Unsicherheit, Überforderung in der familiären Care-Arbeit, Freizeitgestaltung bis hin zu übermäßigem Ehrgeiz, Schlafstörung und Einsamkeit stellen weitere perpetuierende Faktoren dar, denen Gesellschaftliche Kompetenz vielfach hilflos entgegentritt.

War in vorausgegangenen Generationen das Leben, insbesondere die Arbeitswelt von Plackerei und Schmerz geprägt, so erscheint in der heutigen gesellschaftlichen **Deutung** Schmerz behandelbar und letztendlich behebbar. Wurde seinerzeit Schmerz als Bestandteil menschlicher Existenz verstanden und als solcher akzeptiert, so ist die heutige Gesellschaft von Vermeidung von Leid und Schmerz geprägt. Die Erwartungen bezüglich der Möglichkeiten der Schmerzlinderung und -aufhebung sind hoch. Die Möglichkeiten, insbesondere der Medizin, werden überschätzt, insbesondere dann, wenn sich zeigt, dass eben ein relevanter Anteil des Entstehens und des Verbleibens von Schmerz eben nicht naturwissenschaftlich-biologisch begründet ist, sondern gesellschaftlichen Determinanten unterliegt, auf die Medizin keinen Einfluss hat.

Entwickelt und verfestigt sich in medizinischer Betrachtung das Chronische Schmerzsyndrom als eigenständige Erkrankung, so bleibt die gesellschaftliche Akzeptanz noch aus. Patientinnen und Patienten sehen sich dahingehend konfrontiert, dass ab einem gewissen Zeitpunkt das Umfeld zu bezweifeln beginnt, ob die Schmerzerfahrung echt ist. Einerseits beschreibt dies, die Hilflosigkeit, mit der die Gesellschaft auf ein chronisches Leiden reagiert und andererseits fordert es das Paradigma ein, dass Krankheit als sichtbar und mit einem Korrelat zu verbinden ist. Und dies hat Folgen: Patientinnen und Patienten mit chronischen Schmerzen fehlt es an Anerkennung ihres Leides und der damit verbundenen doch massiven Einschränkungen in der gesellschaftlichen Teilhabe mit all den damit verbundenen sozialrechtlichen Ansprüchen.

Hinsichtlich der Versorgungsstruktur zeigt sich ein Mangel an Angeboten für betroffene Patientinnen und Patienten. Etwa 60 % der Erkrankten erfahren keine Behandlung, die die biopsychosoziale Problematik adressiert. Sich um seinen eigenen Schmerz zu kümmern ist angesichts des grundsätzlich bestehenden Versorgungsdefizits eine Frage des Geldes. Armut grenzt von der Versorgung aus und das Ungleichgewicht verschärft sich.

Gesellschaftliche Rahmenbedingungen sind teils ursächlich für chronische Schmerzen und befördern die Auswirkungen des Leidens. Es gibt viele gut Gründe zu hinterfragen, ob das Chronisches Schmerzsyndrom nicht nur ein gesellschaftliches Phänomen darstellt, sondern auch ein gesamtgesellschaftliches Problem, dem sie sich mit Nachhaltigkeit zu widmen hat. Zusätzlich ist das Leiden ein Problem durch die Gesellschaft, in dem es bei Versorgungsdefiziten die Problematik unterhält, verstärkt oder gar befördert.[167]

---

167 Koesling, D.; Kieselbach K.; Bozzaro C.: Chronischer Schmerz und Gesellschaft. Soziologische Analyse einer komplexen Verschränkung. In: Schmerz 2019 (33): S. 220–225

➲ Take-Home-Message

Chance ist als relevanter Faktor zu betrachten, der im Rahmen der Rehabilitation unterstützt und gefördert werden sollte. Menschliche und technische Methoden unterstützen die mentale Bereitschaft und fördern die intrinsischen Faktoren. Therapeutinnen und Therapeuten unterstützen diesen Prozess und können durch unterschiedliche Systeme das Spektrum erweitern. Die individuelle Situation stellt die Herausforderung dar. Die Motivation kann durch positive Performance verbessert werden.

Maßnahmen der Rehabilitation sind kostenintensiv. Hierzu sind Kostenträger und Leistungserbringer gefordert, gemeinsam Modelle zu entwickeln, die über die stationäre oder ambulante Rehabilitationsmaßnahme hinausgehen und eine holistische Versorgung adressieren. Zugleich besteht ein Allokationsproblem seitens der gesellschaftlich relevanten Systeme. Hinsichtlich der Einzelperspektive lassen sich schnell Verständlichkeiten entwickeln. Es ergibt sich die Frage, wie intensiv sich Gesellschaft für Menschen mit chronischem Schmerz engagiert, insbesondere verbunden mit dem Ziel, wieder in das Sozialgefüge und/oder das Erwerbsleben integriert zu werden.

Reale Hindernisse sind die Diversifizierung der an dem Prozess beteiligten Kostenträger, bei dem der gesamtökonomische Aspekt nicht mehr in die Betrachtung aufgenommen werden kann. Unternehmen und Arbeitswelt sind gleichermaßen aufgefordert, sich an diesem Prozess aktiv zu beteiligen. Es bedarf eines Engagements aller Träger auf den gesamtgesellschaftlichen Aspekt, der darauf abzielt, ein eigenständiges und selbstbestimmtes Leben zu führen. Gesamtgesellschaftliche Rahmenbedingungen, die schmerzverstärkend wirken, sind zu adressieren und zu kompensieren. Im erwerbsfähigen Alter ist die Reintegration in ein sozialversicherungspflichtiges Arbeitsleben der gesamtgesellschaftlich kostengünstigste Verlauf. Die Problematik besteht darin, das Einzelschicksal auf alle zu übertragen und gesamtgesellschaftliche Lösungen zu finden. Letztlich ergibt sich das gleiche Ziel nach Selbstständigkeit und Unabhängigkeit und gesellschaftliche Teilhabe.

Epilog

Chronischer Schmerz stellt eine individuelle aber auch eine gesamtgesellschaftliche Herausforderung dar und hat gesundheitsökonomische Bedeutung. Chronischer Schmerz kann jede und jeden treffen. Ist etwa ein Fünftel bis ein Viertel der Bevölkerung von chronischem Schmerz betroffen, sind erhebliche gesellschaftliche Konsequenzen damit verbunden. Es ergeben sich Verantwortlichkeiten für die unterschiedlichen Akteure.

Verantwortung bedeutet in diesem Kontext, jene, mit einer bestimmten Aufgabe, einer bestimmten Stellung verbundene Verpflichtung, dafür zu sorgen, dass innerhalb eines bestimmten Rahmens alles einen möglichst guten Verlauf nimmt, somit das jeweils Notwendige und Richtige getan wird und möglichst kein Schaden entsteht. Auf den unterschiedlichen Ebenen im Prozess ergeben sich unterschiedliche Aspekte und Erfordernisse, dieser komplexen Fragestellung verantwortungsvoll zu begegnen. Hierbei gilt es auch, neu zu denken und dem individuellen Erleben nachzuempfinden, ohne den gesamtgesellschaftlichen Kontext zu verlieren.

Register